全国中医药行业高等教育"十三五"规划教材

全国高等中医药院校规划教材（第十版）

康复医学导论

（供康复治疗学、听力与言语康复学、运动康复学等专业用）

主　编

严兴科（甘肃中医药大学）

副主编

孙东云（河北中医学院）　　　　　　　齐　瑞（上海中医药大学）

刘　波（黑龙江中医药大学）

编　委（以姓氏笔画为序）

王　刚（中国人民解放军总医院）　　　兰　崴（安徽中医药大学）

刘成禹（长春中医药大学）　　　　　　李　翔（福建中医药大学）

李　霞（浙江中医药大学）　　　　　　邱继文（天津中医药大学）

张　耀（山西中医药大学）　　　　　　陈西希（成都中医药大学）

金亚菊（云南中医学院）　　　　　　　郑　洁（陕西中医药大学）

赵中亭（甘肃中医药大学）　　　　　　胡　斌（河南中医药大学）

黄海量（山东中医药大学）　　　　　　曹震宇（南京中医药大学）

彭科志（贵阳中医学院）　　　　　　　谢　俊（湖北中医药大学）

谭　洁（湖南中医药大学）

学术秘书

舒　乐（甘肃中医药大学）

中国中医药出版社

·北　京·

图书在版编目（CIP）数据

康复医学导论/严兴科主编．—北京：中国中医药出版社，2017.7（2022.9重印）

全国中医药行业高等教育"十三五"规划教材

ISBN 978-7-5132-4218-9

Ⅰ．①康…　Ⅱ．①严…　Ⅲ．①康复医学-中医药院校-教材　Ⅳ．①R49

中国版本图书馆 CIP 数据核字（2017）第 104577 号

中国中医药出版社出版

北京经济技术开发区科创十三街 31 号院二区 8 号楼

邮政编码　100176

传真　010-64405721

三河市同力彩印有限公司印刷

各地新华书店经销

开本 850×1168　1/16　印张 12.5　字数 312 千字

2017 年 7 月第 1 版　2022 年 9 月第 5 次印刷

书号　ISBN 978-7-5132-4218-9

定价　38.00 元

网址　www.cptcm.com

服 务 热 线　010-64405510

购 书 热 线　010-89535836

侵 权 打 假　010-64405753

微信服务号　zgzyycbs

微商城网址　https：//kdt.im/LIdUGr

官 方 微 博　http：//e.weibo.com/cptcm

天猫旗舰店网址　https：//zgzyycbs.tmall.com

如有印装质量问题请与本社出版部联系（010-64405510）

全国中医药行业高等教育"十三五"规划教材

全国高等中医药院校规划教材（第十版）

专家指导委员会

名誉主任委员

王国强（国家卫生计生委副主任　国家中医药管理局局长）

主 任 委 员

王志勇（国家中医药管理局副局长）

副主任委员

王永炎（中国中医科学院名誉院长　中国工程院院士）

张伯礼（教育部高等学校中医学类专业教学指导委员会主任委员
　　　　天津中医药大学校长）

卢国慧（国家中医药管理局人事教育司司长）

委　　　　员（以姓氏笔画为序）

王省良（广州中医药大学校长）

王振宇（国家中医药管理局中医师资格认证中心主任）

方剑乔（浙江中医药大学校长）

左铮云（江西中医药大学校长）

石　岩（辽宁中医药大学校长）

石学敏（天津中医药大学教授　中国工程院院士）

卢国慧（全国中医药高等教育学会理事长）

匡海学（教育部高等学校中药学类专业教学指导委员会主任委员
　　　　黑龙江中医药大学教授）

吕文亮（湖北中医药大学校长）

刘　星（山西中医药大学校长）

刘兴德（贵州中医药大学校长）

刘振民（全国中医药高等教育学会顾问　北京中医药大学教授）

安冬青（新疆医科大学副校长）

许二平（河南中医药大学校长）

孙忠人（黑龙江中医药大学校长）

孙振霖（陕西中医药大学校长）

严世芸（上海中医药大学教授）

李灿东（福建中医药大学校长）

李金田（甘肃中医药大学校长）

余曙光（成都中医药大学校长）

宋柏林（长春中医药大学校长）

张欣霞（国家中医药管理局人事教育司师承继教处处长）

陈可冀（中国中医科学院研究员　中国科学院院士　国医大师）

范吉平（中国中医药出版社社长）

周仲瑛（南京中医药大学教授　国医大师）

周景玉（国家中医药管理局人事教育司综合协调处处长）

胡　刚（南京中医药大学校长）

徐安龙（北京中医药大学校长）

徐建光（上海中医药大学校长）

高树中（山东中医药大学校长）

高维娟（河北中医学院院长）

唐　农（广西中医药大学校长）

彭代银（安徽中医药大学校长）

路志正（中国中医科学院研究员　国医大师）

熊　磊（云南中医药大学校长）

戴爱国（湖南中医药大学校长）

秘 书 长

卢国慧（国家中医药管理局人事教育司司长）

范吉平（中国中医药出版社社长）

办公室主任

周景玉（国家中医药管理局人事教育司综合协调处处长）

李秀明（中国中医药出版社副社长）

李占永（中国中医药出版社副总编辑）

全国中医药行业高等教育"十三五"规划教材

编审专家组

组　长

王国强（国家卫生计生委副主任　国家中医药管理局局长）

副组长

张伯礼（中国工程院院士　天津中医药大学教授）

王志勇（国家中医药管理局副局长）

组　员

卢国慧（国家中医药管理局人事教育司司长）

严世芸（上海中医药大学教授）

吴勉华（南京中医药大学教授）

王之虹（长春中医药大学教授）

匡海学（黑龙江中医药大学教授）

刘红宁（江西中医药大学教授）

翟双庆（北京中医药大学教授）

胡鸿毅（上海中医药大学教授）

余曙光（成都中医药大学教授）

周桂桐（天津中医药大学教授）

石　岩（辽宁中医药大学教授）

黄必胜（湖北中医药大学教授）

前　言

为落实《国家中长期教育改革和发展规划纲要（2010-2020年）》《关于医教协同深化临床医学人才培养改革的意见》，适应新形势下我国中医药行业高等教育教学改革和中医药人才培养的需要，国家中医药管理局教材建设工作委员会办公室（以下简称"教材办"）、中国中医药出版社在国家中医药管理局领导下，在全国中医药行业高等教育规划教材专家指导委员会指导下，总结全国中医药行业历版教材特别是新世纪以来全国高等中医药院校规划教材建设的经验，制定了"'十三五'中医药教材改革工作方案"和"'十三五'中医药行业本科规划教材建设工作总体方案"，全面组织和规划了全国中医药行业高等教育"十三五"规划教材。鉴于由全国中医药行业主管部门主持编写的全国高等中医药院校规划教材目前已出版九版，为体现其系统性和传承性，本套教材在中国中医药教育史上称为第十版。

本套教材规划过程中，教材办认真听取了教育部中医学、中药学等专业教学指导委员会相关专家的意见，结合中医药教育教学一线教师的反馈意见，加强顶层设计和组织管理，在新世纪以来三版优秀教材的基础上，进一步明确了"正本清源，突出中医药特色，弘扬中医药优势，优化知识结构，做好基础课程和专业核心课程衔接"的建设目标，旨在适应新时期中医药教育事业发展和教学手段变革的需要，彰显现代中医药教育理念，在继承中创新，在发展中提高，打造符合中医药教育教学规律的经典教材。

本套教材建设过程中，教材办还聘请中医学、中药学、针灸推拿学三个专业德高望重的专家组成编审专家组，请他们参与主编确定，列席编写会议和定稿会议，对编写过程中遇到的问题提出指导性意见，参加教材间内容统筹、审读稿件等。

本套教材具有以下特点：

1. 加强顶层设计，强化中医经典地位

针对中医药人才成长的规律，正本清源，突出中医思维方式，体现中医药学科的人文特色和"读经典，做临床"的实践特点，突出中医理论在中医药教育教学和实践工作中的核心地位，与执业中医（药）师资格考试、中医住院医师规范化培训等工作对接，更具有针对性和实践性。

2. 精选编写队伍，汇集权威专家智慧

主编遴选严格按照程序进行，经过院校推荐、国家中医药管理局教材建设专家指导委员会专家评审、编审专家组认可后确定，确保公开、公平、公正。编委优先吸纳教学名师、学科带头人和一线优秀教师，集中了全国范围内各高等中医药院校的权威专家，确保了编写队伍的水平，体现了中医药行业规划教材的整体优势。

3. 突出精品意识，完善学科知识体系

结合教学实践环节的反馈意见，精心组织编写队伍进行编写大纲和样稿的讨论，要求每门教材立足专业需求，在保持内容稳定性、先进性、适用性的基础上，根据其在整个中医知识体系中的地位、学生知识结构和课程开设时间，突出本学科的教学重点，努力处理好继承与创新、理论与实践、基础与临床的关系。

4. 尝试形式创新，注重实践技能培养

为提升对学生实践技能的培养，配合高等中医药院校数字化教学的发展，更好地服务于中医药教学改革，本套教材在传承历版教材基本知识、基本理论、基本技能主体框架的基础上，将数字化作为重点建设目标，在中医药行业教育云平台的总体构架下，借助网络信息技术，为广大师生提供了丰富的教学资源和广阔的互动空间。

本套教材的建设，得到国家中医药管理局领导的指导与大力支持，凝聚了全国中医药行业高等教育工作者的集体智慧，体现了全国中医药行业齐心协力、求真务实的工作作风，代表了全国中医药行业为"十三五"期间中医药事业发展和人才培养所做的共同努力，谨向有关单位和个人致以衷心的感谢！希望本套教材的出版，能够对全国中医药行业高等教育教学的发展和中医药人才的培养产生积极的推动作用。

需要说明的是，尽管所有组织者与编写者竭尽心智，精益求精，本套教材仍有一定的提升空间，敬请各高等中医药院校广大师生提出宝贵意见和建议，以便今后修订和提高。

国家中医药管理局教材建设工作委员会办公室

中国中医药出版社

2016 年 6 月

编写说明

　　康复医学作为 20 世纪中叶兴起的一门新兴医学学科，是医学发展和社会进步的必然产物，其学科发展日新月异，并已与预防医学、保健医学、临床医学并称为"四大医学"，成为现代医学体系的重要组成部分。康复医学的主要任务是对伤、病、残者综合、协调地运用各种措施，使其最大限度地恢复身体、心理和社会等方面的功能，重新获得生活自理和工作能力，回归家庭和社会。康复医学具有相对独立的理论体系，是对其他临床学科必要的完善和延续，其学科地位日益重要，临床适宜病症和应用范围日益扩大。康复治疗的早期介入，以及全面、整体康复的特点，是把患者躯体、心理和社会层面各种功能障碍降至最低的有效保障。当前，国内大部分中医药院校已获批开办康复治疗学专业（或专业方向），培养具有中医药康复特色的康复治疗学人才，以适应和符合我国康复医学事业发展和人才培养的迫切需求。

　　作为全国中医药行业高等教育"十三五"规划教材——康复治疗学专业课程系列教材之一，《康复医学导论》是系统介绍康复医学理论的入门教材，教材内容择要论述和阐明现代康复医学理论的主要内容和学科架构，是对专业课程学习的导读和启解，居于康复治疗学专业系列教材之首，具有总纲和引领的作用。本教材主要供康复治疗学、运动康复学专业，以及养生康复和中西医学专业（康复医学方向）等相关本科专业（或专业方向）使用，也可作为康复医学专业人员或康复治疗从业人员的参考用书。

　　本教材分为九章，分别介绍康复医学的形成和概念、残疾学与功能障碍、康复医学基础、学科内容与工作方式、康复医学科的设置和设备、诊疗常规、康复治疗师必备素质及康复医学的科学研究等内容。在教材的编写过程中，增加了康复概念最新进展，并特别强调残疾概念、功能障碍，以及康复医学与临床医学关系，还介绍了与康复医学相关的重要内容，包括医学科学研究、医学伦理等。同时，为了体现中医药学科的康复理论和特色，还适当增加了中医康复学的相关内容。

　　本教材的主要任务是通过对康复医学基本理论、治疗体系及学科内容的介绍，使学生了解康复医学的主要学科内容和学科特点，为今后学好康复治疗学专业课程打下良好基础；同时指导和帮助学生树立正确的专业思想，端正学习态度，建立良好的学习方法。

　　本教材由 20 位来自高等中医药院校或医疗机构的专家参与编写。编写分工如下：第一章由张耀、邱继文编写，第二章由赵中亭、陈西希、严兴科编写，第三章由黄海量、刘成禹、齐瑞编写，第四章由彭科志、李翔、孙东云、兰崴编写，第五章由刘波、郑洁、王刚编写，第六章由谢俊编写，第七章由谭洁编写，第八章由曹震宇、李霞编写，第九章由胡斌、金亚菊编写。全书最后由主编严兴科负责统稿。学术秘书舒乐协助主编完成统稿、统筹和协调等工作，还有部分年轻教师也参与了书稿校对工作。在此对参与本书编写的专家和单位致以诚挚的感谢。

《康复医学导论》编委会

2017 年 5 月

目 录

第一章　概　述

第一节　基本概念

一、康复

（一）康复的定义

康复一词来自英文 rehabilitation，意为重新获得某种能力、资格或适应正常社会生活的状态。在现代医学领域，康复主要是指身心功能、职业能力和社会生活能力的恢复。

康复的概念和内涵随着社会的进步和发展在不断地完善和充实。世界卫生组织（World Health Organization，WHO）康复专家委员会（1969 年）对康复的定义做了如下说明："康复是指综合地和协调地应用医学的、社会的、教育的和职业的措施，对患者进行训练和再训练，使其活动能力达到尽可能高的水平。"经过数十年的发展，康复的目的更加明确，即所谓重返社会。因此，1981 年，WHO 医疗康复专家委员会又把康复定义为："康复是指应用各种有用的措施以减轻残疾的影响和使残疾人重返社会。康复不仅是指训练残疾人使其适应周围的环境，而且也指调整残疾人周围的环境和社会条件以利于他们重返社会。"直至目前，国际上仍沿用这一定义。在 1993 年 WHO 的一份正式文件中提出："康复是一个帮助病员或残疾人在其生理或解剖缺陷的限度内和环境条件许可的范围内，根据其愿望和生活计划，促进其在身体上、心理上、社会生活上、职业上、业余消遣上和教育上的潜能得到最充分发展的过程。"

综上而言，康复（rehabilitation）是指综合协调地应用各种措施，以减少病、伤、残者躯体、心理和社会的功能障碍，发挥病伤残者的最高潜能，使其能重返社会，提高生存质量。

（二）康复的服务形式

康复服务采取的是多学科团队方式，是以康复医生作为团队组织者，团队成员包括物理治疗师、作业治疗师、言语治疗师、康复护士、康复工程人员、心理治疗师、社会工作者及其他康复相关人员。康复团队采用的康复服务形式主要是针对残疾人的功能缺损，采取反复的、主动的和有教育意义的方法，积极解决残疾人的各种残疾问题。

（三）康复的内涵

康复的内容依赖于科学的康复评定结果，确立合适的康复近期和远期目标，制定针对性强、循序渐进的康复干预措施和方法，并不断适时地调整和修正。康复的内涵归纳起来主要包括以下几个方面。

1. 康复对象　各种先天或后天的由疾病或损伤所造成的各种功能障碍者，即残疾人，包括肢体、内脏、精神的功能障碍或受限、不全或残缺。

2. 康复目标　最大可能地恢复残疾者的功能，以提高生活质量，最终回归家庭和社会。

NOTE

需要注意的是，因为康复对象功能障碍的情况和程度不同，不同患者的康复目标是有差异的。

3. 康复措施　各种康复措施包括医学的、工程的、教育的、职业的、社会的一切可利用的手段和方法。不但使用医学科学的技术，而且也使用社会学、心理学、工程学等方面的技术和方法。

4. 康复领域　要使残疾人康复，并不是单纯依靠医学就能实现的，康复工作的领域主要包括医学康复、康复工程、教育康复、社会康复、职业康复等，这些方面共同构成了全面康复。

（1）医学康复（medicine rehabilitation）　是指通过医学的方法和手段帮助病伤残者实现康复目标的康复措施。医学康复的内容包括功能评定和康复治疗。医学康复的主要手段有：物理治疗、作业治疗、言语治疗，以及结合医学治疗进展的药物治疗和手术治疗。我国传统的针灸、推拿、导引、气功等也是我国康复医疗的重要手段。

（2）康复工程（rehabilitation engineering）　是应用现代工程学的原理和方法，研究残疾人全面康复中的工程技术问题，研究残疾人的能力障碍和社会的不利条件，通过假肢、矫形器、辅助具及环境改造等途径，以最大限度恢复、代偿或重建患者的躯体功能的治疗措施。

（3）教育康复（educational rehabilitation）　教育康复是按照教育对象的实际需要，制定教育方案，通过教育和训练的手段，提高病、伤、残者的素质和能力。教育康复主要内容分为两个方面：一是对视力残疾、听力残疾、精神智力残疾人群的特殊教育；二是对肢体功能障碍残疾者进行的普通教育。教育康复是按照教育对象的实际需要，制定教育方案，组织教育教学，实施个别训练，给予强化辅导。参与者大多为教育工作者，并了解康复知识。在这样的教育中，教育工作者注重的是融特殊教育、幼儿或成人教育及早期干预内容方法为一体，形成特别的教育过程，对病、伤、残者功能障碍的改善，达到重返社会的最终目的，起至良好的促进和推动作用。

（4）社会康复（social rehabilitation）　是指从社会的角度推进医疗康复、教育康复、职业康复等工作，动员社会各界的各种力量，为残疾人的生活、学习、工作和社会活动创造良好的社会环境，使他们能够平等参与社会生活并充分发挥个体的潜能，自强自立，享有与健全人同样的权利和尊严，并为社会履行职责，做出贡献。社会康复内容很广，大体归纳为以下几个方面。

1）促进残疾者的职业自立，改善残疾者的经济环境和生活质量：政府和社会应做出必要的规定，为具有一定劳动能力和工作意向的残疾者提供就业机会，使他们靠自己的能力改善经济环境和生活质量。对于因残疾而完全丧失参加社会经济活动能力的残疾人，社会则要在经济上给予各种帮助。目前中国部分地区设立有社会康复院、社会康复科。例如，中国康复研究中心为解决残疾患者康复治疗期间存在的家庭与社会问题而设置的社会康复职业科。该科采用了医务社会工作方法，以个案工作为主，结合社区康复，为残疾患者的全面康复和回归社会、重新参与社会生活创造条件。

2）建立无障碍环境：是指消除影响残疾人日常生活活动的物理性障碍，为其提供行动方便和安全的空间，创造平等参与的环境，使其能够回归社会。无障碍环境包括交通、建筑物、信息、交流环境等方面的无障碍。

3）制定相关的法律和法规，保障残疾人的合法权益：社会康复的核心问题是维护残疾人的尊严，保障他们的合法权益、人身和人格尊严不受侵犯，确立残疾人在社会中的平等地位和待遇。

（5）职业康复（vocational rehabilitation）　职业康复是个体化的、着重以重返工作岗位为目的的，设计用来减低受伤风险和提升工作能力的一种系统康复服务。通过康复的手段，帮助身体障碍者或伤病者就业或再就业，促进他们参与或重新参与社会。职业康复主要包括的内容有：职业能力评估、工作分析（医疗机构内或现场）、功能性能力评估、工作模拟评估、工作强化训练（医疗机构内或现场）、工作重整和体能强化、工作行为训练、工作模拟训练及工作安置。

二、康复医学

（一）康复医学的定义

康复医学（rehabilitation medicine）是医学的一个重要分支，是促进病、伤、残者康复的医学学科，具有独立的理论基础、功能测评方法、治疗技能和规范的医学应用学科，旨在加速人体伤病后的恢复进程，预防和（或）减轻其后遗功能障碍程度，以帮助病伤残者回归社会，提高其生存质量为最终目标。

（二）康复医学的组成

康复医学的核心内容是残疾及其功能恢复，但康复医学包含的专业和学科较多，是一个多专业、跨学科的医学分支。康复医学的组成主要有康复基础学、康复评定学、康复治疗学（主要包括物理治疗学、作业治疗学、言语治疗学、心理治疗学、康复工程学、中医传统康复学等）、临床康复学、社区康复学。根据康复医学包含的专业内容，也把康复医学定义为：主要是应用四大评定（躯体功能评定、精神情绪功能评定、言语功能评定和社会生活能力评定）和五大治疗（物理治疗、作业治疗、言语治疗、心理治疗、康复工程疗法）使残疾人的功能恢复到可能达到的最大限度，为他们重返社会创造条件的一个医学学科。在康复医学发展的初期，以骨科和神经系统的伤病为主，此后心肺疾病的康复、癌症和慢性疼痛的康复也逐渐开展。随着康复概念的更新，康复医学范围逐渐扩大，有与临床工作融合的趋势。

（三）康复医学的特点

康复医学是一门以减轻和消除人的功能障碍，弥补和重建人的功能缺失，设法改善和提高人体各方面功能的医学学科，也就是功能障碍的预防、诊断、评估、治疗、训练和处理的医学学科。康复医学着眼于患者的全面康复，具有多学科性、广泛性、社会性的特点，充分体现了"生物-心理-社会"的新医学模式。

1. 服务对象　为各种长期功能障碍的患者，包括残疾人、各种慢性病患者、老年人、急性病恢复期的患者及亚健康人群。这些功能障碍不仅与生理功能相关，还与社会、心理、职业等诸多因素有关；研究内容围绕着"功能障碍"，着眼于功能和能力的恢复。

2. 工作原则　康复医学遵循"功能锻炼、全面康复、重返社会"的基本原则，强调的是疾病早期康复评定和康复训练与临床诊治同步进行，鼓励患者主动参与康复训练而不是被动接受治疗，以康复医学特有的团队方式对患者进行多学科、多方面的综合评价和处理，实现康复最终目的，即提高患者的生活质量并能使其重返社会。

3. 服务形式　康复医学服务的形式是采用多学科和多专业合作的团队方式，主要包括：

①学科间团队：指与康复医学密切相关的学科，如神经内科、神经外科、骨科、老年医学科等。②学科内团队：指康复医学机构内部的多种专业，包括物理治疗师、作业治疗师、言语治疗师、假肢及矫形器师、康复护士、康复医师、运动医学医师、康复心理医师等。团队会议模式是传统的康复医疗工作方式。团队会议一般在康复医师召集下，各专业和学科分别针对患者的功能障碍性质、部位、严重程度、发展趋势、预后、转归等提出近、中、远期的康复治疗对策和措施。

4. 最终目标　康复医学的最终目标是让病、伤、残者重返社会生活，重新获得独立能力。因此，康复医学的目的是利用康复医学特有的多种手段，设法使患者已经受限或丧失的功能和能力恢复到可能达到的最大限度，帮助他们重返社会。

第二节　康复医学发展史

康复医学诞生于20世纪40年代，是一门新兴的医学学科，距今已有70余年历史。该学科虽诞生较晚，但其基本组成内容——康复治疗的各种手段早在古代就已有雏形，古代中外都曾使用过一些简单的康复疗法来治疗疾病。康复医学在国际以及我国的发展大致经历了以下几个时期。

一、国际康复医学的发展历程

（一）萌芽期（1910年前）

公元前，人们已经认识到利用温泉、日光、磁石等自然因子可以用来治疗风湿、慢性疼痛、劳损等疾患。古希腊时期就有关于运动治病的记载。16世纪西方文艺复兴时期就已有人提出：运动可以单纯为运动，也可以作为工作。为某种需要而运动则是最早期的运动疗法。19世纪末，物理学突飞猛进发展，促使电、光、磁等物理因子在西方工业国家医学界开始应用。

初期的运动疗法、作业疗法、电疗法和光疗法在此阶段已有萌芽，残疾者的职业培训、聋人和盲人的特殊教育、精神障碍患者的心理疗法、患者的社会服务等工作也得以开展，但由于历史条件的限制，萌芽期的这些康复疗法主要作为临床治疗学的一部分，主要服务对象为风湿性疾病患者、轻型外伤后遗症患者、聋人与盲人等人群。

（二）形成期（1910—1946）

1910年，康复（rehabilitation）一词首次正式应用于残疾者身上。1917年，美国陆军成立身体功能重建部和康复部，是最早的康复机构。1942年，在美国纽约召开的全美康复会上诞生了第一个著名的康复定义："康复就是使残疾者最大限度地恢复其身体的、精神的、社会的、职业的和经济的能力。"在此时期，因第一和第二次世界大战造成大量骨折、截肢、脊髓和周围神经损伤，再加上20世纪20~30年代脊髓灰质炎的流行，各种功能障碍的问题越来越受到医学界的重视。康复评定方面也已出现了徒手肌力检查等方法，而在康复治疗方面出现了增强肌力的运动疗法和起代偿和矫正肢体功能的假肢和矫形器等。而后随着物理治疗和作业治疗的形成，电诊断、言语障碍的评定与治疗、文娱疗法等手段也逐渐增加到康复治疗中来。

（三） 确立期 （1946—1970）

1946 年，被誉为美国康复之父的 HowardA. Rusk 博士将第二次世界大战时积累的康复治疗经验运用到和平时期，开始在综合医院设立康复医学科，推行康复治疗。此时的康复治疗已初步贯彻全面康复的原则，即重视身体上和心理上的康复，采取手术后或伤病恢复期早期活动的功能训练。1947 年，HowardA. Rusk 博士在美国纽约创建康复医学研究所，之后发展成为面向全球康复医师的培训基地。1948 年，世界卫生组织在其章程中明确提出健康的新概念，即"健康是指身体上、心理上和社会生活上处于完全良好的状态，而不仅仅是没有疾病或是衰弱"。这一概念强调全面健康的理念，是康复医学理论基础的一个重要组成部分。此后康复医学观念和原则逐步为医学界所认识。自 1949 年起，美国住院医师的专科培训增加了康复医学这一学科。同一年，美国物理医学会被更名为美国物理医学与康复学会。1950 年，国际物理医学与康复学会成立。自此之后，康复医学作为一门新兴学科迅速发展，拥有系统的理论和特有技术的康复医学已成为一个独立的学科。1952 年，世界康复基金会成立（主席为 HowardA. Rusk 博士），宗旨为推动康复医学学科人才培养。1953 年，英国出版第一本《物理医学与康复》专著。1954～1956 年，由于急性脊髓灰质炎的流行造成大量患者出现神经肌肉功能障碍，急需积极的、新型的康复手段处理，因而促进了康复医学的发展。特别是肌力评估、肌肉再训练、作业治疗、矫形器的使用等康复诊疗手段的应用，不仅收到了良好的效果，还引起了医学界的重视和兴趣。1958 年，HowardA. Rusk 博士主编的重要教科书《康复医学》（第一版）正式面世，是康复医学科第一本权威性的经典著作。其内容包括康复医学的基本理论、各种常见损伤和疾病的康复评定与康复治疗方法，是一本系统的、完整的教材。该书多次出版，受到全球康复医学界的推崇，在康复医学人才的培养、学科知识的普及和临床康复治疗的指导方面发挥了重要的作用。1969 年，国际伤残者协会（1922 年建立）更名为康复国际（Rehabilitation International，RI）。同年，美国物理医学专家 Sidney Licht 倡议成立了国际康复医学会（International Rehabilitation Medicine Association，IRMA）。1970 年，第一届学术会议在伦敦召开，此后，IRMA 每隔 4 年召开一次学术交流大会，对促进学科的发展起到很大的推动作用。

（四） 发展期 （1970年以后）

1970 年以后，世界各国的医疗都得到了较快的发展。一些先进国家康复病床的数量及从事康复治疗的专业人员已具有一定规模，如比利时在 1964 年康复医疗机构仅有 16 所，而到 1980 年时，这类康复医疗机构（含康复门诊）增至 256 所。与此同时，康复医疗人员的数目也大量增加，以加拿大为例，康复医师人数 1980 年比 1962 年时增加近 2 倍。许多康复中心和康复科室因成绩显著而闻名于世，如由 Howard A. Rusk 博士建立的美国纽约大学康复医学研究所（Institute of Rehabilitation Medicine，IRM）成为世界著名的康复医学中心和培养康复专业人才的基地。1976 年，WHO 专家委员会认为现代的医学应该用以残疾为取向的医学来补充以疾病为取向的医学，又指出，医学不单要解决急性疾病、伤残者的救治问题，而且要重视慢性病、残疾者的功能恢复及回归社会的问题，而康复医学正担负着这一任务。1980 年，WHO 制定了《国际损伤、残疾、残障分类》（International Classification Impairment，Disabilities，Handicaps，ICIDH）。这一残疾分类标准及其理论框架充实了康复医学的理论基础，强化了"全面康复"的理论依据。但随着康复医学事业的发展和国际范围内对残疾人事物认识的不断深入及残疾人活动领域的不断扩大，ICIDH 在应用多年之后暴露出很多问题，迫切需要根据形势发展的变化，做出相应的调整。在此背景下，世界卫生组织从 1993 年起开始对其进行修订，经过多轮修订后于 2001 年 5 月 22 日，第 54 届世界卫生大会正式签署并定名为《国际功能、残疾和健康分类》（International Classification of Functioning, Disability and Health，ICF）。它从生物、心理和社会角度为认识残损所造成的影响提供了一种理论模式，不仅可以用于评定临床、卫生服务、社会系统和个人的生活方式，还可以对有关残疾性的信息及社会对残疾性的反应做出更好的说明，从而为残疾人士提供更多的平等的社会参与机会，最大限度地使残疾人重返社会。该理论模式的建立极大地促进了康复医学事业的发展。

当今时代，随着科学技术的飞速发展，康复医学的新技术、新方法和新器械不断涌现。在实践应用中，一些新的康复医学学术观点也应运而生，并且康复医学的服务体系也日趋完善。目前，以美国为代表的西方康复医学仍然是全世界的引领者，其康复服务形式以医院康复（包括专业康复医院、综合医院的康复医学科）、门诊康复、社区康复和家庭康复为主体，同时针对患者和家庭情况以长期入院、短期入院、日托、夜托等为补充，形成了一张全面完善的临床康复医疗网络。大多数康复医疗机构不仅拥有一定的工作空间，而且拥有适度数量的符合现代医学模式的各种治疗设备。康复医疗也作为平台学科介入各个有需要的患者治疗中，与骨科、神经内科、神经外科、呼吸内科、心血管内科、肿瘤科、重症医学科等学科进行早期协作、深入协作。康复治疗的方法也日益全面和丰富，通过物理治疗、作业治疗、言语治疗、心理治疗、康复护理、文体疗法、康复工程等手段对患者的功能障碍进行综合干预。临床康复方式也更加强调多专业合作，由具有特殊康复技能的人员共同组建成康复治疗组，以团队形式为患者提供康复预防、评定、治疗、健康教育等服务，以达到使服务对象功能提高、融入社会、最大限度地提高生活质量的目的。

二、我国现代康复医学的发展历程

1982 年，我国开始启动建设康复医学学科，卫生部指定鞍山汤岗子、北京小汤山、广东从化三个疗养院试办康复医学中心，同年河北省人民医院建立康复医学科，这被认为是康复医学机构建立的开始。同年 5 月，Howard A. Rusk 博士率领"世界康复基金会代表团"访问中国并讲学，介绍了康复医学的基本理论和方法，由此促进了康复医学在中国的发展。改革开放后我国第一批出国研修康复医学的访问学者也陆续回国，开展学科建设工作。1982 年 6 月，中山医学院成立我国第一个康复医学研究室，开始康复医学的教学和科研工作，举办进修班，为全国各地培养康复医学人才。卫生部于 1983 年 4 月批准成立了我国第一个康复医学专业学术团体——中国康复医学研究会，1986 年改名为"中国康复医学会"。1984 年，我国出现了康复医学机构建设和发展的第一次高潮，南京、安徽、上海等地的医学院校附属医院先后建立康复医学科，北京中日友好医院康复部建成开放。中国残疾人福利基金会也于 1984 年筹建中国康复研究中心，并于 1988 年建成，成为我国当时规模最大、技术及设施最现代化的康复医学中心，是现代康复医学在我国起步和形成体系的重要标志之一。

1984 年 12 月，中国康复医学研究会举办了中国首届康复医学学术讨论会。同时组织翻译出版了我国第一部康复医学专著——Howard A. Rusk 博士著名的教科书《康复医学》。中国康复医学会还先后邀请了国际康复医学界著名学者上田敏教授（日本）、赫立曼教授（美国）、雷耶斯博士（国际康复医学学会会长）来中国讲学，促进了康复医学在中国的发展。中华医学会于1985年在理疗学会的基础上建立了"物理康复学会"，其全称为"物理医学与康复学会"，中华医学会的部分分会如神经精神科学会于1991年建立了神经康复学组，说明康复医学与其他医学学科之间的交流渗透已达到一定的深度。1986年中国残疾人联合会成立了"中国残疾人康复协会"，1988年民政部成立了"全国民政系统康复医学研究会"，大量康复相关协会的相继成立也推动了康复医学的快速发展，在组织康复医学研究和学术交流、为残疾人办实事、出版书刊、培训康复人才及宣传康复工作等方面做出了巨大贡献。我国政府于20世纪80年代末相继制定了一系列立法和规章制度，其中最为重要的文件有1989年12月由卫生部发布的《综合医院分级管理标准》，1990年12月由国家主席签署的《中华人民共和国残疾人保障法》、1997年7月由卫生部、民政部和中国残疾人联合会联合发布的《康复医学事业八五规划要点》，以及如后续出台的《关于进一步加强残疾人康复工作的意见》《"十二五"时期康复医疗工作指导意见》《关于将部分医疗康复项目纳入基本医疗保障范围的通知》《关于新增部分医疗康复项目纳入基本医疗保障支付范围的通知》《残疾人康复服务"十三五"实施方案》等一系列促进我国现代康复医学发展的政策、法规，使我国康复医学的发展有了法律基础、可遵循的原则和具体指导，从而极大地促进了我国现代康复医学事业的发展，使我国康复医学的发展与国际之间的差距逐渐缩小。

三、世界卫生组织最新残疾报告与行动计划

（一）世界卫生组织最新残疾报告

2006年，联合国通过了《残疾人权利公约》，其宗旨是："促进、保护和确保所有残疾人充分和平等地享有一切人权和基本自由，并促进对残疾人固有尊严的尊重。"它反映了全球对残疾认知和反应的主要转变。而2011年由世界卫生组织与世界银行集团联合编制的全球第一版《世界残疾报告》，收集了残疾方面最可靠的资料，以期改善残疾人的生活，促进《残疾人权利公约》的实施。该报告建议各有关部门（包括政府、社会团体、残疾人组织）应分步建立无障碍环境，发展康复和支持服务，赋予适当的社会保障，制定包容性政策与项目，使新制定与现有的标准与条例生效，使残疾人乃至社区得益。并且残疾人应作为这些活动的核心人群。此报告估计全球超过10亿人或15%的世界人口（2010年全球人口估计）带有某种形式的残疾生活，而随着人口老龄化（老人有更高的残疾危机）和全球慢性疾病的增加（如糖尿病、心血管疾病、癌症和精神疾病），今后的残疾发生率将会继续上升，需要更多关切。报告还指出全世界残疾人与非残疾人相比，其健康情况差、受教育程度低、经济状况不良、贫困率高。这种情况，部分是由于残疾人面临难于获得服务的障碍，包括卫生、教育、就业、交通、信息等方面。在情况越差的社区这些障碍愈加严重。除此之外，该报告还分析了导致残疾的障碍原因、残疾人的生活受到的影响等问题，并提供了改善残疾人生活状况的九条建议。这些建议有助于成功建立一个融合性、使残疾人发挥能力的社会。如果这些建议得以落实，即可切实改善残疾人的生活质量。

（二）世界卫生组织全球残疾问题行动计划

2013年5月，第66届世界卫生大会在关于残疾问题的WHA66.9号决议中认可了《世界残疾报告》的建议，并要求制定一份以《世界残疾报告》的证据为基础，并与《残疾人权利

公约》和联合国大会关于实现千年发展目标及国际上为残疾人商定的其他发展目标相一致的文件。2014 年 5 月，第六十七届世界卫生大会通过决议批准了《世界卫生组织 2014－2021 年全球残疾问题行动计划：增进所有残疾人的健康》。

该行动计划包含三个目标：清除障碍并提高卫生服务和规划的可及性；加强和推广康复、适应训练、辅助技术、援助和支持性服务及以社区为基础的康复；加强收集残疾方面国际上可对比的相关数据，并支持关于残疾和相关服务的研究。该计划要求会员国根据本国重点和具体情况实施行动计划，采取切实措施消除残疾人不利的卫生保健环境，提供必要的卫生保健服务和设施，确保残疾人社会和健康公平，提高全球残疾人的生活质量。

第三节　康复医学的地位

一、康复医学快速发展的促进因素

康复医学在近 30 年来得到了迅猛发展，这是人民群众需要和医学科学进步的结果，是医学发展到现代的一个必然产物。

（一）疾病谱的变化与社会的发展

1. 疾病谱的变化和患者迫切需要的结果　由于现代医学水平的不断进步，人类的疾病谱和死因谱发生了巨大变化，全球医学面临新的挑战。当前威胁人类健康的主要疾病不是急性病和传染病，而是心血管病、恶性肿瘤和脑血管疾病等慢性病，造成人们最大困扰的是这些慢性病引起的功能障碍，导致生活质量严重降低。此时，患者急需应用康复医学的方法来进一步改善其功能障碍，使其能更好地生活自理，适应社会。因此，康复治疗是当前疾病治疗的需要，也是患者的需要。

2. 社会发展和生活水平提高的结果　随着科学进步，人民生活水平的提高，人口寿命不断延长，老龄化社会随之而来，导致老年病和慢性病逐渐增多，老年患者中约有 50% 需要康复医疗服务。而且，社会经济不断发展，交通业和工业发展迅速，导致外伤和车祸所致的残疾显著上升。伤病者在经过临床治疗，当生命体征稳定后就必须接受康复治疗，以改善患者的功能障碍，从而使他们得到最大限度的恢复。这样更促进了康复医学的迅速发展。

3. 个人、家庭和社会和谐进步的结果　发展康复医学事业可以减轻病、伤、残者的身心障碍和社会功能障碍，从而使病伤者病而不残，残而不废，愉快地重返工作岗位、家庭和社会。不仅减轻了家庭和社会的负担，而且残疾者能够独立地和健康者并肩活跃在社会上，获得身心的满足，实现人生的价值。这对营造团结和谐的社会环境，实现社会的长治久安具有重要的意义。

（二）对健康的认识与提高

健康是人类的一项基本需求和权利，也是社会进步的潜在动力和重要标志。由于人们所处时代、环境和社会条件不同，对健康的认识也不相同。随着科学技术的发展和社会文化教育的进步，人们对健康的认识在不断地更新、完善和提高。

远古时代，人们认为世间的一切是由超自然的神灵主宰，疾病乃是妖魔鬼怪附身或者是神灵的惩罚，这种把人类的健康与疾病、生与死都归之于无所不在的神灵，就是人类早期的健康与疾病观。随着生产力的发展和人类对自然认识能力的不断提高，人类开始以自然哲学理论解释健康与疾病。例如，我国中医学以《内经》为标志，形成了完整的理论体系，认为人体是统一的整体，并指出人体与环境应保持统一，因而应从整体角度来认识人体健康。15 世纪的文艺复兴运动，掀起了产业革命的浪潮。人们传统的健康观念发生了很大的变化，把健康的机体比作协调运转加足了油的机械。在机械文化的影响下，盛行着以机械运动解释一切生命活动的观点，如把人体看成是由许多零件组成的复杂机器，心脏是水泵，血管是水管，四肢活动是杠杆，饮食是给机器补充燃料，大脑是这架"机器"的操作盘等。这种以机械论的观点和方法来观察与解决健康与疾病问题的状况，在当时是一种普遍倾向。19 世纪，能量守恒定律、细胞学说和进化论，这三大发现推动了生物学和医学的发展，科学方法被广泛地应用于医学实践，这时对健康的认识已有很大的提高，建立了健康的生物医学观念。进入 20 世纪，随着科学技术的迅速发展和新兴边缘学科的出现，人们对健康的认识日益深入，对健康的要求日益提高。20 世纪 30 年代，美国健康教育专家鲍尔认为："健康是人们身体、心情和精神方面都自觉良好、活力充沛的一种状态。" 1948 年，WHO 将健康定义为："健康是指身体上、心理上和社会上处于完全良好的状态，而不仅是没有疾病或是衰弱。"这个定义从三个维度衡量健康的水平，是生物-心理-社会医学模式在健康概念中的具体体现，促进了健康运动的迅速发展。这标志着以健康与疾病为研究中心的医学科学进入一个崭新的发展时期。WHO 在 1978 年国际初级卫生保健大会上所发表的《阿拉木图宣言》中重申："健康不仅是没有疾病或不虚弱，而且是身体的、精神的健康和社会适应良好的总称。"在 1989 年，WHO 又一次深化了健康的概念，认为健康包括躯体健康、心理健康、社会适应良好和道德健康。这个现代健康概念中的心理健康和社会适应良好是对生物医学模式下的健康的有力补充和发展，它既考虑到人的自然属性，又考虑到人的社会属性，从而摆脱了人们对健康的片面认识。1992 年，WHO 在《维多利亚宣言》中提出了健康四大基石：膳食合理、适量运动、良好生活习惯、心理平衡。这表明，健康新概念已经形成并被人们广泛接受。1998 年 5 月举行的 WHO 创建 50 周年纪念会上，WHO 对健康宪章进行了修改，重新定义为："健康是身体、智力、精神和社会完好的一种不断变动的状态，而不是指没有患病或身体虚弱。"

现代健康的含义是广泛的、多元的，包括生理、心理和社会适应 3 个方面，其中社会适应性归根结底取决于生理和心理的素质状况。身体健康是心理健康的物质基础，心理健康又是身体健康的精神支柱。良好的情绪状态可以使生理功能处于最佳状态，反之则会降低或破坏某种功能而引起疾病。身体状况的改变可能带来相应的心理问题，生理上的疾病和缺陷，往往会使人产生焦虑、抑郁等不良情绪，从而导致各种不正常的心理状态。从康复医学的角度来看，患者的心理状态对整个康复治疗顺利进行起到十分重要的作用。可见，心理健康对人类健康和社会进步都有重要的影响。现代医学和科学技术的发展，已经证实了人体的整体性及人体与自然环境、社会环境的统一性，并且认识到人要能动地适应环境，主动地认识健康，不断地探索健康的规律，才能真正实现人体与自然环境、社会环境的协调统一性。这种认识必将使健康观从被动的治疗疾病转变为积极地预防、预测；从单纯的生理健康标准推广到心理、社会的健康标准。因此，应当把健康问题看作是全民的，甚至全社会的事业。健康不仅体现了个人的身心状态，同时还表明了全社会的精神面貌和全民族的文化素质及涵养。这就要求每个人不仅要关注

NOTE

自身的健康，也要对他人乃至全社会人群的健康承担义务，特别是医务工作者更要为人类的健康肩负起主要的责任。病伤残患者的康复事业是这部分人的人权事业的重要组成部分，康复相关专业人员要重视和加强康复事业的建设，对维护功能障碍患者的人权做出重要贡献。

（三）　医学模式的转变

医学模式是对人类健康与疾病特点和本质的哲学概括，是在不同的社会经济发展时期和医学科学发展阶段，认识和解决医学问题的方法，指导着人们的医学研究和医疗实践。

1. 医学模式的概念　医学模式（medical model）是指在不同历史阶段和科学发展水平条件下，人类为保护健康与疾病做斗争时观察、分析和处理各种问题的标准形式和方法。它是研究医学的属性、职能和发展规律，是哲学思想在医学中的反映。医学模式的核心就是医学观。医学模式是一定历史时期人类的人体观、健康观、疾病观等重要医学观念的总体概括，是观察和处理医学领域中有关疾病的病因、诊断、治疗、预防的基本思想和主要方法。

医学模式的确立和变化，不仅与医学科学的历史息息相关，而且与社会、经济、文化教育、科学技术、宗教、道德等诸多因素密切联系，在很大程度上反映着时代的特色。这使得医学在每一发展阶段上都具有不同的特点。这些特点的集中和概括就构成了不同的医学模式。

2. 医学模式的演变　纵观医学模式的历史演进，医学模式大致经历了神灵主义医学模式、自然哲学的医学模式、机械论的医学模式、生物医学模式、生物-心理-社会医学模式等发展阶段。

神灵主义医学模式是远古时代的医学模式，出现于约一万年前的原始社会。由于当时生产力发展水平很低、科学技术十分低下，人类对疾病的认识只能做出超自然的解释：认为疾病是鬼神作怪，健康与生命乃神灵赐予。由于神灵主义医学模式中掺杂的巫术、灵气、魔鬼、信仰等成分很大，虽然在医疗中对当时生产力条件下的医疗有了一定的贡献，但是阻碍了医学的发展。随着生产力的发展和人类对自然认识能力的不断提高，人类开始以自然哲学理论解释健康与疾病。在西方的古希腊、东方的中国等地相继产生了朴素的辩证的整体医学观，对疾病有了较为深刻的认识，形成了自然哲学医学模式。与神灵医学模式相比，自然哲学医学模式摒弃了关于鬼神、巫术等荒谬的内容，使医学与巫术相分离，立足于从物质性、整体性去说明人体生命现象和疾病，具有朴素唯物主义和自然辩证法的思想。其主要缺陷是在细节方面不够深入，显得过于笼统，并且带有某些牵强附会的成分。随着牛顿的古典力学理论体系建立，形成了用"力"和"机械运动"去解释一切自然现象的形而上学的机械唯物主义自然观。出现了"机械论医学模式"，认为"生命活动是机械运动"。把健康的机体比做协调运转加足了油的机械。

随着科学技术的发展，医学分科越来越细，研究也越来越深入。医学领域内的解剖学、生理学、病理学、生物化学等技术的进步，促使医学的重点转向通过研究人体在生物学方面的改变去探索疾病的病因和寻找治疗方法，产生了以实验生理学与细胞病理学为基础的"生物医学模式"。在生物医学模式的框架内，人们用观察、实验的方法取代了直观、猜测和思辨，加深了对人体生命活动和疾病过程的科学认识，形成了比较完整的医学科学体系，并且在防治急、慢性传染病、寄生虫病、营养缺乏病及地方病等方面获得了显著效果，为医学科学的发展做出了巨大的贡献。但生物医学模式这种形而上学的认识方式限制了它从整体上全面地把握人体各方面的关系及人体与环境的关系，也限制了医学家对健康和疾病的全面认识。

由于社会科学技术的不断进步，人们对健康水平的要求大大提高，激烈的竞争使心理疾病逐渐增多，造成机体疾病不仅只有生理因素，还包括社会、心理因素。而且，造成死亡率最高的疾病谱也发生了变化，理化生物因素所导致的疾病死亡率已居次要地位，而脑血管疾病、高血压、冠心病、癌症、溃疡病和精神病的发病率却较前有明显增加。这些疾病的发生、发展与个体的心理社会因素及个人的行为方式关系密切。由此说明，仅从生物学角度来考虑疾病的防治与健康水平的改善是远远不够的，也是不全面的，必须要重视社会、心理、行为适应等因素对疾病和身心健康的影响。生物医学模式的局限性和其消极影响日益暴露，它不仅不能很好地解释现代医学发展中提出的问题，而且束缚了医学领域进一步深入扩展。1977 年，美国恩格尔（G. L. Engle）教授正式提了生物-心理-社会医学模式新概念。新的医学模式以人为本，注重发挥人的主观能动性，把人的健康放在大环境、社会、人与人的关系中考量，更好地反映了心理因素在人类健康中的作用。生物-心理-社会医学模式在整合水平上将心理作用、社会作用同生物作用有机地结合起来，揭示了三种因素相互作用导致生物学变化的内在机制，形成了一个适应现代人类保健技术的新医学模式。它将促使医学更全面地探明人类的心理变化和躯体疾病之间的内在联系，更深刻地揭示人类为战胜疾病与维护健康而努力的科学本质，为现代医学开拓了广阔的空间，赋予更丰富的内涵，拓展了医学境界。

康复医学强调的功能康复是重要的。一方面坚持重视原发疾病的基础治疗和预防，另一方面重视积极鼓励患者主动参与、身体力行、给予心理支持，并结合综合的、协调的、多方面的康复措施来关怀、支持患者，充分体现生物-心理-社会医学康复新模式。这种新模式的实施也会大大促进康复医学的发展。

二、康复医学与其他医学的关系

WHO 已将医学分为保健医学、预防医学、临床医学和康复医学四个领域。在现代医学体系中，保健医学、预防医学、临床医学、康复医学是"四位一体"，并称为现代"四大医学"，四者是相互关联、相互融合的。但这四大医学内容在本质上是有所不同的，不能用医学的一个方面取代其他方面。20 世纪 80 年代以前，人们普遍认为康复是临床治疗的延续，是对治疗后功能障碍进行康复。20 世纪 80 年代以后，更多学者认识到康复医学与临床治疗紧密结合，互相渗透。康复医学与临床医学的相互关系体现在临床实际工作之中，从临床处理早期就开始开展早期康复。外科手术治疗为康复治疗创造必要的条件，以及临床医师和康复医师协作开展康复评定等，都表明康复医学与临床医学是互相关联，相互渗透的。康复医学作为一个新兴的医学专业，与预防医学、保健医学、临床医学均有密切关系，但是又有很大区别。

（一）与预防医学、保健医学的关系

1. 康复医学与预防医学 预防医学是以预防为主要思想指导，运用现代医学知识和方法研究环境对健康影响的规律，制定预防人类疾病发生的措施，实现促进健康、预防伤残和疾病为目的的一门医学学科。康复医学与预防医学在临床诊疗疾病中是相互关联的。通过积极的措施，在疾病或损伤发生之前，防止各种疾病的发生，从而减少功能障碍的可能性，这是康复医学的一级预防；许多疾病在发病后，需要积极的康复介入，以预防继发性功能障碍或残疾的发生，这是康复医学的二级预防；已经发生功能障碍后，可以通过积极的康复锻炼，防止功能障碍的加重或恶化，预防残疾的进展，恢复功能，这是康复医学的三级预防。

2. 康复医学与保健医学   保健医学是研究环境对人群健康的影响，并探讨其发病的规律，从而制定有效的预防对策和措施，以达到保护健康、促进健康的科学。保健医学在医学疾病的治疗、预防、康复过程中起着重要的作用。保健医学强调通过主动锻炼，提高机体对外界环境的适应力和对疾病的抵抗力，这与康复医学的措施相一致。当然，保健对象同时也需要临床、预防和康复医学的综合服务。但预防保健与康复治疗又有很大区别，预防保健面对的是一般健康群体，康复治疗面对的一般是发病个体。预防保健和康复治疗的区别是施术者、度、量的问题。预防保健施术者可以是任何人，所使用手法常偏轻，量偏少；康复治疗施术者则需要专业医生，所使用手法由于能够控制在一定限度内，故可以偏重，量偏多。预防保健与康复治疗的关系是辩证的、相辅相成的，预防保健措施可以应用于康复治疗，康复治疗措施可以应用于预防保健。康复医学在临床实践中逐步总结出的各种有效的治疗措施，可以应用于正常人群的预防保健，从而起到"治未病、未病先防、已病防变"的作用。

（二） 与临床医学的关系

随着人类文明的进步，社会经济的发展，医学技术的不断提高，疾病谱正在趋向于"慢性化""老龄化""功能障碍化"，使得以功能恢复为特征的康复医学迅猛发展。随着人们对生活质量要求及对疾病治愈后的恢复要求水平的提高，为了满足这些需求，就必须系统全面地实施康复医学的工作内容。但由于人们对医学模式理解的不完善，对康复医学的地位和作用认识不全面，在临床实践中会导致大量的伤残患者延误最佳康复时机，因此，必须全面认识并正确处理康复医学与临床医学的关系。

康复医学与临床医学都是现代医学的重要组成部分，它们同预防医学、保健医学共同构成现代医学的完整体系。康复医学与临床医学紧密结合、相互渗透，充分体现在临床实际工作之中。康复不仅是临床治疗后的延续，更需要与临床治疗紧密结合，康复只有与临床治疗紧密结合才能达到理想的效果。临床医学的迅速发展促进了康复医学的发展，并为康复治疗提供良好的基础及可能性：由于临床医学的迅速发展，外科医师对众多的重症损伤进行成功抢救，内科医师也抢救了大量濒于死亡的病人，造成慢性病人、残疾人、老年病人增多，他们对躯体、心理、社会及职业的康复需求增加，促使了康复医学发展；由于显微外科、影像诊断学及急救学的迅速发展，许多外伤、急性病得到及时诊断和恰当治疗，这就为后期康复提供了可能性。康复医疗贯穿在临床治疗的整个过程，从而使临床医学更加完善。从临床处理早期就引入康复治疗，康复医师及治疗师参与临床治疗计划的判定和实施，更加有利于临床疾病的痊愈与功能恢复。良好的临床治疗会给康复处理创造极为有利的前提条件并取得良好的康复结果，不断创新与发展的临床治疗学正在为功能康复创造更好的条件。而良好的康复医疗处理，也会使临床治疗效果充分体现出来，达到功能恢复的最高水平，提高患者的生活质量。

目前，康复医学正逐步向临床各学科渗透，并贯穿于许多疾病临床治疗的整个过程。现在已经逐渐形成了成熟的神经内科康复、脑外科康复、心血管病康复、慢性呼吸系统疾病康复、骨科康复、儿童康复、糖尿病康复、肿瘤康复及烧伤外科康复等。正是由于康复措施及时有效地介入，临床各科的老年病、慢性病患者日常生活处理能力明显提高，生活质量得到显著改善。康复医学的地位和作用越来越重要，就是因为其以提高人的整体功能、提高生存质量为目标。临床实践表明，及时正确地介入康复治疗，能明显提高伤病者身体的、精神心理的和社会生活各方面的能力。康复医学的指导思想已经越来越广泛地为临床医学工作者接受，并有机地运用于日常医疗工作之中。我国康复医学虽然起步较晚，但我国以独特的中西医结合和传统的中医康复医学与现代康复医学潮流相汇合，积极开展国内外学术交流，发展较迅速。目前各地已建设一批康复中心、康复医学院、康复医学门诊，并开展多层次的康复医学教育计划，培养大批康复医学专业人才，发展前景和态势良好。

近年来，随着循证医学及循证康复医学的发展，越来越多的人已经认识到，必须开展早期康复才能达到理想的康复效果。虽是如此，但两个不同的医学学科，它们在服务范围、对象、治疗目的与内容等各方面的关注点不同（表1-1）。因此，探讨和了解康复医学与临床医学的区别，对康复医学与临床医学在临床工作中的有机结合具有重要的理论和现实意义。

表1-1 康复医学与临床医学的区别

项目内容	临床医学	康复医学
研究范围	以人体疾病为中心	以人体功能障碍为中心
治疗对象	各类患者	有功能障碍患者
治疗目的	去除病因，逆转疾病的病理过程	促进功能恢复，提高生活质量，回归社会
诊断或评价	疾病诊断（按ICD-10分类）	功能评定（按ICF分类）
治疗手段	以药物和手术为主，被动	主动性功能训练
人员组成	专科医生、护士	康复治疗组（康复医师、康复护士、物理治疗师、作业治疗师等）
效果评定	治愈、好转、死亡	从身体结构与功能、活动、参与水平上评价

1. 治疗方向或目标不同 临床医学主要是针对原发疾病进行治疗，是以疾病的主体，以治愈为主，强调去除病因、逆转病理过程或消除病因。与临床医学不同，康复医学不仅针对疾病而且着眼于整个人，是以患者为主体，以恢复功能为主，针对的是功能障碍；康复医学是以人的生存质量为主，使伤、病、残者从生理上、心理上、社会上及经济能力上全面康复，使有障碍存在的患者最大限度地恢复功能，回归到社会中去。其最终目标是提高残疾人的生活质量，恢复其独立生活、学习和工作能力，使之能在家庭和社会中过上有尊严的生活。康复医学诞生的原因就是与临床医学存在局限性直接相关。临床医学在疾病治疗后器官和系统功能主要依赖自然恢复，但是大多数疾病往往只是一次急性过程的缓解，难以彻底去除病因和逆转病情，而且由于缺乏主动积极的功能锻炼，临床治疗效果受到影响，甚至由于过多静养，导致不必要的功能障碍，形成恶性循环。各种慢性病、老年病等造成的功能障碍，临床医疗并无特殊有效的方法，而康复医疗则大有作为，是关键的医疗服务之一，也是对临床医疗十分重要的扩充和延续。康复医学形成了以消除和减轻残疾人的功能障碍、弥补和重建残疾人的功能缺失、设法改善和提高残疾人的各方面功能和能力的医学学科。

2. 诊断与评价方式不同 临床医学采用ICD-10分类（国际疾病分类标准）进行疾病诊断。ICD-10分类是WHO制定的国际统一的疾病分类方法，它根据疾病的病因、病理、临床表现和解剖位置等特性，将疾病分门别类，使其成为一个有序的组合，并用编码的方法来表示。康复医学则采用ICF，简称"国际功能分类"。ICF定义了健康的成分（如功能、残疾）和一些与健康状况有关的成分（如背景因素），体现了健康状况、功能和残疾情况及背景性因素之间是一种可以双向互动的统一体系。

3. 实施方式不同 康复医学与临床医学的重要区别还在于，临床治疗主要是由专科医师

NOTE

和责任护士负责实施，即由专科医师负责诊断和制定治疗方案，治疗手段多采用药物、手术方法。而康复治疗是由康复医师、康复护士、物理治疗师、作业治疗师、言语治疗师、假肢及矫形器师、心理治疗师等共同组成的多学科康复治疗组进行。康复治疗前应由康复治疗组进行康复评定和制定康复计划，并根据评定结果不断调整康复治疗计划和目标。康复治疗方法是以主动性康复功能训练为主，多采用物理治疗、作业治疗、言语治疗、辅助器具应用、心理治疗、中医康复疗法等综合康复治疗方法。因此，康复治疗是以康复医疗组的工作方式进行多学科合作，全面、协调地实施康复医疗工作。

4. 护理的特点不同　就基础护理技术而言，临床护理与康复护理是一致的，二者的主要不同在于，康复护理由于康复治疗对象的特殊性，除了做好一般护理之外，还要指导或协助患者在病区开展康复训练。其重要特点是要采用各种方法使患者从被动接受他人护理（替代护理），转变为护士指导或协助下患者自己尽可能照料自己的辅助性护理（辅助护理）。同时，为了使患者在住院期间及出院后能进行正确有效的康复训练，掌握康复的目标和基本方法，康复护士还要对患者及家属及时进行康复教育。

5. 患者的参与方式不同　康复医学与临床医学的区别还表现在，患者在临床治疗中是"被动"接受者，不需要主动参与；而在康复治疗中患者应是治疗的主动参与者，在康复训练中，患者必须主动参与才能达到很好的康复效果。因为许多疾病或病损是终生性的，如脑瘫和截瘫，康复训练往往亦须终生进行，而这是不可能终生被动进行的，只能是患者积极主动的参与。康复治疗的大量经验证明，没有患者的主动参加，任何康复治疗都不会达到理想的效果，已达到的目标也不能维持。而且，在康复治疗全过程中，患者不仅是主动的参与者，也是康复治疗小组的重要成员，参加康复评定和康复目标的制定，允许患者了解自己的病情及功能状态，可以提出自己的要求。

第四节　康复医学的效益

一、康复医学的社会效益

近半个世纪以来，现代医学的迅猛发展，使无数生命从危重病症中挽救回来，与此同时，也使得慢性伤残患者日渐增多。疾病的治愈虽然会一定程度上恢复患者的功能，但相当高比例的人群未能恢复其最佳功能水平，此时药物或手术治疗已很难进一步改善患者功能。2011年，WHO发布的《世界残疾报告》显示，全世界超过10亿人带着某种残疾生活，其中近2亿人经受着相当严重的功能障碍。随着社会的发展和经济生活水平的提高，患者已不再满足于"治病救命"的临床治愈，进一步提出了功能改善和生活质量提高的要求。康复医学正适应了患者的这种需求，其服务的最终目标就是加速人体伤病后的恢复进程，最大限度地预防和减轻其后遗的功能障碍程度，使病伤残者回归社会，提高其生存质量。康复医疗的价值首先是体现在解决临床治疗医学难以解决的问题上。例如，因高空坠落而导致T1节段完全性脊髓损伤的患者，经过临床治疗虽可以保住性命，但其已成为截瘫患者，不经过康复医疗服务，他的日常生活能力将严重受限且多数活动需要他人帮助方能完成。而通过系统的康复训练，如采用上肢和躯干的肌肉力量、平衡和协调等能力的训练可帮助其更好地完成穿衣、吃饭、翻身、转移等日常生活活动；采用下肢矫形器可使患者改善或恢复步行能力；采用轮椅训练可使患者进行更远距离的转移活动和适应更复杂的地形环境；采用心理康复可有助于患者恢复自信心，进而全方位地提升患者生活质量，降低其活动受限和参与受限的程度。其次，康复医疗的价值也表现在维护残疾人的权益上。许多残疾人并不能像我们一样参与社会活动，同时享受社会给予我们的回报。由于心理和社会因素的影响，许多残疾人往往被孤立而不能独立。康复服务使许多残疾人的心理状态和功能状态显著改善，参与社会活动的主动性明显提高，残疾者的权益得到了保障。

由此可见，科学的康复医疗服务可避免或减少各种并发症和后遗症的发生，增强患者战胜伤病的自信心，这不但有利于原发病的恢复，还使得功能改善的程度明显高于自然恢复。其结果提高了患者生活自理能力及从事适当工作的能力，使一部分病伤残者从社会供养的消费者转变为社会的生产者，大大减少了社会、家庭的负担，这便是康复医学的社会效益所在。

二、康复医学的管理效益

康复医学的效益还体现在通过科学的管理能够减少急诊临床治疗负荷，并提高疗效，促进卫生资源的协调和合理利用。综合医院中，如神经内科的脑卒中急症抢救后，神经外科头颅手术后、骨科的脊柱创伤手术处理后，以及急救处理后的各种危重患者，大部分人不得不较长时间卧床，病情稳定后仍需要住院治疗，这使得医院的病房变得十分紧张。而康复医疗的介入一方面可以通过有针对性的康复方法预防和治疗长期卧床带来的并发症，并可加快患者功能的恢复速度。另一方面，康复医疗的介入可以为其他急需入院或手术的患者腾出急症病房。在我国社会医疗资源还不充足、需要合理利用的大环境下，作为集中了社会现有的最佳医疗技术与设备的三级甲等医院，理应高速运转，让更多的患者享受到现代医学的最新成果。因此，综合或专科医院的康复医学科应具备能够及时接收急症病房转诊来的患者，以缓解手术病床的紧张，在一定程度上促进急诊科室的高速运转，提高医院的经济效益。同时患者也可及时获得康复治疗，使其功能得以最大程度的改善。目前，我国正试图在全国一些城市建立以三级甲等医院神经内科、康复科及其所负责的社区医疗机构组成康复三级网络，通过科学的康复医疗服务管理，使患者、医院、社会获得更高的功能、经济效益。三级医院的康复医学科作为康复医学网络的第一层网络，完成了患者的急性期康复。在度过了急性期的患者中，仍有很多患者的功能障碍比较严重，需要及时转入康复病房继续接受康复治疗。而二级医院和部分一级医院开办的康复医学科，主要接受这部分患者，进一步改善患者的功能，这是康复医学网络的第二层网络。当患者功能得以大幅度改善后，则无须再占用二级医院的医疗资源，此时可回到居住地的社区医疗服务中心或社区康复门诊进行定期康复指导及后期功能锻炼，进一步改善日常生活能力和生活质量，这便是康复医学总体网络的第三层网络。只有在国家及地方政府的大力支持下，医疗机构负责人的合理高效管理下，三级康复网络方能在全国范围内规模形成，使患者、家庭、医院、社会获得最大的效益，这即是康复医学的管理效益。

三、康复医学的经济效益

很多人认为康复医学科的经济效益不如其他临床科室，以至于目前康复医疗服务还不能有效地开展。人们之所以有这样的想法主要是因为我国目前的经济条件有限，人们能用于医疗的费用不是太多，康复治疗费用的投入更是不足。由于高知识化技术成本的低估，康复治疗设备的投入不足，致使目前我国康复医疗服务被评估得很低，收费标准的设定也非常低，以至于康复医疗机构的经济效益很难得以提升。这是康复经济效益不高的诸多原因之一。另一个重要原因在于，多数人对经济效益的理解不到位，没有真正地计算出康复医疗服务所带来的效益。经济效益是所获得的有用成果与劳动耗费的比较关系，即经济效益＝所得－所费。经济效益是市场经济的一根杠杆，同时是社会效益赖以长期保持的基础。我们在分析康复的经济效益时不应只看其既得利益的多少，还应看其运行时所耗成本的多少。而部分医院管理人员误把科室的既得利益当作经济效益来看，致使医院对康复科的扶持力度不够，这也是阻碍康复医疗服务发展的一大因素。此外，从国家或区域卫生资源利用的角度来看，康复医疗服务价值不仅要考虑该服务所产生的直接价值，还要附加由于该治疗所带来的间接价值，包括患者提早恢复工作所创造的价值、功能改善后疾病复发减少和就诊次数减少而降低的其他医疗费用的价值、家属陪同解除后家属工作所创造的价值等。再者，目前康复医学强调疾病的早期康复，使得综合医院的急诊科、神经内外科、骨科、重症医学科等科室的危重患者得到了有效帮助，防止了并发症和某些后遗症的发生，不但有利于患者原发病的好转与治愈，还有利于患者节省医疗费用，这也是康复医疗服务所带来的经济效益。除此之外，开展早期康复医学工作可以使医院各临床科室周转率明显提升，能够提高医院的总体收入，这是康复医学医疗服务一笔可观的间接经济效益，是对医院的巨大贡献。如果不计算这笔间接效益，就是低估了康复医学医疗服务的价值。只有正确地理解经济效益的概念、认识到康复医学医疗服务的经济效益由直接效益和间接效益构成，才能真正做到全面、客观地评估康复医疗的价值。

第二章 残疾学

残疾是全球性普遍存在和关心的社会问题，也是人类社会的固有问题。国际社会在残疾人权益保障方面付出了诸多努力，联合国大会通过了一系列保护残疾人权益的决议。中华人民共和国成立后，党和政府关注残疾人的生活，建立残疾人组织，开展生产自救，残疾人工作逐步提到议事日程上来。20 世纪 50～60 年代中期，是残疾人事业的初创阶段；党的十一届三中全会以后，特别是中国残疾人联合会成立以来，中国残疾人事业随着国家经济腾飞而走上了稳健发展的道路，残疾人保障工作进入历史最好时期。当前，我国残疾人社会工作已进入一个新的发展时期，党的十八大提出到 2020 年全面建成"小康社会"，同时提出提升残疾人的社会生活质量必须大力发展残疾人社会工作，以保障残疾人平等地享有各项权利和义务。

残疾是康复医学发展的基础，康复医学与残疾学密切联系。康复医学以残疾人为主要研究对象，其目的是使残疾人受损或丧失的功能得到最大程度的恢复、代偿或重建。现代康复医学的发展，必须建立在对残疾学充分认识和研究的基础上，只有掌握残疾学的深刻内涵，才能学好康复医学，推动康复事业的发展。

第一节 残疾与残疾学概述

一、残疾

（一）基本概念

残疾（disability）是指由于外伤、疾病、发育缺陷或精神因素等原因导致各种躯体、身心、精神疾病，以及先天性异常所致的人体解剖结构、生理功能的异常和（或）丧失，造成机体出现长期、持续或永久性的身心功能障碍的状态，并且这种功能障碍将不同程度地影响身体活动、日常生活、工作、学习、社会交往和活动能力。简言之，残疾是指影响正常生活、工作和学习的身体上和（或）精神上的功能缺陷（障碍），是身心功能障碍的明显状态，属于功能障碍的一部分。在英文中，disability 一词是指能力的减弱或消失，之后传入我国多被译为"残疾"，而台湾地区称其为"伤残"，香港则称之为"弱能"，亦可译为"失能"。残疾是反映各种损伤给器官功能和个人活动所造成的后果。

2006 年 12 月 13 日，第 61 届联合国大会通过了《残疾人权利公约》，有 146 个签字国和 90 个缔约国批准颁布。《残疾人权利公约》是国际社会在 21 世纪通过的第一个综合性人权公约，也是首个开放供区域一体化组织签字的人权公约。公约指出："确认残疾是一个演变中的概念，残疾是伤残者和阻碍他们在与其他人平等的基础上充分和切实地参与社会的各种态度和环境障

NOTE

碍相互作用所产生的结果。”也就是说，功能障碍造成的残疾只是相对的，残疾的存在还取决于功能障碍者所处社会和环境的状况。所以，致力于缩小残疾比率，一方面需要从医学角度恢复其功能缺陷，另一方面应从社会角度缩小其参与社会的障碍。因此，残疾不仅是医学问题，更是社会问题。WHO 认为，在社会生活的一切领域，需要为残疾人充分参与社会而对环境做出必要的调整，要求社会改变对残疾人的态度或观念。

广义的残疾包括残损、残疾和残障，是人体身心功能障碍的总称。今天，国际上普遍将残疾分为功能障碍、活动受限和参与限制。按照身心功能障碍种类的不同，残疾可有肢体残缺、感知觉障碍、运动障碍、内脏功能不全、言语障碍、精神情绪和行为异常、智能缺陷等；而根据身心功能障碍状态持续时间长短和是否可逆转，将残疾分为暂时性残疾和永久性残疾；此外，还有按致残原因将残疾分为原发性残疾和继发性残疾。残疾分类方法详见本章第三节。

（二）残疾与疾病的关系

疾病（disease）是指在一定病因作用下，自稳调节功能紊乱而发生的异常生命活动过程，并引发一系列代谢、功能、结构的变化，表现为症状、体征和行为的异常。换言之，疾病是机体在一定的条件下，受病因损害作用后，因自稳调节紊乱而发生的异常生命活动过程。疾病状态的结局可以是康复（恢复正常）、长期残疾、逐渐好转，也可导致死亡。疾病是相对于健康而言，不健康的就是疾病，但现在看来，不健康还包括亚健康，即不是健康状态，也不是疾病状态。现在一般认为，疾病是对人体正常形态与功能的偏离，相对而言，健康或亚健康则应是正常状态，但是，生理功能超群的人（如屏息可达十几分钟的高肺活量人群、心动过缓的运动员等）、智商超群的人群和正常状态的人不同，难道就是疾病状态？所以，疾病至今尚无令人满意的定义。

疾病与残疾是两种层次的概念，各属于不同的分类方式。与疾病相对的是健康、正常，与残疾相对的是无障碍、正常。

1. 残疾属于疾病　如果说疾病是对人体正常形态与功能的偏离，是非正常；那么残疾则是身心功能障碍的严重状态，是严重的非正常。因此，残疾属于疾病的范畴。

2. 残疾不属于疾病　疾病是指病理状态，即非健康的状态；而残疾则是指功能障碍，即参与社会障碍的状态，二者表达的含义不同。

3. 残疾可继发于疾病而出现　有的疾病可以造成功能障碍，有的疾病没有造成功能障碍，造成严重功能障碍的疾病可以伴随或演变为残疾。

4. 残疾可独立于疾病而存在　有的残疾是先天性的，或者由于外伤导致，其本身是健康的，没有什么症状、体征和病理状态，自始至终没有出现异常生命活动，而是单纯的参与社会功能障碍，故残疾可独立于疾病而单独出现并存在。

总之，疾病可导致残疾或伴有残疾，也可不导致残疾或伴有残疾；残疾可来源于疾病或伴有疾病，也可不来源于疾病或伴有疾病。

二、残疾人

（一）基本概念

据 2014 年世界人口统计结果显示，全世界人口约为 72 亿，而残疾人总数达 10 亿之多，约占世界总人口的 15%。但是，在不同时期、不同国家、不同地区、不同背景、不同角度和不同社会福利制度下，残疾人比例有所不同，赋予残疾人的定义也是不同的。

1. WHO 对残疾人的定义 WHO 于 1975 年定义的残疾人是指无论先天的或后天的，由于身体或精神上的不健全，自己完全或部分地不能保证通常的个人或社会需要的人。

2. 国际劳工组织对残疾人的定义 残疾人是经正式承认的身体或精神损失在适当职业的获得、保持和提升方面的前景大受影响的个人。

根据《凡尔赛和约》，1919 年，国际劳工组织（International Labour Organization，ILO）作为国际联盟的附属机构正式成立。是一个以国际劳工标准处理有关劳工问题的联合国专门机构，总部设在瑞士日内瓦，训练中心位于意大利都灵。该组织曾在 1969 年获得诺贝尔和平奖，中国是 ILO 的创始成员国之一，也是该组织的常任理事国。

3.《残疾人权力公约》对残疾人的定义 残疾人是生理、心理、感官先天不足或后天受损的人。

4.《中华人民共和国残疾人保障法》对残疾人的定义 2008 年，我国《中华人民共和国残疾人保障法》将残疾人定义为在心理、生理、人体结构上，某种组织、功能丧失或者不正常，全部或者部分丧失以正常方式从事某种活动能力的人。该法还规定了残疾人的分类，包括视力残疾、听力残疾、言语残疾、肢体残疾、智力残疾、精神残疾、多重残疾和其他残疾的人。

结合以上概念，可以将残疾人综合定义如下：残疾人是指具有不同程度的躯体、身心、精神疾病和损伤或先天性异常，使得部分或全部失去以正常方式从事正常范围活动能力，不利于在社会生活的某些领域中发挥正常作用的人，也可以是对这一人群的总称。

（二）残疾人社会保障

1992 年，第 47 届联合国大会举行了自联合国成立以来首次关于残疾人问题的特别会议。大会决定将每年的 12 月 3 日定为"国际残疾人日"，旨在促进人们对残疾问题的理解和动员人们支持维护残疾人的尊严、权利和幸福，为残疾人逐步创造良好的环境。这是残疾人全面参与社会生活的重要条件，也是社会文明进步的表现。国家和社会应当逐步创造良好的环境，不断改善残疾人参与社会生活的条件，使残疾人这一特殊群体或个体在社会保障上享有与其他人平等的社会保障。

1. 立法平等 在制定法律法规各项政策时，避免对残疾人行使公民各项权利和自由产生不利影响，消除歧视，确保其获得与其他公民平等的机会。

2. 就业机会平等 残疾人一般都具有不同程度的工作潜力，经过康复训练或提供康复服务，这些潜力可以得到发挥而从事相应工作，保证其平等参与就业，增强自主能力，实现经济独立。

3. 平等享有环境 对一个人日常生活影响的最主要因素是社会环境，残疾人应与其他公民一样享有社会生活环境。

4. 教育机会平等 残疾人有权与其他公民一样接受教育和培训，并建立专门的教育机构，保证残疾人接受教育和培训的机会。

5. 平等履行义务 残疾人享有同等的权利，也承担同等的义务，社会为其创造条件，使其能够承担作为社会成员应有的社会责任。

三、残疾学

残疾学是以残疾人及残疾状态为主要研究对象，专门研究残疾的病因、流行规律、表现特点、发展规律、结局，以及评定、康复与预防，以医学为基础，涉及社会学、教育学、管理学和政策法令等诸学科的交叉性学科，是自然科学与社会科学相结合的产物。残疾学的主要内容包括残疾的流行规律、残疾的分类及分级、残疾的评定和残疾的预防、康复等。

在康复医学领域中，残疾学是康复医学的重要组成部分，是康复医学的基础学科之一。康复医学的研究对象是各类身心功能障碍的病、伤、残者，包括残疾人，其目的是使病、伤、残者丧失或受损的功能得到最大限度的恢复、重建或代偿。康复成功的关键在于康复对象本人有争取生活自理、融入社会、生存斗争的坚强意志并为此努力。即使在康复机构进行康复工作，也需要康复对象的主动参与、积极投入，才能取得良好的康复效果。

第二节　致残原因

在当今人类社会中，很多疾病、损伤和其他因素，构成了对全人类健康和生活的威胁。造成残疾的原因很多，由于不同的文化背景、社会条件、自然环境和医疗条件的影响，各个不同的历史时期及不同国家和地区的残疾原因会有明显的差异。发展中国家与发达国家的主要致残原因也不相同。

在多数发展中国家，由于经济落后，较为贫困，社会保障体系不够完善，致残原因主要包括：营养不良、传染病、产期护理差、外伤事故等，占发展中国家所有致残原因的70%。在发达国家，由于经济发达，人民生活富裕，社会保障体系较为完善，其营养不良、传染病等致残原因相对较少，但因交通事故等意外事件导致的残疾数量不断增加，而环境污染、心理压力大、嗜好烟酒、医疗致死亡率降低，多数的慢性躯体性疾病，如风湿病、心血管病、糖尿病、肺病（吸入性疾病），还有精神病、遗传病及慢性疼痛和劳损的出现率明显增高，功能性神经失调和精神病及长期嗜酒和吸毒致残也在增加。此外，还有诸多因素虽然没有直接造成残疾，但是可以继发残疾或者加重残疾的严重程度，也成为致残的重要原因。

常见的致残原因可以分为两大类，即先天性致残原因和后天性致残原因。

一、先天性致残原因

先天性致残原因主要为遗传基因、孕产期因素和产伤等造成身体上的残疾，约占所有致残原因的18%。

（一）遗传因素

遗传因素是指由于父母的遗传作用，使得遗传物质发生改变导致子代在出生时或发育过程中表现出形态和功能方面的异常。

1. 近亲结婚生育　据WHO估计，人群中每个人携带5~6种隐性遗传病的致病基因。在随机婚配（非近亲婚配）时，由于夫妇两人无血缘关系，相同的基因很少，他们所携带的隐性致病基因不同，因而不易形成隐性致病基因的纯合体（患者）；而在近亲结婚时，夫妇两人携带相同隐性致病基因的可能性很大，容易在子代相遇，而使后代发生遗传病的发病。据WHO调查，近亲结婚生育的子女智力低下、先天性畸形和遗传性疾病的发生率，要比非近亲结婚子女高150倍。

2. 遗传和与遗传有关的疾病 人体细胞有 46 条（23 对）染色体，每条都有特定的结构，而且携带着不同的基因。如果染色体形态或数目发生改变，或单个基因缺陷，都能使机体的许多部分发生病变，遗传性疾病即由此形成。遗传性疾病可导致多种残疾，如先天性大脑发育不全、智力发育迟缓、先天性畸形、先天性聋哑、先天性白内障、先天性耳聋、垂体性侏儒、苯丙酮尿症、呆小症和先天愚型（唐氏综合征）等。

（二）孕期、产期因素

1. 孕期营养不良与疾病（孕期内在因素） 孕妇严重的营养不足可以造成胚胎缺陷，如孕妇叶酸缺乏可导致胎儿的神经管畸形，碘缺乏的孕妇会生出克汀病痴呆儿，氟、硒等微量元素缺乏也会造成胎儿多种先天缺陷。

孕期患有某种疾病也是致残的重要因素，特别是孕期的病毒感染，尤其是在怀孕早期（3个月内）任何病毒感染，如流感病毒、肝炎病毒、风疹病毒，以及宫内感染、妊娠毒血症等都可造成胚胎的损害，形成胎儿唇裂、腭裂、智力低下等；流感病毒可使胎儿形成兔唇或中枢神经系统方面的异常，肝炎病毒可引起先天性畸形；风疹病毒可引起先天性白内障、先天性心脏畸形和先天性耳聋。

2. 孕期或哺乳期接触有害物质（孕期外在因素） 怀孕 6 周左右是胚胎器官形成的时期，此时如果接触致残性物质，如反复接受 X 线辐射、电磁辐射，易导致胎儿发育障碍，出现变异、畸形等。

服用某些致畸形的药物对胎儿也有很大的影响，因为药物能通过胎盘进入胎体，而胎儿的肝脏、肾脏都发育不成熟，药物不能很快从胎儿体内排出，可能对胎儿发生影响。例如，降压药可影响子宫胎盘的血流量，致胎儿宫内发育迟缓；氨基糖苷类抗生素具有肾毒性和耳毒性；抗甲状腺药物可造成胎儿甲状腺肿大。此外，烟、酒对胎儿的发育及胎盘功能也有不良影响，且随着摄入量和摄入时间的不同，其严重程度也不同。

3. 产科疾病与产伤可能致残的产科疾病 异常妊娠，如早产、多胎妊娠、羊水过多或过少等；妊娠并发症，如妊娠合并甲亢、妊娠合并心脏病；高危妊娠；异常分娩，如子宫收缩过强或乏力、臀先露；分娩并发症，如脐带脱垂、胎膜早破、胎儿宫内窘迫、新生儿窒息等，这些产科疾病主要造成宫内缺氧继而导致胎儿残疾，最多见的是新生儿智力低下。

在分娩过程中缺氧和各种损伤、异常分娩等可致残。产伤可以造成胎头水肿、四肢神经损伤、骨折等而致残。异常分娩导致胎儿缺氧，其脑的损伤往往是不可逆转的，可造成畸形儿，如先天斜颈、肩下垂、足内翻、智力低下等。大量的脑瘫儿几乎都是在这一阶段造成的。

二、后天性致残原因

后天性致残原因主要包括疾病、营养不良、意外事故、战伤、物理化学因素和社会心理因素等造成的身体上、精神上的残疾，约占所有致残原因的 82%。

（一）疾病

1. 慢性病与老年病 随着社会的进步，人们生活水平提高，人的平均寿命延长，老年人所占比重增大。目前我国 60 岁以上老年人口已超过 1.3 亿，占总人口的 10% 以上。未来 50 年，我国面临的人口老龄化形势将更为严峻。所以，一些慢性病和老年病，如颈肩腰腿痛、心肺疾患、冠心病、高血压病、糖尿病、尘肺、白内障、帕金森综合征和一些地方性疾病等也随之增加，而这些疾病都是常见的易于致残的疾病。目前，随着先进医疗手段的广泛应用，许多急性病能够得到及时有效的治疗，但是如急性脑血管病（脑血管意外）、糖尿病、白内障、慢性阻塞性肺疾病等，患者经救治虽然渡过急性期而成为慢性病人生存下来，却可能遗留残疾，而且这些疾病的致残影响也极为严重。此外，许多常见的骨关节疾患如骨关节炎（老年骨质增生）、类风湿关节炎、强直性脊柱炎等都可引起残疾。骨关节炎严重者可丧失全部活动能力。骨质疏松症容易引起骨折而导致残疾。类风湿关节炎是成年人最常见的致残原因，其病程达到10年者，致残率约为50%。

2. 感染 感染作为重要的致残因素已得到广泛的证实，在世界范围内，感染性疾病所致的各类残疾占第二位，占所有致残原因的23%，高于先天性因素所致残疾和创伤、伤害所致的残疾。

在诸多感染性疾病中，脊髓灰质炎即小儿麻痹症，是人们非常熟悉的、常见的一种传染病，可引起肌肉萎缩、肢体畸形，在短期内可导致大量肢体瘫痪的残疾儿出现；乙型脑炎、流行性脑脊髓膜炎、脊髓结核也可影响脑功能，而引起失语、强直性瘫痪、精神失常等；沙眼也是一种传染性疾病，可以造成眼睑畸形、倒睫、角膜混浊等，影响视力，重者致盲、失明。还有许多传染性疾病如麻风病、麻疹、急性出血性结膜炎等都可能致残。

随着免疫接种的普及，各种传染病的发生率显著降低，但近年来有些传染病发病率又有所增加，如结核等，而且，随着时间的推移，一些新的、未知的传染病产生，如艾滋病、SARS、禽流感、炭疽热等，应对这些疾病的措施尚在探索阶段，故应当引起足够的重视。

3. 肿瘤 肿瘤包括良性和恶性。良性肿瘤的预后较好，但有少数可引起机体功能障碍而导致残疾，如颅内肿瘤、骨肿瘤等；恶性肿瘤通常亦被称为癌症，由于生态环境的恶化，包括各种污染等，恶性肿瘤的发病率也随之增加，使患者生存期内的机体功能和精神状态受到严重影响，引起身心功能障碍而出现身体上和精神上的残疾。

（二）营养不良

营养不良可影响人体正常的生长发育和生理功能，还会造成对机体的损害，最终导致某些疾病的发生。营养不良还可使机体抵抗力下降，易患各种疾病，因而也使发生残疾的可能性增加。

小儿严重缺乏维生素 A 可以引起角膜软化而致盲；小儿缺乏维生素 K 可以致脑出血发生偏瘫；小儿严重缺乏维生素 D 可引起小儿骨骼畸形，即人们常说的佝偻病。蛋白质严重缺乏可引起小儿智力发育迟缓。有媒体报道，食用劣质奶粉引起的"大头娃娃"就是由于蛋白质等营养素长期摄入不足所致，这样的婴儿长大后就可能存在智力方面的残疾。

（三）物理、化学因素

物理、化学因素主要包括外伤、毒物等导致的残疾，约占所有致残原因的17%。

1. 外伤 主要包括交通事故、工伤、运动损伤、战伤、烧烫伤、自然灾害等。交通事故、工伤事故、各种物理因素所致的烧、烫伤及自然灾害引起的意外伤害，是引起暂时性和永久性残疾的重要原因。意外伤害不仅威胁着人们的健康，夺取一部分人的生命，还会造成多种残疾。

由于交通发达，交通事故致残已经成为当今社会的严重问题，据统计，我国每年因车祸造成残疾者约为20万人。工农业生产过程中的事故是人们常常听到、见到的致残原因，如建筑工人受伤。体育运动中的意外损伤，如体操、跳水、拳击、武术等等许多运动项目都可能引起严重损伤而致残。一些户外运动如登山、攀岩、滑冰、蹦极等项目防护不当，以及生活中的摔伤、烧烫伤也可能造成伤残。

在当今"和平与发展"已成为时代主题的国际环境中，局部地区也不乏有一些战乱纷争和暴力冲突，枪伤、弹伤、放射性武器造成的机体损伤等时有发生，成为残疾不可忽视的原因之一。而且，在我国抗日战争、解放战争时期的伤残军人在今天还有人生存；各种从事公安工作、军事演习中的战伤也是造成残疾的重要原因。

2. 毒物 药物中毒、接触各种有毒有害化学物质和放射性物质及农药等均可致残。药物的毒副作用可以致残，滥用链霉素、庆大霉素等药物可导致耳聋，引起后天性耳聋；酒精和过量镇静药物可引起感觉、情感、智力的改变；"反应停"药物曾在世界范围内造成一次新生儿短肢畸形的灾难性流行，致残者多达万人；"奶粉事件"又将在全国造成许多残疾儿童；酒精中毒、一氧化碳中毒、农药中毒等可造成对机体的损伤。而环境中广泛存在的有害化学物质如铅、氟、汞、钡、砷、有机磷、农药残留物等，也可以导致各种损害和残疾。此外，长期接触放射性物质等亦会引起胎儿畸形等残疾。

（四） 社会因素

各种致残因素中，社会、心理因素起到一定的作用，尤其与精神残疾和智力残疾的发生关系密切。我国1987年残疾人调查显示，在智力残疾的已知致残因素中，6%为社会和心理因素所致。

1. 心理因素 现代社会紧张的工作节奏和复杂的人际关系等社会环境压力是导致精神残疾的重要因素。激烈的竞争、升学考试、择业就业、恋爱婚姻等生活事件处理不当可致心理和精神功能的紊乱和障碍，这是导致青年人精神残疾不可忽视的影响因素。此外，老年性痴呆是当今老龄化社会所面临的三大疾患之一，与退休、老年丧子、丧偶、病毒感染等有关。

2. 生活因素 不良生活事件和生活方式，如吸烟、酗酒、生活不规律、饮食结构不合理、缺少运动、长期紧张等，都可能导致营养障碍、头晕头痛，或使人形成不正常的人格和行为模式而致残。长期伏案工作、学习，长期使用手机、电脑等，可使脊柱损伤，发生颈椎病而致肢体残疾。

3. 环境因素 社会环境逐渐恶化，可导致多种慢性残疾，如噪声污染可造成听力下降以致听力残疾，不良光线下学习可造成视力下降以致视力残疾。另外，生产及生活环境污染也可引起职业病和残疾，如长期处于粉尘环境中可出现尘肺等。

第三节　残疾的分类

由于不同时期、不同国家和不同社会背景对残疾的研究方法、目的不同，对残疾有着不同的分类标准。本节主要对国际上和国内残疾分类的主要标准进行介绍。

一、ICIDH 分类

为了更好地获取总体人口的健康状况，WHO 于1980年制定并公布了《国际残损、残疾与残障分类》（International Classification of Impairments, Disabilities and Handicaps, ICIDH），从身

体、个体和社会三个层次反映功能损害程度，是一种对疾病结果进行分类的分类体系。

　　ICIDH 被当时的康复医学界所广泛应用，但随着医学事业的逐渐发展，医疗服务的重点从治疗转移到保健，社会制度的变迁、革新，人口的老龄化加快，国际残疾人事业的逐步推进，人们对残损、残疾有了新的认识，ICIDH 已不能满足新的医疗卫生、社会福利事业和康复医学发展的需要，迫切需要建立新的理念模式和分类系统以适当新的需要。随着卫生保健系统的不断完善和对残疾的社会性认识发生转变，WHO 于 1996 年制定了新的残疾分类体系——《国际残损、活动与参与分类》（International Classification of Impairments，Activities and Participation），为了保持与 ICIDH 的一致性，将其简称为 ICIDH-2，即 ICIDH 第二版。

（一）　基本内容

1. 残损（impairment）　　指各种原因导致的身体结构、外形、器官或系统生理功能及心理功能的异常，干扰个人正常生活活动，但实际操作能独立完成。残损属于生物组织器官或系统水平的功能障碍，为部分病理形态的缺陷。

　　残损包括智力残损、听力残损、语言残损、视力残损、骨骼（姿势、体格、运动）残损、内脏（心、肺、消化、生殖器）残损、心理残损、多种综合残损等。评定主要对器官、系统功能进行评定，康复治疗途径主要是通过功能训练等改善方式来完成。

2. 残疾（disability）　　是指按照正常生活方式进行的日常独立生活活动和工作能力受限或丧失。残疾往往建立在残损水平基础之上。残疾属于个体或整体水平的能力障碍，为整体能力的缺乏或受限。

　　残疾包括行为残疾、语言交流残疾、个人生活自理残疾、运动残疾、身体姿势和活动残疾、技能残疾、环境适应残疾、其他活动残疾等。评定要考虑日常生活活动能力（ADL）。康复治疗途径主要是通过日常生活活动能力的训练、就业前训练等代偿方式增加功能，并预防残疾。

3. 残障（handicap）　　指由于残损和残疾导致患者社会活动、交往、适应能力的障碍，个体在社会上不能独立。残障属社会水平的障碍，为整体能力的严重缺乏和受限。

　　残障包括识别（如对象、地理位置、时间）残障、身体残障（生活不能自理）、运动残障、职业残障、社会交往残障、经济自给残障等。评定要考虑其参与社会的能力。康复治疗途径主要是通过社会康复、职业康复、功能替代、环境改造等替代方式使残疾者能够就业或在社会中有价值观。

　　残损、残疾、残障三个层次表现出各自不同的特征、评估方法、康复途径和方法等，可帮助我们进一步认识康复的分类。三个层次的鉴别要点详见表 2-1。

表 2-1　ICIDH 三个层次的鉴别要点

分类	表现	障碍水平	评定	康复途径	康复方法
残损	器官或系统功能严重障碍或丧失	器官水平	器官、系统功能	改善	功能训练
残疾	生活自理能力严重障碍或丧失	个体水平	日常生活活动能力	代偿	日常生活活动能力训练
残障	社交或工作能力严重障碍或丧失	社会水平	参与社会能力	替代	环境改造

（二）　残损、残疾、残障之间的关系

　　我国习惯上将残损、残疾、残障合称为残疾，但由于残疾的定义是严重功能缺陷而明显影响其身体活动、日常生活、工作、学习和社会交往、活动能力。而残损的个人生活能够自理，所以，只有残疾、残障才是真正意义上的残疾（图 2-1）。

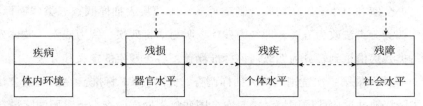

图 2-1 ICIDH 分类各层次之间的关系

1. 残损、残疾、残障之间没有严格的界限 残损、残疾、残障三者是以生活自理、参与社会为界限，但如何界定对生活有一定轻微影响、生活不能自理，以及如何界定参与社会严重受限，目前尚无量化的界定标准；再者，以部分的形态缺陷和整体的能力障碍为界限，但部分与整体也无量化界限，部分缺陷严重可影响整体功能。所以，三者没有严格界限。

2. 残损、残疾、残障之间可以相互转化 一般情况下，残疾是按照残损、残疾、残障的顺序发生，但也可跨越转化，由残损直接导致残障，且三者之间可以相互转换。例如，一些残损患者，因心理障碍而自我封闭，直接发展到与社会隔绝即残障的程度。又如，脊髓损伤后截瘫患者，他的工作是会计，属于脑力劳动者，虽然失去步行能力，但可以正常工作，属于残疾。经过积极治疗、训练和社会环境改造，患者生活能够自理，由残疾恢复至残损；若不积极治疗、训练，残疾会进一步加重为残障。

二、ICF 分类

2001 年 5 月，在第 54 届世界卫生大会上，将 ICIDH-2 做了部分修改，更名为《国际残损、残疾和健康分类》（International Classification of Functioning, Disability and Health，ICF），成为最新的残疾国际分类方法，并翻译成多种语言同时发行，在全球范围内得以推广，并沿用至今。ICF 以建立一种统一的标准化术语系统为最终目标，从身体结构功能水平、个体水平和社会水平三个层次，对健康状态的结果进行分类。ICF 基于"生物-心理-社会"医学模式，从残疾人融入社会的角度出发，采用不同的方法把握与健康有关的事物。强调社会集体行动，要求改造环境以使残疾人充分参与社会生活的各个方面。目前，ICF 已广泛应用于卫生保健、疾病预防、人口普查、保险事业、社会安全、劳动保障、教育事业、经济建设、社会政策、法律制定等多方面。ICF 是 WHO 应用于与卫生有关领域的分类系统之一。WHO 分类体系涉及广泛的有关卫生的信息，用于诊断残疾性和残疾的原因，并且提供了一种标准化的语言，使全世界不同学科与专业领域的专家能交流有关卫生与保健的信息。

ICF 的主要内容包括身体功能、活动和参与、身体结构、环境因素四大方面，而以活动和参与、身体功能内容最为详细。ICF 分类的具体内容详见第三章。

三、中国残疾分类标准

我国从 20 世纪 80 年代开始首次全国残疾人抽样调查，在前期准备工作中，必须确定相关的评定标准。当时的国际环境中，残疾标准仅有 ICIDH，而由于该标准已实施多年，相关内容已不符合当时的时代背景，而且，我国医疗卫生、社会制度情况也与国际上有所区别，因此，必须制定适合我国国情的残疾标准，从而为抽样调查工作服务。

1986 年 10 月，在第一次全国残疾人抽样调查全面展开的前期，经国务院批准，由全国残疾人抽样调查办公室和卫生部医政司联合制定了《全国残疾人抽样调查五类残疾标准》，将我国以前的残疾四类分类法改为五类，即视力残疾、听力语言残疾、智力残疾、肢体残疾和精神病残疾，每一类残疾由重到轻分为四级。该标准涵盖了各类残疾的定义和分级。

2006年，我国开展第二次全国残疾人抽样调查，此时，ICF标准已在国际上公认并广泛应用。为了与国际接轨并适应我国国情，第二次全国残疾人抽样调查小组参照国际最新标准（即ICF分类）、《全国残疾人抽样调查五类残疾标准》，并结合我国国情制定了《全国残疾人抽样调查六类残疾标准》。该标准将五类标准中的听力语言残疾分为听力残疾和言语残疾，这种分类方法不仅为第二次调查提供权威标准，还对残疾社会事业发展，以及残疾与康复工作的开展都起到了重要的指导作用。

为推动残疾人事业进一步发展，2011年5月1日，我国首部关于残疾分类、分级的国家标准——《残疾人残疾分类和分级》（GB/T 26341-2010）正式实施，按照不同的残疾分为视力残疾、听力残疾、言语残疾、肢体残疾、智力残疾、精神残疾和多重残疾七类，该标准适用于残疾人的信息、统计、管理、服务、保障等社会工作，对我国残疾社会事业的发展、残疾预防及康复工作的开展起到了指导作用。

（一）术语和定义

1. 最佳矫正视力（best corrected visual acuity，BCVA）　是以最适当镜片进行屈光矫正后所能达到的最好视力。

2. 平均听力损失（average hearing loss）　是指500Hz、1000Hz、2000Hz、4000Hz四个频率点纯音气导听力损失分贝数的平均值。

3. 听力障碍（dysaudia）　是指听觉系统中的感音、传音及听觉中枢发生器质性或功能性异常，而导致听力出现不同程度的减退。

4. 失语（aphasia）　是指大脑言语区域及相关部位损伤导致的获得性言语功能丧失或受损。

5. 运动性构音障碍（dysarthria）　是指神经肌肉病变导致构音器官的运动障碍，主要表现为不会说话、说话费力、发声和发音不清等。

6. 器质性构音障碍（organic anarthria）　是指构音器官形态结构异常导致的构音障碍，主要有腭裂及舌或颌面部术后造成的构音障碍。主要表现为不能说话、鼻音过重、发音不清等。

7. 发声障碍（voice disorder）　是指呼吸及喉存在器质性病变导致的失声、发声困难、声音嘶哑等。

8. 儿童言语发育迟滞（childhood delayed language development）　是指儿童在生长发育过程中，其言语发育落后于实际年龄的状态。主要表现为不会说话、说话晚、发音不清等。

9. 听力障碍所致的言语障碍（speech disorder cause by dysuria）　是指听力障碍导致的言语障碍，主要表现为不会说话或者发音不清，不能通过听觉言语进行交流。

10. 口吃（stutter）　是指言语的流畅性障碍，主要表现为在说话的过程中拖长音、重复、语塞并伴有面部及其他行为变化等。

11. 语音清晰度（phonetic intelligibility）　是指口语中语音、字、词的发音清晰和准确度。

12. 言语表达能力（speech expression ability） 是指言语表达过程中，正确使用词汇、语句、语法的能力。

13. 发育商（development quotient，DQ） 是指衡量婴幼儿智能发展水平的指标，从大运动、精细动作、认知、情绪和社会性发展等方面对婴幼儿发育情况进行衡量。

14. 智商（intelligence quotient，IQ） 是指衡量个体智力发展水平的指标，即通过一系列标准化测试衡量人在相应年龄段的认知能力（智力）。

15. 适应行为（adaptive behavior，AB） 是指个体实现人们期待的与其年龄和文化群体相适应的个人独立与社会职责的程度或效果。

（二）残疾分类及分级

按照不同残疾分为视力残疾、听力残疾、言语残疾、肢体残疾、智力残疾、精神残疾和多重残疾。各类残疾按照残疾程度由重到轻可分为四级，即残疾一级、残疾二级、残疾三级和残疾四级。残疾一级为极重度，残疾二级为重度，残疾三级为中度，残疾四级为轻度。

1. 视力残疾 是指各种原因导致双眼视力低下并且不能矫正或双眼视野缩小，通过各种药物、手术及其他治疗方法不能恢复或暂时不能恢复视力功能，以至于影响日常生活活动能力和社会参与。

视力残疾包括盲与低视力两种。按照视力和视野状态分级，其中盲为视力残疾一级和二级，低视力为视力残疾三级和四级。视力残疾分级见表2-2。

表2-2 视力残疾分级

级别	视力、视野
视力残疾一级	无光感~0.02，或视野半径<5°
视力残疾二级	0.02~0.05，或视野半径<10°
视力残疾三级	0.05~0.1
视力残疾四级	0.1~0.3

分级说明：①盲或低视力均指双眼而言，若双眼视力不同，则以视力较好的一眼为准。如仅有单眼为盲或低视力，而另一眼的视力达到或优于0.3，则不属于视力残疾范畴。②最佳矫正视力是指以适当镜片矫正所能达到的最好视力，或以针孔镜所测得的视力。③视野以注视点为中心，视野半径<10°者，不论其视力如何均属于盲。

2. 听力残疾 是指各种原因导致双耳不同程度的永久性听力障碍，听不到或听不清周围环境声及言语声，以致影响日常生活和社会参与。

听力残疾按照平均听力损失及听觉系统的结构、功能，活动和参与，环境和支持等因素分级（不佩戴助听放大装置）。听力残疾分级见表2-3。

表2-3 听力残疾分级

级别	听觉系统的结构和功能	较好耳平均听力损失（听力级分贝，dBHL）	理解和交流等活动	参与社会生活
听力残疾一级	极重度损伤	≥91	在无助听设备帮助下，不能依靠听觉进行言语交流	存在极严重障碍
听力残疾二级	重度损伤	81~90	在无助听设备帮助下，在理解和交流等活动上重度受限	存在严重障碍

续表

级别	听觉系统的结构和功能	较好耳平均听力损失（听力级分贝，dBHL）	理解和交流等活动	参与社会生活
听力残疾三级	中重度损伤	61～80	在无助听设备帮助下，在理解和交流等活动上中度受限	存在中度障碍
听力残疾四级	中度损伤	41～60	在无助听设备帮助下，在理解和交流等活动上轻度受限	存在轻度障碍

分级说明：3岁以内儿童，残疾程度为一、二、三级的定为残疾人。

3. 言语残疾　是指各种原因导致的不同程度的言语障碍，经治疗一年以上不愈或病程超过两年，而不能或难以进行正常的言语交流活动，以致影响日常生活和社会参与。

言语残疾包括失语、运动性构音障碍、器质性构音障碍、发声障碍、儿童言语发育迟滞、听力障碍所致的言语障碍、口吃等。言语残疾按照各种言语残疾不同类型的口语表现和程度，脑和发音器官的结构、功能，活动和参与，环境和支持等因素分级。言语残疾分级见表2-4。

表2-4　言语残疾分级

级别	脑和（或）发音器官的结构、功能	言语功能	语音清晰度	言语表达能力等级测试	参与社会生活
言语残疾一级	极重度损伤	无任何言语功能	≤10%	未达到一级测试水平	存在极严重障碍
言语残疾二级	重度损伤	具有一定的发声及言语能力	11%～25%	未达到二级测试水平	存在严重障碍
言语残疾三级	中度损伤	可以进行部分言语交流	26%～45%	未达到三级测试水平	存在中度障碍
言语残疾四级	轻度损伤	能进行简单会话，但用较长句表达困难	46%～65%	未达到四级测试水平	存在轻度障碍

分级说明：3岁以内儿童不定残。

4. 肢体残疾　是指人体运动系统的结构、功能损伤造成的四肢残缺或四肢、躯干麻痹（瘫痪）、畸形等导致人体运动功能不同程度丧失及活动受限或参与的局限。

肢体残疾主要包括：①上肢或下肢因伤、病或发育异常所致的缺失、畸形或功能障碍。②脊柱因伤、病或发育异常所致的畸形或功能障碍。③中枢、周围神经因伤、病或发育异常造成躯干或四肢的功能障碍。

肢体残疾按照人体运动功能丧失、活动受限、参与局限的程度分级（不佩戴假肢、矫形器及其他辅助器具）。肢体残疾分级见表2-5。

表2-5　肢体残疾分级

残疾分级	日常活动情况	肢体残疾与功能障碍情况（每个等级需具备下列状况之一）
肢体残疾一级	不能独立实现日常生活活动	①四肢瘫：四肢运动功能重度丧失；②截瘫：双下肢运动功能完全丧失；③偏瘫：一侧肢体运动功能完全丧失；④单全上肢和双小腿缺失；⑤单全下肢和双前臂缺失；⑥双上臂和单大腿（或单小腿）缺失；⑦双全上肢或双全下肢缺失；⑧四肢在手指掌指关节（含）和足跗跖关节（含）以上不同部位缺失；⑨双上肢功能极重度障碍或三肢功能重度障碍
肢体残疾二级	基本上不能独立实现日常生活活动	①偏瘫或截瘫，残肢保留少许功能（不能独立行走）；②双上臂或双前臂缺失；③双大腿缺失；④单全上肢和单大腿缺失；⑤单全下肢和单上臂缺失；⑥三肢在手指掌指关节（含）和足跗跖关节（含）以上不同部位缺失（一级中的情况除外）；⑦二肢功能重度障碍或三肢功能中度障碍

续表

残疾分级	日常活动情况	肢体残疾与功能障碍情况（每个等级需具备下列状况之一）
肢体残疾三级	能部分独立实现日常生活活动	能部分独立实现日常生活活动，并具备下列状况之一：①双小腿缺失；②单前臂及其以上缺失；③单大腿及其以上缺失；④双手拇指或双手拇指以外其他手指全缺失；⑤二肢在手指掌指关节（含）和足跗跖关节（含）以上不同部位缺失（二级中的情况除外）；⑥一肢功能重度障碍或二肢功能中度障碍
肢体残疾四级	基本上能独立实现日常生活活动	①单小腿缺失；②双下肢不等长，差距大于等于50mm；③脊柱强（僵）直；④脊柱畸形，后凸大于70°或侧凸大于45°；⑤单手拇指以外其他四指全缺失；⑥单手拇指全缺失；⑦单足跗跖关节以上缺失；⑧双足趾完全缺失或失去功能；⑨侏儒症（身高小于等于1300mm的成年人）；⑩一肢功能中度障碍或二肢功能轻度障碍；⑪类似上述的其他肢体功能障碍

说明：肢体部位说明如下：①全上肢：包括肩关节、肩胛骨；②上臂：肘关节和肩关节之间，不包括肩关节，含肘关节；③前臂：肘关节和腕关节之间，不包括肘关节，含腕关节；④全下肢：包括髋关节、半骨盆；⑤大腿：髋关节和膝关节之间，不包括髋关节，含膝关节；⑥小腿：膝关节和踝关节之间，不包括膝关节，含踝关节；⑦手指全缺失：掌指关节；⑧足趾全缺失：跖趾关节。

5. 智力残疾　是指智力显著低于一般人水平，并伴有适应行为的障碍。此类残疾是由于神经系统结构、功能障碍，使个体活动和参与受到限制，需要环境提供全面、广泛、有限和间歇的支持。

智力残疾包括在智力发育期间（18岁之前），由于各种有害因素导致的精神发育不全或智力迟滞；或者智力发育成熟以后，由于各种有害因素导致智力损害或智力明显衰退。

按照0~6岁和7岁及以上两个年龄段发育商、智商和适应行为分级。0~6岁儿童发育商小于72的直接按发育商分级，发育商在72~75之间的按照适应行为分级。7岁及以上按智商、适应行为分级；当两者的分值不在同一级时，按适应行为分级。WHO-DAS Ⅱ分值反映的是18岁及以上各级智力残疾的活动与参与情况。智力残疾分级见表2-6。

表2-6　智力残疾分级

级别	智力发育水平		社会适应能力	
	发育商（DQ）（0~6岁）	智商（IQ）（≥7岁）	适应行为（AB）	WHO-DAS Ⅱ分值（分）（≥18岁）
智力残疾一级	≤25	<20	极重度	≥116
智力残疾二级	26~39	20~34	重度	106~115
智力残疾三级	40~54	35~49	中度	96~105
智力残疾四级	55~75	50~69	轻度	52~95

根据适应行为表现程度，按照以下等级进行评定。

（1）极重度适应行为　指不能与人交流、不能自理、不能参与任何活动、身体移动能力很差；需要环境提供全面的支持，全部生活由他人照料。

（2）重度适应行为　指与人交往能力差、生活方面很难达到自理，运动能力发展较差；需要环境提供广泛的支持，大部分生活由他人照料。

（3）中度适应行为　指能以简单的方式与人交流、生活能部分自理、能做简单的家务劳动、能参与一些简单的社会活动；需要环境提供有限的支持，部分生活由他人照料。

（4）轻度适应行为　指能生活自理、能承担一般的家务劳动或工作、对周围环境有较好的辨别能力、能与人交流和交往、能比较正常地参与社会活动；需要环境提供间歇的支持，一般情况下生活不需要由他人照料。

6. 精神残疾 是指各类精神障碍持续一年以上未痊愈，由于存在认知、情感和行为障碍，以致影响其日常生活和社会参与。

18岁以上的精神障碍患者根据 WHO-DASⅡ 分值和适应行为表现程度进行分级，18岁以下精神障碍患者依据下述的适应行为的表现，划分为四级。

（1）精神残疾一级 WHO-DASⅡ 值≥116分，适应行为严重障碍；生活完全不能自理，忽视自己的生理、心理的基本要求。不与人交往，无法从事工作，不能学习新事物。需要环境提供全面、广泛的支持，生活长期、全部需他人监护。

（2）精神残疾二级 WHO-DASⅡ 值在106~115分之间，适应行为重度障碍；生活大部分不能自理，基本不与人交往，只与照顾者简单交往，能理解照顾者简单的指令，有一定学习能力。监护下能从事简单劳动。能表达自己的基本需求，偶尔被动参与社交活动；需要环境提供广泛的支持，大部分生活仍需他人照料。

（3）精神残疾三级 WHO-DASⅡ 值在96~105分之间，适应行为中度障碍；生活上不能完全自理，可以与人进行简单交流，能表达自己的情感。能独立从事简单劳动，能学习新事物，但学习能力明显比一般人差。被动参与社交活动，偶尔能主动参与社交活动；需要环境提供部分的支持，即所需要的支持服务是经常性的、短时间的需求，部分生活需由他人照料。

（4）精神残疾四级 WHO-DASⅡ 值在52~95分之间，适应行为轻度障碍；生活上基本自理，但自理能力比一般人差，有时忽略个人卫生。能与人交往，能表达自己的情感，体会他人情感的能力较差，能从事一般的工作，学习新事物的能力比一般人稍差；偶尔需要环境提供支持，一般情况下生活不需要由他人照料。

7. 多重残疾 是指同时存在视力残疾、听力残疾、言语残疾、肢体残疾、智力残疾、精神残疾中的两种或两种以上残疾。分级标准按所属残疾中残疾程度最重类别的分级确定残疾等级。

四、暂时性残疾和永久性残疾

残疾是身心功能障碍的状态，但身心功能障碍的状态可以是暂时的、可逆的，也可以是持续的、不可逆转的。根据功能障碍状态持续时间长短和是否可逆转，将残疾分为暂时性残疾和永久性残疾，该分类方法仅是残疾的一种简单分类方法。

（一）基本概念

1. 暂时性残疾（temporary disability） 是指各种疾病、损伤造成一定的身心功能障碍而出现残疾，但随着疾病、损伤的恢复而能使功能障碍消除的残疾。例如，踝关节扭伤、腰椎扭伤、焦虑抑郁症、关节损伤、骨折、肌腱断裂等损伤，均可使患者暂时丧失活动能力。但随着损伤的恢复和疾病的痊愈，患者可逐渐恢复正常的活动能力，这种呈短暂性、可逆转性特点的残疾即为暂时性残疾，残疾存在时间一般不超过12个月。据统计，约有70%的人在一生中会有一次或多次的暂时性残疾状态。

2. 永久性残疾（permanent disability） 是指各种疾病、损伤造成一定的身心功能障碍而出现残疾，但无论疾病、损伤是否恢复，这种功能障碍会一直存在的残疾。例如，外伤后截肢、完全性脊髓损伤导致截瘫、中风后遗症导致偏瘫等，随着损伤和疾病的恢复，患者的正常活动能力等却不能在一定时间内完全恢复。这种呈长久性、不可逆转性特点的残疾即为永久性残疾，残疾存在时间一般在 12 个月以上，甚至伴随终生。永久性残疾以老年人为多，据统计，我国老年病残者占老年人口总数的 40% 以上。

（二）　暂时性残疾和永久性残疾之间的关系

暂时性与永久性是相对的。第一，某些疾病导致的功能障碍在当前医学中可能无法解决而出现永久性残疾，但随着医学的发展，未来可以解决，故可使其功能障碍恢复而成为暂时性残疾。第二，某些功能障碍在当前社会中是存在功能障碍属永久性残疾，但随着社会的变迁，社会福利事业、无障碍设施的推进，其参与社会的障碍被随之消除，不影响其正常生活，那么残疾也就不存在了，成为暂时性残疾。第三，永久性残疾者在时间的推移中疾病也会逐渐好转，适应社会的能力也会在实践中逐渐加强，当一旦其疾病、损伤状态较轻了，或者适应社会的能力基本没有障碍了，也算是由永久性残疾转变为暂时性残疾。

第四节　残疾预防

由于疾病谱的改变，疾病预防的重点也已经从生物学预防进入社会预防阶段，特别是针对慢性病的防治及因慢性病所导致的残疾的预防已成为当前卫生工作的重点之一。残疾预防是康复医学的重要内容，与康复治疗相互补充。根据预防医学的三级预防原则，康复医学提出了残疾的三级预防，在国家、地区、社区及家庭不同层次开展预防工作。

一、疾病三级预防的基本内容

（一）　一级预防

一级预防（primary prevention）亦称为病因预防，是在疾病尚未发生时针对致病因素（或危险因素）采取措施，也是预防疾病、控制疾病及消灭疾病的根本措施。加强对病因的研究，减少对危险因素的接触，是一级预防的根本。WHO 提出的人类健康四大基石"合理膳食、适量运动、戒烟限酒、心理平衡"是一级预防的基本原则。

开展一级预防时常采取双向策略，即健康促进和健康保护，前者是指对整个人群的普遍预防，后者则是对高危人群的重点预防。将二者结合起来，可相互补充，提高效率。例如，对于艾滋病的一级预防，一方面通过宣传教育使整个人群了解艾滋病如何传播及怎样预防，另一方面促进高危人群的安全行为，如使用避孕套或一次性注射器等；高血压可以通过提倡体育锻炼、合理饮食等健康促进措施加以预防，同时可通过控制食盐的摄入量等健康保护措施预防其发生。通过控制吸烟预防肺癌，食盐中加碘预防地方性甲状腺肿，进行免疫接种预防麻疹、乙型肝炎、脊髓灰质炎等均为一级预防。

根据预防措施可将一级预防分为两大类：针对环境的措施和针对人体的措施。针对环境的措施，包括消除环境污染，保护空气、土壤、水源，食品安全检测等，目的在于减少环境污染造成的各种危害。针对人体的措施，包括卫生教育，预防接种，安全用药，以及针对不同人群，如儿童、妇女、老年人、脑力劳动者、体力劳动者等进行不同的预防保健工作。

（二）　二级预防

二级预防（secondary prevention）即临床前期预防，是在疾病的潜伏期为了防止或减缓疾病发展而采取的措施，亦称"三早"预防，包括早期发现、早期诊断、早期治疗。

慢性病大多病因不明，因此，要有效地开展一级预防是不可行的。但由于慢性病的发生大都是致病因素长期作用的结果，因此，做到早发现、早诊断并给予早治疗是可行的。可采用普查、筛检、定期健康检查来实现。例如，高血压、冠心病、宫颈癌、结核等疾病都可以通过二级预防早期发现、早期诊断，并在早期开展治疗，从而扼制疾病的发展或恶化，减缓疾病进程。此外，传染病的早期发现和诊断，不仅可以通过早期治疗来预防患者发展为慢性患者或病原携带者，而且可以通过早期隔离和早期报告来防止疾病的蔓延。

二级预防的核心是早期诊断。早期发现是早期诊断的基础，而只有早期诊断才可实现早期治疗，改善预后。三者是相互联系在一起的。因此，要做好二级预防，应当做到以下几点：①向群众宣传疾病防治知识和有病早治的好处。②提高医务人员的业务水平。③开发适合筛检的检测技术。

（三）　三级预防

三级预防（tertiary prevention）亦称临床预防，是在疾病的临床期（或发病期）为了减少疾病的危害而采取的措施，对已患疾病开展积极治疗，防止疾病恶化并预防并发症。三级预防可以防止伤残和促进功能恢复，提高生存质量，延长寿命，降低病死率。主要有对症治疗和康复治疗措施。

对症治疗可以改善症状，减轻病痛，提高生存质量；防止病情恶化，减少并发症、后遗症、复发、转移等；防止伤残，争取病而不残，保护劳动力。

康复治疗可以促进功能恢复，争取残而不废，保护生活能力。康复治疗的措施包括功能康复和心理康复、社会康复和职业康复等多个方面。

三级预防可以防止伤残和促进功能恢复，提高生存质量，延长寿命，降低病死率。

二、残疾的三级预防

（一）　残疾的一级预防

残疾一级预防是指预防可能导致残疾的各种损伤或疾病，避免发生原发性残疾，目的在于减少损伤的发生，能够最有效地预防残疾。很多残疾发生是可以避免的，根据造成残疾的原因，针对性地采取积极有效的预防措施，可消除隐患，减少残疾的发生率。一级预防是社区卫生服务机构的重点，是临床医师的重要职责，抓好一级预防，也是从根源上减少残疾发生的最好途径。

残疾一级预防的内容形式多样，如采用多种形式开展健康宣教，改变不良生活方式（不良饮食习惯、不良睡眠习惯、过度劳累等），倡导健康的生活方式，积极控制慢性病和老年病，减少因病致残的发生。进行安全教育，如行车时安全带的使用，工地上安全帽的佩戴等，减少因伤致残的发生。此外，还应注意精神卫生教育，尽量祛除或缓解来自社会、家庭、工作环境等刺激造成的抑郁和焦虑，倡导情绪稳定。特别关注长期慢性病患者、残疾者，应给予他们更多的关怀，定期进行心理评定。做好一级预防可降低70%的残疾发生率。

（二） 残疾的二级预防

残疾二级预防是指疾病和损伤发生后，采取积极主动的措施限制或逆转由残损造成的残疾。在残疾的二级预防中，重视各种具有致残性的伤病和疾病的预后和转归，及时进行医学处理。即使不能治愈，也要使病情尽快稳定下来，尽最大努力防止产生或扩大功能障碍，把握时机合理治疗至关重要。例如，对于出血性脑卒中患者，应积极开展临床治疗，控制稳定血压，防止因血压过高引起再次卒中而导致偏瘫。

医务工作者应尽力做好这方面工作，及时和患者及家属沟通，取得理解和支持。积极治疗伤病和疾病，警惕发生并发症，预防残疾。做好二级预防可降低 10% ~ 20% 的残疾发生率。

（三） 残疾的三级预防

残疾三级预防是指残疾已经发生，采取各种积极措施防止不可逆转的残损发展为失能或残障，以减少残疾或残障给个人、家庭和社会所带来的影响。这是残疾预防中康复人员涉入最深和最多的部分。例如，脑血管疾病导致偏瘫发生后，康复治疗师给患者施以积极的康复治疗，如 Bobath 技术等神经康复技术，促进患者肢体功能恢复；开展作业治疗，提高患者日常生活活动能力，进一步恢复其职业能力，减少患者因肢体残疾造成的功能丧失或功能障碍，促进患者更好地重返家庭，重返社会。

当早期或程度较轻的残疾出现时给予积极妥当的治疗，可使轻度疾病得到控制，发展受到抑制，并尽可能使已经受到障碍的功能得到代偿或补救、适应或矫正。增强个人日常生活自理能力，继续参与社会性活动，防止继发性残疾出现及发展成严重功能障碍，影响生活质量。

三、医学进步对残疾预防的影响

根据 2006 年第二次全国残疾人抽样调查的数据推算，全国各类残疾人的总数为 8296 万人。占全国总人口比例的 6.34%。有康复需求者接近 5000 万人，因交通、工伤事故致残的伤残者，每年增加为 100 多万人，其中大部分人需要康复服务。目前，我国是世界上唯一一个老年人口超过 1 亿的国家，且正在以每年 3% 的速度快速增长。2015 年，中国老年人口达到 2.15 亿，约占总人口的 15%。预计 2020 年中国老年人口将达到 2.43 亿，约占总人口的 18%。老年人由于生理机能衰退，脑血管疾病、骨关节病、痴呆等发病率和致残率增高。据推算，2020 年我国老年人康复护理服务和生活照料的潜在市场规模将超过 5000 亿元。

康复医学的服务对象，最初主要是针对战伤、车祸、意外事件导致残疾和先天性缺陷或后天性功能障碍残疾者，随着社会需求发展，扩展为久治不愈慢性病、生活方式病、中老年病、心理精神障碍患者等。随着国民经济快速发展，生活水平不断提高，人口平均寿命延长，人们对康复需求也在逐年增加。亚健康状态评估、康复治疗技术与康复医学的发展，对残疾预防与治疗，残障情况的改善，以及提高全民族健康素质有重要指导意义。

纵观发达国家康复医学发展历史，不难看出发展康复医学对国民健康、国家经济发展具有重要意义，不仅能提高残疾患者、慢性病人群及老年人的生活质量。还可以减少国家公费医疗支出和家庭负担。在医学领域中引进和采用更多新技术，对传统康复医学思维和工作方式提出挑战。例如，采用全新数字摄影技术、生物芯片技术、生物传感技术、微电子脉冲技术，机器人技术，以及分子设计和模拟技术等，将促进生物能量信息技术成熟，作为整合医学最重要之技巧，被全球思想前卫医生接纳，也逐渐与康复医学紧密结合。随着医疗科技不断整合实践，人类将获得集成度高、运行速度快、成本低、方式方法多样的智能系统。

在未来康复医学中，人类寿命延长和生命质量提高，有赖于医学科学和技术整体水平之长进。所以，人类对高新技术应用则有更多期盼。人类希望应用最新前沿技术对"疑难杂证"、生活方式疾病、中老年疾病，以及对影响生活质量之骨关节病、精神心理疾病，亚健康状态防治等，能提供更多实用之康复手段和解决办法。

四、康复治疗和预防

康复治疗是日常康复医学工作的基本内容，常用的康复治疗包括运动疗法和物理疗法、作业疗法、言语治疗、心理康复法、康复工程及康复护理等。除上述康复手段外，还包括矫形手术、药物疗法、饮食疗法等。现代的康复处理往往采用多种形式的积极的治疗和训练。因严重的残障常以复合的形式表现，累及多种功能，故需进行全方位、多种类的康复治疗和训练。即使较单纯或程度不太重的残疾，如能积极采用多项治疗，其功能改善的效果也更好。为了协调地提供多种优质的康复治疗，需采用协作组的工作方式。

康复预防和康复治疗都是康复医学的重要内容，两者在残疾的三级预防中都扮演着非常重要的角色，相互补充。

康复预防目的在于减少残损，如在残疾的一级预防中，根据残疾原因，有针对性地采取相应康复措施，减少残疾隐患，主要是以预防性康复治疗措施所占比重较大。如长时间驾驶汽车或不良坐姿等可能导致躯干部肌肉疲劳，进而破坏整个脊柱力学环境平衡，导致腰椎间盘突出症的发生，出现腰痛等症状。如日常能有针对性地进行核心肌力训练和姿势控制训练，提高肌力和肌耐力，保持脊柱正常的力学环境，可有效降低腰痛的发生，减少因疼痛带来的腰部功能活动障碍，延缓腰椎间盘突出症的发生。当预防工作不及时或失效时，出现残损，或在缺乏适当预防措施或技术时，康复治疗则显得尤为重要。

康复治疗促进二级预防，防止残损恶化导致的残疾。残损后若没有得到及时的康复治疗或没有正确掌握康复原则进一步采用了错误的康复措施，都会引起残损恶化，形成残障。例如，关节附近烧烫伤后，若未能在早期将受损关节固定在功能位，烧烫伤瘢痕挛缩后会限制关节活动，导致关节活动度下降或活动不能，这就是残损后未能进行及时的康复治疗带来的肢体运动障碍，导致残疾的发生。又如，脑卒中后偏瘫发生肩关节半脱位，若错误地将整个偏瘫侧上肢屈曲悬吊固定于前胸部，不仅不利于肩关节的功能恢复，反而强化上肢屈肌痉挛模式，致使肘、腕、指间关节等出现僵硬挛缩，引起整个上肢的活动受限，这种残疾情况就是由于采用不正确的康复治疗方法引起的。

康复治疗是残疾三级预防的主要措施，预防活动受限转化为参与受限。活动受限不等于参与受限，活动受限也不一定会导致参与受限。例如，截肢患者，虽有肢体活动受限，但经过康复治疗的功能补偿——安装假肢，通过积极训练，熟练掌握假肢的使用后，其移行能力并不会受到残缺肢体的影响，社会参与能力也不会因此减退或丧失，这种情况只属于活动受限，而不能称为参与受限。参与受限强调的是功能的缺失。然而若未进行康复治疗，包括职业康复、社会康复等，残疾者在生活能力、职业能力、社会参与能力上都会受到限制，肢体的活动受限就会发展为参与受限，给残疾者带来诸多问题。即便康复治疗不能改变疾病本身带来的损害，也可以通过锻炼增强肢体功能，让患者恢复自信，从而尽量摆脱疾病影响，使康复患者能有意识地改变、学习或者重新适应新的生活方式，提高生活质量，甚至重返社会。

第五节　残疾相关的政策法规

一、国际相关残疾政策、法规

残疾人在其个人价值的实现上受到生理、法律、社会等多方面的影响。国际社会和各国政府制定和发布了一系列残疾相关的政策及法律法规，有力地保证了残疾人合法权益和公平参与社会，推动了残疾人事业的发展。

1976 年，为唤起社会对残疾人的关注，联合国大会宣布 1981 年为"国际残疾人年"，并确定了"全面参与和平等"的主题。1982 年 12 月，第 37 届联合国大会通过了《关于残疾人的世界行动纲领》，宣布 1983 年至 1992 年为"联合国残疾人十年"，同时呼吁世界各国及国际组织积极开展活动，增进人们对残疾人的理解和尊重，改善残疾人的生活状况，使他们享有参与社会的平等机会。

1992 年 10 月 12 日至 13 日，第 47 届联合国大会举行了自联合国成立以来首次关于残疾人问题的特别会议。大会通过决议，将每年的 12 月 3 日定为"国际残疾人日"（World Disabled Day），旨在促进人们对残疾问题的理解和动员人们支持维护残疾人的尊严、权利和幸福。

2006 年 12 月 13 日，第 61 届联合国大会通过《残疾人权利国际公约》（Convention of the Rights of Persons with Disabilities），并于 2007 年 3 月 30 日开放供签字。《公约》有 146 个签字国，有 90 个缔约国批准了《公约》。这是有史以来在开放供签字之日获得签字数量最多的联合国公约。《残疾人权利国际公约》是国际社会在 21 世纪通过的第一个综合性人权公约，也是首个开放供区域一体化组织签字的人权公约。《公约》旨在成为记录明确的社会发展问题的人权文书。它标志着人们对待残疾人的态度和方法发生了"示范性转变"。

国际社会也制定了相应政策和纲领文件，推动残疾预防和康复事业的开展，以保证残疾人的权益。WHO 于 1980 年制定了《国际残损、残疾和残障分类》方案（简称 ICIDH），将残疾分为残损、残疾和残障三种。ICIDH 对疾病的后果进行了描述和分类，并描述了一般残疾由残损到残疾，再到残障的发生、发展过程。在这个过程中，恰当的残疾预防与康复工作可促使残疾向好的方向转化，为残疾预防和康复提供了一个指导性框架。

随着卫生保健事业的发展和国际残疾人活动的开展，人们对残损以及由此而产生的社会生活的变化有了新的认识，原有的有关残损、残疾与残障等模式不能满足卫生与康复事业发展的需要。1996 年，WHO 制定了新的残疾分类系统，称为《国际残损、活动和参与分类》（International Classification of Impairment, Activity and Participation），为了保持与《国际残损、残疾和残障分类》的连续性，将其简称为 ICIDH-2。2001 年 5 月第 54 届世界卫生大会上，WHO 将 ICIDH-2 做了部分修改，并将其改名为《国际功能、残疾和健康分类》（ICF），在全球范围内得以推广，并沿用至今。ICF 根据在身体、个体和社会水平的健康状态所发生的功能变化及出现的异常，对健康状态的结果分类提供了参考性的理论框架。ICF 不仅仅是对疾病、障碍或损伤进行分类，而且可用于诊断残疾性（disablement）和残疾的原因，从而为制定针对性的残疾预防措施提供参考。

2005 年在第 58 届世界卫生大会上，WHO 通过了有关《残疾，包括预防、管理和康复》决议，对残疾康复问题做了全新的诠释。要求各成员国加强执行联合国关于残疾人机会均等标准规则，促进残疾人在社会中享有完整的权利和尊严，并促进和加强社区康复规划。

此外，还有 WHO 在 1981 年发表的《残疾的预防与康复》。1994 年国际劳工组织、联合国教科文组织、世界卫生组织发表的联合意见书《社区康复（CBR）——残疾人参与、残疾人受益》。这些国际性纲领文件极大地推动了残疾预防与康复工作的开展。

国际残疾人组织机构的建立和发展也进一步推动了残疾人事业的进步。世界残疾人协会（World Institute on Disability，WID），其宗旨是通过调查研究，开展全民教育，推进各类培训和示范计划的实施，创造一个更适宜残疾人生活的社会环境。世界残疾人协会是一个国际性情报交流和经验交流中心，可以为各大洲的残疾人、残疾人组织和政府有关部门提供培训机会和技术服务。它特别注重支援各国的残疾人自立运动，并积极将收集的有关残疾人自强自立的经验介绍给世界不同文化背景的国家。残疾人国际（Disabled People's International）于 1981 年 12 月在新加坡成立，它是在联合国享有咨询地位的，旨在使残疾人以平等的权利和机会参与社会生活，分享社会与经济发展成果的国际残疾人组织，中国残疾人联合会于 1990 年正式加入该组织。康复国际（Rehabilitation International，RI），是最早积极倡导残疾人康复和服务的国际非政府组织，长期致力于促进残疾人康复和福利，其率先提出了目前国际通用的"无障碍"标志，在推动发起"联合国残疾人年"、制定和实施联合国《关于残疾人的世界行动纲领》等重大的国际行动中，发挥过重要影响。此外，还有残疾人共济会、国际残智人联盟、世界盲人联盟、国际轮椅联合会、国际伤残人体育组织、国际特殊奥运会等国际残疾人组织。

二、我国相关残疾政策、法规

我国现代康复起步较晚。自 20 世纪 80 年代初引入以来，残疾人事业得到政府的高度重视。国家为发展残疾人事业、改善残疾人状况采取了一系列重大措施。

《中国残疾人事业五年工作纲要（1988～1992 年)》是由国务院 1988 年 9 月 3 日批准颁布实施的第一个残疾人事业发展规划，由国家计委、国家教委、民政部、财政部、劳动部、卫生部和中国残疾人联合会共同编制。《纲要》实施五年来，我国残疾人事业取得了历史性进步，使残疾人相关的康复、教育、劳动就业、文化生活、福利、环境等各业务领域得到全面拓展，初步确立了残疾人事业的基本格局，并从人权保障和人类解放的高度，阐明残疾人事业的意义，为认识和解决残疾人问题提供了理论依据。这一切，既给残疾人带来实实在在的利益，又为残疾人事业的长远发展奠定了基础。

1994 年 8 月 23 日颁布实施的《中华人民共和国残疾人教育条例》是我国第一部有关残疾人教育的专项法规，它的颁布实施，将从法律上进一步保障我国残疾人平等受教育的权利，促进残疾人教育事业的发展。

2007 年 2 月 14 日，国务院第 169 次常务会议通过《残疾人就业条例》，自 2007 年 5 月 1 日起实施，条例共六章三十条，是为了促进残疾人就业，保障残疾人的劳动权利，根据《中华人民共和国残疾人保障法》和其他有关法律而制定。

1990 年 12 月 28 日，中华人民共和国第七届全国人民代表大会常务委员会第十七次会议审议通过了我国第一部《中华人民共和国残疾人保障法》（简称《保障法》），并决定于 1991 年 5 月 15 日起在全国实施。根据《保障法》第 48 条规定："每年 5 月的第三个星期日，为全国助残日。"每年一次的"全国助残日"活动，动员了从中央到地方的各级领导及数以亿计的群众参加，形成了强劲的声势和规模，为众多残疾人提供了切实可行的帮助和扶持，有力地推动了残疾人事业的发展，具有广泛而深远的意义。每年助残日活动的主题，都是依据当年残疾人事业发展的重点工作确立的。活动中，分别围绕"宣传残疾人保障法"；"一助一，送温暖"；"走进每一个残疾人家庭"；"志愿者助残"等主题开展活动。助残日活动为残疾人提供了各种具体的服务与帮助，活动的规模和声势逐渐扩大，影响日益深入人心。实践证明，用法律的形式确定的"全国助残日"活动，是培育全社会扶残助残风尚、提高全民助残意识的一项重要举措，也是精神文明创建活动的一个重要形式。

2008 年以来，随着国家促进残疾人事业发展的意见等政策措施的相继出台，残疾人事业发展迎来了新的春天。2008 年 4 月国家又对《中华人民共和国残疾人保障法》进行了重新修订，自 2008 年 7 月 1 日起施行的，旨在维护残疾人的合法权益，发展残疾人事业，保障残疾人平等地充分参与社会生活，共享社会物质文化成果，是根据宪法而制定的法规。

2011 年 5 月，国务院批转了《中国残疾人事业"十二五"发展纲要》，根据国家经济社会发展的总体规划和部署，提出"十二五"时期残疾人事业发展的指导原则、总体要求、任务目标和政策措施，并召开第四次全国残疾人事业工作会议，予以强调贯彻。

2013 年 9 月中国残联第六次全国代表大会召开以来，习近平总书记两次出席残联组织的活动并且专门致贺信、发表讲话，对推进残疾人事业做出新部署、提出新要求。习近平总书记关于残疾人工作的重要指示内容丰富、内涵深刻，特别是十八大报告关于"健全残疾人社会保障和服务体系"的要求，为推动中国特色残疾人事业在新的历史起点上加快发展，指明了方向。

2016 年 8 月，为贯彻落实党中央、国务院关于残疾人事业发展的一系列重要部署，全面实施《国务院关于加快推进残疾人小康进程的意见》（国发〔2015〕7 号），进一步保障和改善残疾人民生，帮助残疾人和全国人民共建共享全面小康社会，依据《中华人民共和国残疾人保障法》和《中华人民共和国国民经济和社会发展第十三个五年规划纲要》，制定了《"十三五"加快残疾人小康进程规划纲要》。强调"十三五"时期，必须补上残疾人事业的短板，加快推进残疾人小康进程，尽快缩小残疾人状况与社会平均水平的差距，让残疾人和全国人民共同迈入全面小康社会。

我国还建立了统一的残疾人组织。中国残疾人联合会（China Disabled Persons' Federation, CDPF）是经国务院批准和国家法律确认的将残疾人自身代表组织，由中国各类残疾人代表和残疾人工作者组成的全国性残疾人事业团体，简称中国残联。中国残疾人联合会于 1988 年 3 月 11 日在北京正式成立。是在中国盲人聋人协会（1953 年成立）和中国残疾人福利基金会（1984 年成立）的基础上组建而成的，具有"代表、服务、管理"职能：代表残疾人共同利益，维护残疾人合法权益；开展各项业务和活动，直接为残疾人服务；承担政府委托的部分行政职能，发展和管理残疾人事业。中国残疾人联合会下设有中国盲人协会、中国聋人协会、中国肢残人协会和中国智力残疾人，以及亲友协会、中国精神残疾人及亲友协会等 5 个协会

NOTE

组织。现任主席是张海迪。另外，还有中国残疾人体育协会（National Paralympic Committee of China，NPCC），中国残疾人体育协会是代表肢残者、脑瘫者、脊髓损伤者和盲人的体育组织。中国残疾人体育协会自成立后，多次承办全国残疾人运动会，组织参加国际残疾人体育赛事。

此外，国家还制定实施残疾人事业发展规划和残疾人扶贫攻坚计划；开展一系列残疾人自强活动；进行宣传和公众教育，倡导尊重残疾人的文明社会风尚；积极发展残疾人领域的国际交往等。

第三章　功能障碍与基于 ICF 的评定、治疗框架

功能（functioning）是对身体功能、身体结构、活动和参与的一个概括性术语，表示在个体（有某种健康情况）和个人所处的情景性因素（环境和个人因素）之间发生交互作用的积极方面。当本应具有的功能不能正常发挥时，即称为功能障碍（dysfunction）。当身体的功能或结构发生障碍时，即为残损或病损；当活动和参与障碍时，即为活动受限与参与限制。

《国际功能、残疾和健康分类》（ICF）系统地对组成健康要件的功能性状态与失能程度进行分类。该分类系统以身体、个体和社会三个水平的健康状态所发生的功能变化及出现的异常为评判依据，对 1980 年制定的《国际残损、残疾与残障分类》（ICIDH）提出的国际残损、残疾与残障模式进行了改进，提供了一种新的理论与应用模式和统一的框架，并建立了一种国际性的术语系统。

本章以 ICF 对功能障碍的分类为依据，对基本概念、康复评定与治疗进行阐述。

第一节　残损、活动受限和参与限制

ICF 将人类功能（human functioning）分为三个层次：身体或身体部分（body or body part）、整体人（whole person）及在社会环境中的整体人。残疾（disability）也因此包括一个及以上层次的功能失调：损害、活动受限和参与限制（impairments, activity limitations and participation restrictions）。

ICF 分类体系认为：人类个体在特定领域的功能状况是健康状况（疾病、失调和损伤）和背景因素（contextual factors）间交互作用和复杂联系的结果（图 3-1）。干预一个方面可能导致一个或多个方面的改变。这种交互作用是独特的，不是一一对应的关系，不能简单地从一种损伤或多种损伤去推测能力受限或活动表现的局限。同时它也是双向的，残疾的存在可能改变健康状况本身。

一、残损

（一）身体功能与残损的概念

身体功能（body function）是指身体各系统的生理功能（包括心理功能）。"身体"指作为一个整体的人的机能，包括大脑，因此，精神（或心理）功能也属于身体功能的亚类。

身体结构（body structure）是指身体的解剖部位，如器官、肢体及其组成部分。

NOTE

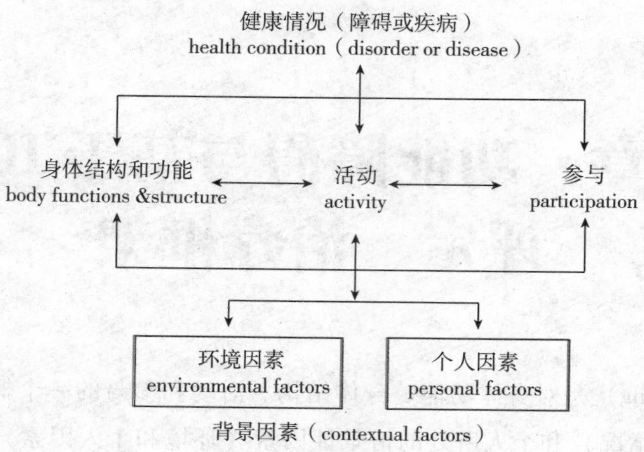

图 3-1   ICF 各成分之间的关系

　　残损（impairments）又称损害、损伤，是指身体结构或生理功能丧失或异常。残损不是疾病，而是疾病的后果，如失去某个肢体或脏器后丧失了生活的信心。

　　在 ICF 中，身体功能和身体结构是两个不同但又平行的部分，它们各自的特征不能相互取代。一般来讲，任何组织、器官和系统在受到伤害时，常常发生反应，从而引起人体的生理功能、心理功能和身体结构的异常甚至丧失，表现为残损或病损。在临床上常可出现各种表现，如肌力下降、发音或言语功能障碍、关节活动受限、尿失禁、疼痛、认知障碍等。需要注意的是，这种功能是指人体的部分功能，而非整个人体功能。

（二）残损或病损水平常见的功能障碍

1. 各种先天或外伤因素所导致的视觉、听觉、感觉功能异常与疼痛。

2. 失语症患者可出现各种发声和语言功能障碍。

3. 高血压、慢性阻塞性肺疾病患者出现的心肺功能障碍。

4. 消化系统炎症、糖尿病患者可出现消化、代谢和内分泌系统功能障碍。

5. 尺、桡神经损伤及四肢骨折、手指截指等会导致局部运动功能丧失或障碍。

6. 严重颅脑损伤、脊髓损伤患者可出现尿潴留、尿失禁、便秘与大便失禁等二便功能障碍。

7. 儿童脑瘫、脑血管意外患者可出现认知障碍、肌张力障碍、粗大运动模式、不自主运动等。

8. 各种原因所致脑损伤在临床上可出现各种精神和心理障碍等。

　　按照 ICF 的分类，结构与功能是分离的，将身体结构与功能缺损分开处理，以反映身体所有缺损状态。残损可以是暂时的或永久的，也可以是进行性的，可持续也可间断出现。残损不代表疾病或者虚弱状态，如"篮球女孩"，虽然肢体残损，但未影响其成为一名游泳运动健将。

二、活动受限

　　活动（activities）是指个体执行的一项行动或任务，代表了功能的个体方面。活动受限（activity limitations）是指个体在进行活动时可能遇到的困难，是个体整体水平的功能障碍，如活动幅度减小，速度减慢或完成质量降低等。活动受限根据在完成活动时的质和量，或对没有达到健康情况者期望的程度，可以有从轻微到严重偏差的变化范围。

活动是人的一项高级功能，包括学习和应用知识的能力、完成一般任务和要求的能力、交流的能力、个体的活动能力、生活自理能力等方面。各种原因所致的脑卒中、脑外伤、老年性痴呆等高级中枢神经系统的损害均可出现上述各种表现的活动受限。

在 ICF 中用活动受限来取代残疾的概念，对残疾患者重新认识自己的状态有积极意义。活动受限常常建立在残损的基础上，但不是所有残损都会导致活动受限。

三、参与限制

参与（participation）是个体参与他人相关的社会活动（家庭生活、人际交往和联系、接受教育和工作就业等主要生活领域，参与社会、社区和公民生活的能力等），是个体投入到一种生活情景中，代表了功能的社会方面。参与限制（participation restrictions）是指个体投入到生活情境中可能经历到的问题，主要是由于残损、活动受限等原因导致个体对生活情景的投入困难或受限而产生的社会功能障碍，包括人际关系和人际交往的参与限制。是否出现参与限制，要通过比较个体的参与和在相同文化或社会中无残疾个体所期望的参与来决定。

活动与参与的区别在于：活动是指可由单独的个人执行之工作或任务；参与是指存在有两人以上的生活情景之参与。因此，活动受限的影响因素在于个体水平，而参与限制的影响因素在于环境和社会水平，但有时个体水平因素也可导致参与限制。例如，乙肝病毒携带者，在肝脏这个器官水平可能发生残损，但肝功能可以是正常的，或仅为病毒携带者，并不表现为损伤或存在活动受限，但由于社会上存在歧视，常使其无法就业而出现参与限制。

在 ICF 中，用参与限制取代残障的概念，在社会层面上回归了人的一种本性，是巨大的进步。

四、背景因素

背景因素（contextual factors）是指代表个体生活和生存的全部背景，包括环境因素（environment factor）和个人因素（personal factors）两个方面。这些因素对具有健康问题的个体和与健康有关的状况可能会产生影响。其中环境因素指与人们日常生活和居住相关之自然、社会和生活的环境，包括某些产品、工具和辅助技术，其他人的支持和帮助，社会、经济和政策的支持力度，社会文化等。有障碍或缺乏有利因素的环境将限制个体的活动表现；有促进作用的环境则可以提高其活动表现。个人因素包括性别、种族、年龄、健康情况、生活方式、习惯、教养、应对方式、社会背景、教育、职业、过去和现在的经验、总的行为方式、个体的心理优势和其他特征等。

综上所述，残损主要表现在组织、器官层面的缺损或异常，活动受限表现在个体层面的限制，参与限制则表现在环境和社会层面的限制，从临床上来讲，参与限制可以是外界或环境因素的限制因素，也可以是个人因素限制该人的社会活动功能。例如，脊髓损伤患者的活动受到一定的限制，但可以使用轮椅移动，在一些没有无障碍设施的电影院和超市，他就无法参与看电影、超市购物的活动，因为环境限制了他的参与能力；而在有无障碍设施的影院和超市，他就可以像正常人一样去看电影和购物，这就是良好的社会环境使他参与社会活动得到了实现。

工作上的活动受限与参与限制不同，前者是因活动受限而不能进行工作，如使用轮椅的残

NOTE

疾员工因雇主不愿意对建筑进行改造使其活动不便；后者是因社会因素的局限而无法取得工作，如配备假肢的残疾人，虽有能力驾驶货车，却因申领驾照条件的限制不能从事运输工作。

第二节　基于 ICF 的康复评定

康复医学始于评定，止于评定。功能障碍的评定是指对功能障碍患者的种类、性质、部位、范围和严重程度等进行正确的评价，是制定康复治疗计划的前提、实施康复治疗方案的基础、评价康复治疗效果的客观依据。康复医生或治疗师只有对功能障碍患者的情况进行正确评定，才能准确详细地制定出康复治疗计划，保证患者获得理想的功能恢复。功能障碍评定是一项基本的专业技能，因此，对功能障碍患者进行评定时，要全面、系统、认真地记录评定对象的个人基本信息和临床基本情况，剖析功能障碍的因素、性质和程度，确定现存的和康复所要求的功能水平，并以 ICF 为功能障碍的评价体系，最终由康复医学科各专业人员（康复医师、PT 师、OT 师、社会工作者等）组成的工作小组研究、分析，从而制定切实可行的康复目标和治疗计划。

一、确定现存的及康复所要求的功能水平

对患者现存的功能水平进行客观和全面的评定，是任何一项康复措施和方案在实施之前必不可少的环节，评定内容包括现存运动功能、语言功能、认知情况、心理状况、日常生活活动能力等。然后根据以往经验并结合循证医学资料，对患者现存的功能水平进行综合评定与分析，充分认识患者康复所能达到的功能水平，及时与患者沟通帮助其调整心态，制定康复目标。例如，一位脑梗死的患者（右侧内囊）经过康复治疗，可自己进食、修饰、穿衣、控制大小便，言语功能正常，无心理障碍，患者希望今后可站立行走、左侧肢体活动自如。经过康复医学组讨论分析，根据患者现存的功能水平，可以采用助行器和平衡杠进行站立训练，如此时弃掉助行器和平衡杠，患者的站立和行走会比较困难，因此，现存的功能水平和康复医疗技术决定了今后的康复目标。

再以患者站立平衡评定为例，根据患者现存的功能水平分为静态站立平衡评定、自动态站立平衡评定、他动态站立平衡评定。在确定患者的活动状况和能力后，明确评定对象可以完成的项目，康复医师或治疗师会采用该患者易于完成的动作，如静态平衡障碍的偏瘫患者，可以先进行静态站立平衡训练，而不应直接进行动态站立训练。因此，只有清楚评定对象现存的和康复（包括评定和治疗）所要求的功能水平，才能达到康复意义上的功能评定要求，才能了解评定对象的功能所需和目标。

二、确定受限制因素

限制因素影响着人体功能的高水平发挥，而康复计划的主要目的之一就是帮助残疾者改变或克服受限制因素，因此，分析清楚限制因素对临床康复具有重要意义。这些因素的性质、程度往往不同，主要包括内在因素或外在因素，内在的限制因素如病伤所造成的损害（如肱三头肌长头损伤导致的伸肘困难、骨性关节炎导致的下肢运动障碍）；外在的限制因素如家庭生活

环境（卫生间是否有安全扶手、燃气灶的高度是否合理等）、小区生活环境（是否有电梯、门口是否有斜坡可以进出轮椅等）、公交工具、公共场所的无障碍设施，家人及雇主的态度等，都对有能力独立生活和工作的残疾者产生限制。同时还需考虑的是受限制因素是器质性病变还是功能性病变，器质性病变一般较难完全恢复，但若是功能性的则恢复容易些，如膝关节内侧副韧带损伤引起的膝关节疼痛、功能障碍，一般情况下比半月板损伤引起者恢复更容易，预后更好。

限制因素虽然复杂，但有些是可以解除的，一旦及时得到解除，功能障碍就可以得到较好的恢复，故确定受限因素具有极其重要的意义。例如，一位脊髓型颈椎病的患者缓慢发病出现左侧肢体运动、感觉障碍等，经 MRI 检查发现是 C5 椎间盘突出压迫脊髓所致，此种情况下如果只进行肢体康复训练效果不佳，只有解除椎管内病变的压迫，肢体的功能障碍才有机会得到恢复。但是，在临床上有时难以确定受限因素或者是否可能解除受限因素，这就使得评定产生一定的困难。

有时矫正限制因素也可能会暴露其他问题。例如，膝关节置换术后的患者可以解决上下楼梯所导致的疼痛，但有可能出现原来没有发现的限制，如出现活动后髋关节疼痛、劳累后心功能衰竭等；腰椎间盘突出症患者在进行手术治疗时有可能损伤马尾神经发生大小便失禁、鞍区麻木等。因此，限制因素的评定应全面分析考虑。

三、确定受限功能的性质及程度

所有特定的功能受限的性质和程度都可以采用相应的量化指标进行评定。各种评定量表是功能限制评定的常用工具之一。例如，被广泛采用的功能独立性测定量表（functional independence measure，FIM）（表 4-1），FIM 可以灵敏和可靠地反映活动受限的性质和程度，为临床康复提供依据。通常也通过完成该活动所用的时间、完成的数量程度等进行评定，评定的内容还应包括有帮助因素介入（他人、辅助具、时间等）的患者所需要帮助的程度。对功能活动受限的患者进行辅助器具或他人（动物）相助时不应拒绝，如果辅助器具或他人帮助可以解决患者功能需要，应在评定结论中加以注明。例如，脑卒中患者在软瘫期就要求患侧肢体开始独立活动是不可取的，应先在他人帮助下完成生活所需，最后达到个人生活完全自理；一定要定期对患者进行功能评定并结合评定结果及时调整康复计划，以免让患者出现过度依赖他人的情况。

表 4-1　功能独立性测定量表（FIM）

项目			完全独立（7 分）	有条件的独立（6 分）	监护和准备（5 分）	少量身体接触的帮助（4 分）	中度身体接触的帮助（3 分）	大量身体接触的帮助（2 分）	完全依赖（1 分）
运动功能	自理能力	1　进食							
		2　梳洗修饰							
		3　洗澡							
		4　穿裤子							
		5　穿上衣							
		6　上厕所							

续表

			项目	完全独立 （7 分）	有条件的 独立（6 分）	监护和 准备（5 分）	少量身体 接触的帮助 （4 分）	中度身体 接触的帮助 （3 分）	大量身体 接触的帮助 （2 分）	完全依赖 （1 分）
运动功能	括约肌控制	7	膀胱管理							
		8	直肠管理							
	转移	9	床、椅、轮椅间							
		10	如厕							
		11	盆浴或淋浴							
	行走	12	步行/轮椅							
		13	上下楼梯							
运动功能评分										
认知能力	交流	14	理解							
		15	表达							
	社会认知	16	社会交往							
		17	解决问题							
		18	记忆							
认知功能评分										
FIM 总分										

四、以 ICF 体系为基本框架的功能评定

ICF 从身体功能或结构、活动受限和参与局限三个水平提出了相关标准评定方法和量表，但 ICF 公布的时间不长，其制定的各类功能障碍的相关标准评定方法和量表是否为人们广泛接受和认可，还需要时间的考验。一些学者将 ICF 的评价体系与传统的评定方法进行比较，并进行统计学上的信度和效度分析。下面介绍基于 ICF 体系的三种病损的功能障碍评定方法。

1. 脊髓损伤康复评定示例　脊髓损伤（spinal cord injury，SCI）是由各种原因引起的脊髓结构和功能的损害，造成损伤水平以下的脊髓功能障碍。脊髓损伤后，患者受损水平以下的运动、感觉反射和自主神经功能都发生障碍，颈段损伤常引起四肢瘫，颈段以下损伤常引起截瘫，但两者均可有大小便功能障碍。以脊髓损伤患者功能评定为对象，传统的评定方法多采用美国脊柱损伤协会（American Spinal Injury Association，ASIA）损伤分级评定和日常生活活动能力（activities of daily living，ADL）评定，并采取患者自我报告、临床记录、医学检查等相结合的评定方式。

一些研究结果表明，ICF 临床检查表的身体功能得分与 ADL 和 ASIA 评定间有较高相关性的同时仍有区别，ICF 有着传统评定工具所不具备的优势，即综合性较好，除可评定的身体结构和功能外，还可评定受试者的活动表现与社会参与性及环境因素对受试者造成的影响。相比较而言，ADL 仅对个体的日常生活活动能力进行评定，而 ICF 则加入了社会因素参与评定，故属于较高水平的评定。ASIA 分级法虽然从感觉和运动两个方面对患者进行分级，但其所涉及的身体结构与功能信息不如 ICF 全面系统。以 ICF 体系作为脊髓损伤患者功能障碍评定的基本框架可以按照身体水平、个体水平和社会水平三个水平进行评定。脊髓损伤的身体水平包括身体结构和身体功能两个方面。对于脊髓损伤而言，身体结构评定要明确脊髓损伤的部位，如颈椎和颈部脊髓、胸椎和胸部脊髓、腰骶椎和腰骶部脊髓或者圆锥马尾等；掌握损伤部位大小（依据脊椎 CT 测量和脊髓 MRI 检查结果）；与运动有关结构的体检评定如头、颈、肩、四肢、躯干、皮肤结构。身体功能评定包括脊髓损伤引起的神经肌肉功能、运动功能、消化功能、代谢和分泌功能、泌尿生殖功能、感觉功能、精神功能等损伤的评定。脊髓损伤的个体水平评定（活动情况的评定）包括家庭日常生活活动（进食、穿衣、上厕所、控制大小便、洗漱、洗澡、转移等）。脊髓损伤的社会水平评定（参与情况的评定）主要评定社区活动、社会活动范围（观看影剧、逛公园、超市购物、走亲访友）、参加工作情况（对工作环境的适应、与同事领导的沟通等）。脊髓损伤的背景性因素：包括环境因素和个人因素，前者是评定的主要内容，包括个人用品和技术（助行器和轮椅的使用）、社会环境（体制、政策）、家庭支持情况等；后者主要包括教育水平、心理素质、意志毅力等内容。

2. 脑卒中康复评定示例 脑卒中（stroke）是脑中风学名，是一种突然起病的脑血液循环障碍性疾病。临床表现以猝然昏仆、不省人事或突然发生口眼歪斜、半身不遂、舌强言謇、智力障碍等为主要特征。脑中风包括缺血性中风（短暂性脑缺血发作、动脉粥样硬化性脑梗死、腔隙性脑梗死、脑栓塞）、出血性脑中风（脑出血、蛛网膜下腔出血）、高血压脑病和血管性痴呆四大类。

以 ICF 体系作为脑卒中患者功能障碍评定的基本框架时按照身体水平、个体水平、社会水平三个水平并结合环境性因素进行评定，即身体水平评定（身体结构和身体功能）、个体水平评定（活动）、社会水平评定（参与）及背景性因素评定（环境因素和个人因素）。

（1）**身体水平-身体结构、功能评定** 对于脑卒中而言，身体结构的评定很重要，需要评定的身体结构是：脑卒中患者的病变部位，如大脑、小脑、脑干、大脑中动脉、大脑前动脉等；病变部位的大小，结合头颅 CT、MRI 的检测结果；其他可能需要评测的结果有骨骼肌肉运动系统，如肌力、肌张力等。这些身体结构方面的评定可以为脑卒中的治疗方案确立、预后的评估和研究提供极为有用的信息。研究显示，豆状核与丘脑之间的内囊后肢是与患者预后明显相关的重要结构（内囊后肢受损则预后差）；按照恢复上肢分离运动的可能性从大到小的顺序排列依次为：皮质病损、放射冠病损和内囊后肢病损。身体功能方面的评定：脑卒中后导致的损伤很多，关于这方面的损伤的评定是目前许多康复治疗的前提，也是推测预后的重要依据，是必须记录的重要结果。由于脑卒中所致的损伤主要涉及 ICF 所描述的心理功能、感觉功能、神经肌肉等损伤和运动相关的功能、语言及言语功能等多个方面。因此，在临床康复中，应当先进行神经、肌肉、骨骼等运动系统的检查，及时发现损伤引起的功能障碍。评定时要使用标准化量表。

（2）个体水平-活动水平评定   在 ICF 体系中，列出了很多的活动内容。但就目前与脑卒中相关的活动水平的评价量表主要是日常生活活动能力（ADL），因为患者的 ADL 能力对患者本人、家庭和社会都有重大影响。ADL 的能力提示患者参与社会活动的能力，ADL 的独立程度对患者的自尊有着直接的影响。日常生活不能自理及需要依赖他人来完成日常生活活动将对患者的精神生活、社会地位和经济状况造成毁灭性的打击，导致患者抑郁，缺乏自信，没有生活的目的及热情。而日常生活活动的独立则会增加患者的自尊。对家庭来说，患者日常生活活动不能自理，将扰乱家庭的平衡状态，改变家庭日常生活规律，在家庭成员之间造成感情的不和谐，增加家庭负担。对社会来说，也是一种经济和社会负担。在工作中，ADL 评测方法具有监测患者日常生活活动功能变化、评估其对外界环境大致的依赖程度、作为观察或随访等的简单列表使用、有助于同行之间和不同部门之间的交流等重要作用。同时我们也应当清楚地认识到 ADL 评测方法的一些不足：单纯使用 ADL 评测方法进行评测时，无法确定造成患者功能依赖的原因，不能指导我们采取何种具体的康复治疗方法，只能通过对患者进行某种治疗后，才可以评价出该治疗方法的有效性。在众多的 ADL 评测工具中，所选用的 ADL 主要包括 3 个方面：①转移：翻身、床上位置改变、由卧到坐、由坐到站立、步行等，以及与劳动有关的运动（如弯腰、跪、蹲、推拉、取物等）。②生活自理：进食、修饰、洗澡、穿衣、上厕所、大小便控制等。③家务活动：做饭活动、家庭卫生活动、理财、购物活动、使用电话、药品使用、安排活动时间和乘坐交通工具等。

（3）社会水平-参与水平评定   ICF 体系虽然列出了脑卒中患者参与水平的内容，但尚未有参与水平的评定方法，也可以说正在制定参与水平的评定方法。这是因为诸多因素是医务工作者在参与水平的制定中无法控制的，目前普遍将生活质量（quality of life，QOL）评定量表作为参与水平的评定指标之一。

（4）背景性因素评定   背景性因素可以影响脑卒中患者的恢复或接受某项治疗，对临床康复具有重要影响，如从家属、同事、朋友中获得的社会支持，环境改造，国家政策等。此外，参与水平与背景性因素的评定密切相关。对脑卒中患者评定时应当结合背景性因素。例如，患者本人年龄、性别、教育水平等流行病学的一般特点，患病前的功能水平、日常习惯、自身喜好、并发症等；家属和护工特点，如是否可以从家庭成员中获得有力的支持；家庭环境和社区环境的特点，如居住环境、社区提供便利的程度等。

3. 截肢康复评定示例   截肢康复是指从截肢手术到术后处理、康复训练、临时与正式假肢的安装和使用，直到重返家庭与社会的全过程。截肢康复的评定始终贯穿于康复流程的全过程，评定是截肢康复的核心。ICF 分类体系中对截肢患者的评定分为功能和残疾、背景性因素两大部分。其中，功能和残疾部分又分为身体功能和结构、活动和参与两个成分，背景性因素部分又分为社会因素和个人因素两个成分。背景性因素由于大量的社会和文化差异与其相关，故在 ICF 中没有对其进行分类。截肢身体功能评定时残肢评定内容包括：残肢痛与幻肢痛（如身体一处或多处的全身性或局限性疼痛、皮肤疼痛、刺痛、灼痛、钝痛，肌痛、痛觉缺失和痛觉过敏的损伤）；残肢血运（动脉、毛细血管、静脉的功能，血管的舒缩功能，肺动脉、毛细血管和静脉功能，静脉瓣功能，动脉阻塞或狭窄、粥样硬化、血栓栓塞等）；关节活动度（肩、肘、腕、髋、膝、踝、手及足部小关节的功能，全身关节活动能力等）；肌力（与特定肌肉和肌群、单侧身体肌肉、下半身肌肉、四肢肌肉、躯干和全身肌肉力量相关的功能，如足和手小肌肉的力量减弱、肌肉轻瘫、肌肉麻痹、截瘫、四肢瘫等）；皮肤情况（皮肤感觉、皮肤的修复功能、皮肤的损伤功能等）。身体结构评定时残肢评定的内容包括上肢结构的残肢外形、畸形、长度和下肢结构的残肢外形、畸形、长度。上肢结构包括上臂、前臂、手的骨、关节及肌肉、韧带、筋膜等；下肢结构包括大腿、小腿、踝、足的骨、关节及肌肉、韧带、筋膜等。由于截肢患者安装假肢后的整体功能与 ICF 体系中的活动和参与有对应关系，因此，可以通过截肢患者活动与参与受限程度来评定。

功能个体投入到一种生活场景中，参与的评定内容代表功能的社会方面。参与局限性是个体投入到一种生活情境中可能出现的问题。是否出现参与局限性要通过比较个体的参与和在相同的文化或社会中无残疾个体所期望的参与来决定。背景性因素的评定内容包括环境因素和个人因素，环境因素是指构成个体生活背景的外部或外在世界的所有方面并对个体的功能产生影响。环境因素包括自然界及其特征、人造自然界、与个体有不同关系和作用的其他成员、态度和价值、社会体制和服务，以及政策、规则和法律；个人因素是与个体相关联的背景性因素，如年龄、性别、社会阶层、生活经历等。有利因素是个人环境中的各种因素通过其存在或不存在可以改善功能或降低残疾程度。障碍因素是个人环境中的各种因素通过其存在或不存在限制功能的发挥和形成残疾。背景性因素评定可以用于评估功能障碍者的康复需求与服务需求，这种需求评估也是从物理环境和社会角度评估康复需求，与服务需求从而为全面认识和评估提供依据。

综上所述，截肢后全面康复的流程应该是从截肢手术后截肢者评定开始，经过多环节工作，直到患者回归社会的全过程。整个流程是由康复团队协作完成的，评定工作贯穿于其中的每一个环节。依照 ICF 体系进行组织安排康复评定，其评定过程条理清晰、目的明确，可以为临床提供全面、统一、客观的康复评定结果。

第三节　基于 ICF 的康复治疗

康复医疗是通过医学的手段，预防疾病所造成的功能障碍和减轻残疾的影响。当然，康复治疗，"治疗"的不是疾病本身，而是疾病引起的功能障碍。康复治疗（rehabilitation treatment，rehabilitation care）是康复医学的主要组成部分，也是学习康复医学的核心内容，是使病、伤、残者身心健康与功能恢复的重要手段，也是病、伤、残综合治疗的一个组成部分。它以团队方式进行工作，涵盖物理治疗、作业疗法、言语治疗、心理治疗和辅助器具（也称为支具与矫形器）的应用等。康复治疗常与药物疗法、手术疗法等临床治疗综合进行。康复治疗前应先对病、伤、残者进行康复评定，然后根据其康复需要与客观条件，根据患者存在身体功能和身体结构的损伤、活动局限、参与受限的具体功能障碍情况，以及存在的不利环境因素和有利的个人因素进行康复治疗。

一、拟定康复目标，制定康复策略

康复治疗前通过对病、伤、残者进行充分康复评定，根据患者的实际情况与客观条件，拟定康复目标，制定一个切实可行的综合的康复治疗方案十分必要。康复治疗工作人员要与患者及其家属沟通交流，了解病情，了解患者的现实性愿望和目标，共同制定康复治疗目标，制定针对性的康复治疗方案，治疗计划和家庭康复指导等。治疗应贯彻早期介入、综合措施、循序渐进、主动参与的原则。

（一） 康复目标

康复目标包括远期目标和近期目标。康复治疗的长期目标是改善伤残者身心、社会、职业功能，尽最大能力使伤残者生活自理，回归家庭，回归社会，劳动就业，经济独立，过有尊严的生活。由于有些伤残者残疾较严重，有些年龄较大，或者在伤残的早期，不能够达到完全自理的程度，可以就伤残者目前存在的功能障碍制定康复治疗的短期目标，如增强肌力，提高耐力，也可以是减轻疼痛，或者是改善日常生活活动能力，有利于改善伤残者的功能障碍都可以作为短期康复目标。

（二） 康复策略

针对 ICF 分类体系三个层次的功能障碍，康复治疗的对策也是不同的。

1. 病损或残损　对于身体功能和结构的异常，除了临床治疗外，首先要有针对性的康复治疗，以恢复和改善身体功能和结构的障碍；其次要预防和治疗并发症，防治病损加重和复发。

2. 活动受限　对于活动受限的伤残者首先要治疗和改善其残存的功能，如完全性截瘫患者训练上肢肌力，偏瘫患者的健侧手训练等以代偿其功能的不足；其次装配和使用假肢、轮椅、支具、拐杖等辅助器具，补偿功能的不足。

3. 参与局限　参与局限可能是个人因素限制，也可能是环境和社会层面的限制。因此，首先要有社会文明的进步和社会环境的改善，包括针对残疾者的法律法规、公共建筑、道路、交通工具等；其次要改善住宅和家庭环境，包括家属在心理、经济、照顾等方面的支持；另外，要促进局限者的受教育和就业保障，提高其生活质量。

二、康复治疗的实施

（一） 明确临床症状的处理与恢复功能障碍的关系

康复治疗计划的制定和实施需要明确临床症状与功能障碍的关系。例如，一个完全性截瘫患者，对于其损伤平面以下肢体的感觉和运动功能的恢复就不必要投入过多的治疗。对于一个急性腰扭伤患者，在不能完成一些特定的功能活动时，不必要勉强恢复其功能，而应以休息和临床治疗为主。对一些进展性疾病如类风湿关节炎或帕金森病，患者常常随着病情的进展而出现功能的进行性下降，康复计划也应随之调整，主要以缓解功能下降的程度为康复目标。

对于一些确实难于精确判明功能受限程度、只能对躯体病损做出粗略估计的患者，如果其功能障碍程度比预期严重，康复专业人员就应调整患者的期望值，而不应制定与现实不符的康复目标。对一些不可逆的功能障碍（如截瘫、偏瘫、脑瘫等），康复专业人员要帮助患者及家属降低期望值，帮助患者度过突发功能障碍导致的心理改变的各阶段（否认、愤怒、讲条件），正确面对现实。通过教育和咨询，帮助患者确定实际目标，并协调康复治疗小组进行多学科合作治疗。

例如，一名脑卒中患者的心理康复过程，由于患者脑卒中前人格特点、身体情况、文化背景、风俗习惯、社会环境的不同，在疾病的康复过程中的表现也不一样。脑卒中患者根据情况可以经历以下 5 个时期的全部过程，也可能只经历其中的 1~2 个时期。

第一期为震惊期，是脑卒中发生后，常表现为不知所措，不知道下一步如何处理，不能正视或接受自己肢体的瘫痪，甚至不敢想象今后的情况。感情和身体处于麻木状态，沉默、无感觉或者无反应，可持续几小时或几天。这一阶段的康复应密切关注患者感情变化，给予紧急情况的照顾与处理。一般采用解释、安慰为主的支持疗法，减轻患者恐惧不安的情绪。

第二期是否认期，是个体用于应付痛苦的思想或感情的一种基本方式。患者面对自己的残疾或疾病抱有侥幸心理，拒绝承认所处的境况及其影响，对病情产生部分或完全曲解以躲避心理负担与痛苦。并对康复的欲望值太高，超过自己身体恢复的可能性，常要求恢复到病前的身体状况。这一阶段应鼓励患者积极参与康复训练，"顺其自然"，不要打破他们的梦想。在疾病的恢复过程中，患者逐步会对自己的病情有所认识，如果康复早期告知患者不利的一面，他们情绪控制能力较差，往往会产生焦虑及抑郁。

第三期为抑郁期，当脑卒中患者感到病情严重时，否认期会逐渐或突然消失，忧愁压抑的心情将会占主导地位，对前途和生活悲观失望，放弃治疗，持续性警觉，易激怒等。此阶段由于脑卒中患者的抑郁状态与其他患者抑郁的临床表现不同，主要对情绪的控制能力弱，情感脆弱、波动性强、易伤感、无故忧郁。由于大部分患者均有不同程度的认知功能障碍，对目前的身体比较在意，多数对今后的前途设想较少，询问时才去想，而且常常就事论事，思维的深广度不够。通过转移注意力很快制止，无须耐心劝说。

第四期为反对独立期，部分患者随着悲伤、忧郁心情逐渐减轻，情绪相对平稳，他们开始为自己打算，凡事都想依靠别人的帮助。一旦失去帮助就会差生孤立无援的感觉，多表现为对康复不抱希望，或期望值与现实相符，主动反对自己照顾自己，凡事不想自己动手尽量想依靠别人的帮助，不想参与康复锻炼等。这一阶段的不适应行为是患者重复行为的一部分，可以通过另外学习进行矫正。具体包括：①行为疗法：积极鼓励患者参与康复锻炼，通过锻炼减少脑卒中后的并发症。②认知—行为疗法：如果要改变行为，必须让患者在行动前想一想，改变能引起患者无效情绪和行为的内部语言；重新概念化的内部语言能使不适应行为去习惯化，为产生新的适应行为提供基础。③社会学习方法：将积极锻炼恢复良好的病友介绍给患者，鼓励患者与他们接触，增加患者新的适应行为，使其在相同情况下有更大的满足，降低不适应行为的潜能。

第五期为适应期，随着时间的推移，身体逐渐康复，部分患者对身体遗留的残疾逐渐适应，接受了自己的形象，悲伤慢慢减轻，自尊、自信逐渐增强。能面对现实较理智地思考问题，努力自己照顾自己，从事一些力所能及的事情，从而进入适应期。在这一时期，脑卒中患者虽然认知较前有所改善，但与正常人仍有差别。心理治疗方法仍以行为治疗和认知—行为疗法为主，目的是帮助患者巩固疗效，坚持采用正确的方式进行康复锻炼，争取恢复到最佳状态。

（二）减少限制因素

在 ICF 分类体系中，将影响健康状况及造成功能障碍和残疾结果的背景性因素分为环境因素和个人因素。个人不利因素即指内在限制因素，不利的环境因素即是外在限制因素。

1. 减少内在限制因素 内在因素是指个体相关联的、不利于功能障碍恢复的背景性因素，如某人的功能和残疾状况（疾病、障碍、损伤、创伤等）、年龄、性别、社会阶层、生活经历等。应该指出的是，个人因素是个人生活与生存的特殊背景，由不属于健康状况或健康状态的个人特征所构成。这些因素可能包括性别、种族、年龄、其他健康情况、生活方式、习惯、教养、应对方式、社会背景、教育、职业、过去与现在的经历（过去的生活事件和现时的事件）、总的行为方式和性格类型、个人心理优势和其他特征等，所有这些因素或其中任何因素都可能在任何层次的残疾中发挥作用。

许多内在限制因素（如病损及其所致的认知或行为异常）可能通过各种治疗手段，如患者教育、行为矫正、药物治疗、物理治疗和手术等方式加以处理。例如，针对患者个人情况采用的精神支持疗法，心理治疗师合理采用劝导、启发、鼓励、同情、支持、评理、说服、消除疑虑和提供保证等交流方法，帮助患者认识问题、改善心境、提高信心，从而促进心身康复。

2. 减少外在限制因素　外在限制因素即不利的环境因素，环境因素是指构成个体生活背景的外部或外在世界的所有方面，并对个体的功能发生影响。环境因素包括自然界及其特征、人造自然界、与个体有不同关系和作用的其他人员、态度和价值、社会限制和服务，以及政策、规则和法律。

限制性因素往往是外在的（即参与局限），包括经济限制、社会环境、建筑障碍和人们的态度等。有些因素可以通过康复小组，特别是社会工作者或就业咨询的努力加以解决，但有许多因素反映了物质环境和社会问题。随着我国卫生保健事业、残疾人福利政策的不断发展与完善，尤其是通过一代又一代康复工作者的艰苦努力，康复专业人员体制、残疾人的康复体系等方面已有很大的改善。但专业人员（包括康复专业）仍需与残疾人、政府等社会力量一起努力，最大限度地克服经济、环境、人文、社会等外在限制因素。

在 ICF 分类中组织环境因素区分了两个不同的层面——个体层面和社会层面。个体层面主要涉及个体所处的即刻环境，包括但不限于家庭、工作场所和学校等。在此层面包括个体直接接触的环境的自然和物质特征，以及直接接触的其他人，如家人、熟人、同行和陌生人等。社会层面主要是正式或非正式的社会结构、服务机构和在社区或一种文化背景下的总的体制。在此层面包括与工作环境有关的组织和服务机构、社会活动、政府机构、通讯和交通服务部门，以及如法律、条例、正式或非正式的规定、态度和意识形态等非正式网络。值得注意的是，环境因素同身体功能与结构，以及活动和参与的构成成分之间有交互作用。对于各种构成成分而言，交互作用的性质和范围可以通过未来的科学研究加以说明。残疾的特征是在个体健康状况和个人因素及其生活环境的外在因素之间一种复杂联系的结果。正是由于这种联系，不同的环境对于处在既定健康状况下的同样个体的影响大不相同。有障碍或缺乏有利因素的环境将限制个体的活动表现，有促进作用的环境则可以提高其活动表现。社会可能因为设置障碍（如有障碍的建筑物）或没有提供有利因素（如得不到辅助装置）而妨碍个体的活动表现。

以社会康复为例。康复医学体系中的社会康复，作为现代"生物-心理-社会医学模式"发展的一种必然结果，是社会学研究中富有生命力的新领域。疾病、伤残与社会学之间有客观存在的必然联系，社会康复学的产生与发展都是建立在这种联系之上的。社会康复是针对以残疾人为主体的特殊人群开展服务的社会工作，其内涵具有广泛的社会性，也有一定的专业特点。社会康复的具体内容包括：①协助政府机构制定法律、法规和各种政策以保护残疾人的合法权益，使其享有同健全人一样的物质生活条件和文化成果。②保障残疾人生存的权利，使其在住房、食物、婚姻家庭方面得到公平的待遇，有适合其生存的必需条件。③为残疾人自身的发展提供帮助，使其有接受教育和培训的机会，提高生活自理能力、就业能力和参与社会的能力。④消除家庭、社区和社会环境中的物理性障碍，使残疾人获得生活起居的方便，并享受社会的公共设施服务。⑤大力提倡和实行人道主义精神，消除对残疾人的歧视和偏见，激励残疾人自强、自立，建立和谐的社会生活环境。⑥组织残疾人与健全人一起参加社会文化、体育和娱乐活动，支持残疾人自己的社团活动。通过交往，形成全社会理解、尊重、关心和帮助残疾人的良好风尚。⑦采取措施帮助残疾人实现经济自立，或提高其经济自立能力，保障其在经济生活中不受歧视；对于不能实现经济自立的重度残疾人，帮助其得到社会给予的经济保障。⑧鼓励和促进残疾人参与社会政治生活，保障其政治权利。

无论是残疾人，还是老年人、慢性病患者，都是有特殊需要和特殊困难的群体。为他们解决特殊的医疗、住房、社会交往等方面的困难不仅需要社会各界的共同努力，而且需要政府制定相关的法律、法规和政策。社会康复工作者一方面要在调查研究的基础上向政府有关部门提出建议，另一方面要坚定不移地贯彻落实政府的法律、法规和政策。住房和食物是人生存的最基本条件，婚姻和家庭生活对绝大多数残疾人也是需要的，应该得到社会的关注。如果康复对象缺乏这些基本条件，医疗、教育和职业康复都无法实现。社会康复工作者一方面要在调查研究的基础上向政府有关部门提出建议，另一方面要坚定不移地贯彻落实政府的法律、法规和政策。住房和食物是人生存的最基本条件，婚姻和家庭生活对绝大多数残疾人也是需要的，应该得到社会的关注。如果康复对象缺乏这些基本条件，医疗、教育和职业康复都无法实现。残疾人由于存在生理和心理障碍，需要接受特殊方法的教育，需要特殊的学习条件（如环境、设备、教材等）。社会康复工作者应千方百计帮助他们寻找机会，创造条件，排除阻力，疏通障碍，使适龄残疾儿童入学，使达到录取标准的残疾考生不被拒绝，使残疾毕业生能找到合适的工作。同时，动员社会创办更多更好的特殊教育学校，努力争取增加特殊教育经费，推广普通学校的"一体化"教育，提高残疾人的文化素质，从而使其能够更好地参与社会生活。

（三）使用辅助器具

辅助器具是指能够有效预防、补偿、减轻或抵消因残疾造成的身体功能减弱或丧失的产品、机械、设备或技术系统。换句话说，凡是能够有效克服残疾影响，提高残疾人的生活质量和参与社会能力的器具，高级的如盲人专用计算机系统，普通的如树枝做成的拐杖。借助于各种辅助器具和用品，能够帮助残疾者克服功能障碍，对帮助残疾人改变完成任务的方式或途径，改善功能活动的质量起到重要作用。辅助器具的适配，不是单一的用具配置，而是从残疾人身体功能状况进行整体把握，利用其残存的功能，通过辅助器具最大可能地补偿丧失的功能。通过综合所有因素所配置的辅助器具，才能发挥最大作用。目前适配辅助器具已成为残疾人康复、教育、就业重要的基础性手段。因此，辅助器具适配在康复应用中具有补偿身体功能、提高生活质量、建立信心、重返家庭与社会、促进全面康复、节省资源、可持续发展等重要意义。

在开具辅助器具处方前，康复专业人员应先确定康复对象有使用该器具的愿望和要求，以便配合训练，进行不断摸索、微调与改善功能活动。需要注意的是，外在限制因素（如设备和训练费用的支付问题、器具的制作能力和水平问题、器具使用的训练指导水平等）不应被忽视，应征求康复小组成员（患者家属、费用支付人员等）的意见，协调配合，最大限度地发挥辅助器具的功效。

在开一个矫形器处方前，康复专业人员不仅必须了解矫形器的适应证、解剖和神经肌肉的功能和生物力学方面的缺陷，还必须完全理解矫形器应用的生物力学原理、装配中所用的材料性能、各种可能的设计方案，以及在患者穿戴矫形器前后必须制定的训练计划；而且康复专业人员还需要知道矫形器的费用和患者经济收入情况，确定矫形器是否达到了治疗的效果和设计的目的。对于痉挛性矫形器要特别注意禁忌证，以防矫形器引起疼痛，刺激肌肉张力的增加，使身体姿势和行走步态变得更糟。当通过物理治疗或相对较小的外科手术可能达到更好的结果时，必须改进、更换或停止矫形器的使用。当矫形材料造成过敏症状、血液循环阻碍或压疮时，都应立刻更换或调整矫形器。

在市场上有很多不同的材料可以用于假肢矫形器的制作，过去由于材料可选择性少，常用的主要是金属材料，如不锈钢、硬铝板和皮革；近些年来，随着化工工业的发展，各种新型化工材料的出现和广泛应用，推动了矫形康复技术水平的发展。目前虽然有很多材料可以用来制作矫形器，但是由于各有不同的特性及不同的加工要求，因此，各有相应的适应证。矫形器材料的选择取决于临床目的和患者的特点。当为一个矫形器选择合适的材料时，需要认真考虑它的强度、时限性、柔韧性及重量。

为推动康复辅助器具行业发展和科学管理，加强康复辅助器具产品服务规范化引导，我国于 2014 年 6 月 4 日，由民政部正式发布了《中国康复辅助器具目录》（简称《目录》），这是我国首次发布国家层面的康复辅助器具目录，填补了康复辅助器具行业空白，对康复辅助器具行业发展具有重要意义。《目录》编写坚持立足中国国情和与国际接轨的原则，遴选我国境内生产、供应和使用的 538 类康复辅助器具产品，在参考国际标准的基础上，划分为 12 个主类、93 个次类，产品涉及功能障碍人士的工作、学习、生活和社会交往等各个方面，并将国内市场已普遍使用、并能保证供应和配置的产品定义为"普适型产品"，充分考虑了功能障碍人士的实际需求。

三、以 ICF 体系为基本框架的康复计划制定

ICF 提出了新的残疾模式，为我们认识残疾现象，发展康复事业，提供了理论基础和分类方法。这一理论模式也为现代社会的功能障碍康复计划的制定提供了基本框架。下面以脑卒中患者的康复计划制定过程为例进行说明。

随着医疗水平的提高，脑卒中的存活率逐年提高，存活下来的脑卒中患者很大部分遗留不同程度的躯体功能障碍，以及精神、语言和社会参与等方面的障碍，临床表现非常复杂。脑卒中患者的功能评定中，结构和功能损伤水平的评定有运动功能评定、感觉功能评定、平衡协调功能评定等。评价神经功能缺损的量表，如美国国立卫生研究院卒中量表（NIHSS）、欧洲卒中量表（ESS）、斯堪的纳维亚神经病卒中量表（SSS），以及我国学者于 1995 年第四届脑血管病学术会议制定的《脑卒中患者临床神经功能缺损评分标准》。脑卒中运动功能的评价中，目前临床上最为常用的有 Brunnstrom 偏瘫分级表、Fugl-meyer 运动功能评价法、Bobath 法、上田敏法、MAS 法等。脑卒中活动水平的评定内容主要是日常生活活动能力（ADL）的评定，最常用的是 Barthel 指数评定。脑卒中的参与水平评定方面还没有公认成熟的量表，较常应用的有脑卒中专门化生活质量量表（SS-QOL）和健康状况调查问卷（SF-36）。

根据上述康复评定的结果制定康复训练计划。根据 ICF 的理论模式，脑卒中康复的目标系

统分为 4 个层面，即身体功能结构、活动和参与、环境因素及个人因素。康复治疗应该从 6 个方面进行。

1. 针对身体结构和功能的病损或其他临床问题进行相应的临床处理，由临床医师、物理治疗师、康复护士等协调合作完成。

2. 日常生活活动能力的提升，主要由作业治疗师实施。

3. 社会参与度和社会参与能力的提升，由康复小组成员协调合作共同完成。

4. 对无障碍环境依赖程度的降低和对一般环境适应能力的提升，主要由职业治疗师、社会工作者等参与实施。

5. 个体自信心的提高和对康复满意度的提高，主要由临床心理专家进行指导与实施。

6. 言语功能和吞咽功能的康复治疗，主要由言语治疗师实施。

在康复治疗计划的制定和实施中应注意：第一，早期训练。运动康复训练越早越好。有关资料显示，脑卒中患病后的前 3 个月进行运动康复训练，肢体功能改善程度最大，这段时间也被称为"脑卒中康复的黄金期"。一般认为，脑卒中患者在生命体征平稳、病情不再继续发展后的 48 小时，只要不妨碍治疗就应开始康复训练，康复训练越早，功能康复的可能性就越大，预后就越好。第二，主动训练。康复训练一定要以患者主动运动为主。研究表明，主动训练可以有效促进大脑功能的"重塑"，因此，除了软瘫期以外，只要患者出现了自主运动，如果条件允许就让患者进行主动运动。第三，分级训练。脑卒中在不同阶段训练方法也不同，在急性期康复训练的目的是抑制异常的原始反射活动，重建正常运动模式。而在恢复期，康复训练的目的则是提高患者的主动运动能力和日常生活活动能力。后遗症期则是预防脑卒中并发症，进行功能代偿，以提高患者生活质量为主。第四，防止脑卒中复发。脑卒中尤其是缺血性脑卒中的复发率较高，且发作次数越多，预后就越差，死亡率也大大增加。因此，应注意患者高血压、糖尿病、心脏病、高脂血症等危险因素的防治，防止卒中再发。

第四章　康复医学基础

　　康复医学是一门以功能康复为核心的交叉学科，包括康复医学基础和临床知识体系。康复医学基础是康复医学的重要组成部分，包括运动学、人体发育学、神经学、心理学及中医传统康复医学基础等，是康复医学临床理论知识学习的基础和桥梁。

第一节　运动学基础

　　人体运动学是研究人体运动规律的一门学科，人体运动学是与运动解剖学、运动生物力学、运动生理学等相互交叉渗透的一门学科，是康复医学的基础学科之一。

一、运动系统的组成

　　运动系统主要由肌肉、骨骼和关节三个部分组成，并需要神经系统、呼吸系统、消化系统、循环系统等共同参与，完成运动功能。在运动的过程中，骨骼肌是动力器官，骨骼起杠杆作用，关节是枢纽，神经是指挥系统，而呼吸、消化、循环是运动能量保障系统。

（一）肌肉

　　1. 肌肉的分类　肌肉可以分为骨骼肌、平滑肌和心肌。运动系统的肌肉主要是骨骼肌，是运动的动力器官。骨骼肌按照形状可以分为长肌、短肌、扁肌、轮匝肌等，按照功能可分为动力肌和稳定肌，动力肌主要为运动提供动力，稳定肌主要维持关节的稳定性，一般长肌多为动力肌，短肌多为稳定肌。

　　2. 肌纤维的类型　骨骼肌主要由肌纤维构成，按照肌纤维类型的不同，骨骼肌可以分为红肌和白肌。红肌又称为慢肌，与肌肉耐力有关，白肌又称为快肌，与肌肉爆发力有关。肌纤维的类型多为遗传决定，后天可训练空间较小。

　　3. 骨骼肌的构造　骨骼肌的主要结构包括肌腹、肌腱、血管和神经。肌腹是骨骼肌的主体部分，为运动提供动力。肌腱附着于骨，起到力的传递作用。血管为运动提供能量来源。神经传递信号，为肌肉收缩的指挥通信系统。骨骼肌的辅助结构包括筋膜、腱鞘、滑膜囊等，具有保护肌肉、减小运动摩擦、提高运动效率等功能。

　　4. 骨骼肌的收缩模型　骨骼肌的收缩模型主要有骨骼肌收缩的 Hill 模型（图4-1）。

　　5. 骨骼肌的物理特性　骨骼肌的物理特性主要有张力可变性、伸展性、弹性和黏滞性。张力可变形性是指骨骼肌的张力会随着肌肉的收缩或舒张而发生变化。伸展性指的是肌肉在外力作用下可被拉长的特性。弹性是指被拉长的肌肉在外力解除以后，可以恢复其原来长度的特性。肌肉的黏滞性是指肌肉收缩和舒张的过程中，肌肉内部结构之间相互摩擦而产生的内部阻力的外在表现，肌肉的黏滞性与肌肉的温度有关。

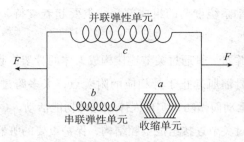

图 4-1　骨骼肌收缩的 Hill 模型

注：a 为收缩单元，是指肌纤维，为肌肉收缩的主要结构；

b 为串联弹性单元，主要是指肌腱，主要起到力的传递和缓冲作用；

c 为并联弹性单元，主要是指结缔组织，包括筋膜、腱鞘、滑膜囊等，

与肌肉的伸展性、弹性和黏滞性有关。

6. 骨骼肌的收缩形式　骨骼肌的收缩形式可分为向心收缩和离心收缩。向心收缩是指肌肉在收缩过程中长度向中心缩短，绝大多数肌肉做的是向心收缩；离心收缩是指肌肉在收缩过程中长度被拉长，在制动的过程中一般肌肉做的是离心收缩。

7. 肌肉的工作术语　为了便于理解肌肉的工作方式和工作原理，需要定义肌肉的工作术语。

（1）**起点和止点**　肌肉的起点是指靠近身体正中面和在四肢近端的附着点；止点是指远离身体正中面和在四肢远端的附着点。

（2）**定点和动点**　肌肉收缩时相对固定一端附着点成为定点；肌肉收缩时相对移动一端附着点称为动点。定点和动点是相对的，在一定的条件下可以相互转换。

（3）**近固定和远固定**　肌肉收缩做功的过程中，肌肉近端附着点相对固定的工作条件称为近固定；肌肉收缩做功的过程中，肌肉远端附着点相对固定的工作条件称为远固定。

（4）**上固定和下固定**　肌肉收缩做功的过程中，肌肉上端附着点相对固定的工作条件称为上固定；肌肉收缩做功的过程中，肌肉下端附着点相对固定的工作条件称为下固定。

（5）**无固定**　肌肉收缩做功的过程中，肌肉两端附着点都不固定的工作条件称为无固定。

（二）骨骼

1. 骨的分类　骨是运动系统重要的组成部分，骨根据形态来分主要分为长骨、短骨、扁骨、不规则骨和含气骨五类；按照部位可分为颅骨、躯干骨和四肢骨 3 类。颅骨主要是由扁骨、不规则骨和含气骨构成；躯干骨又分为椎骨、肋骨和胸骨，共同形成脊柱和胸腔；四肢骨又分为上肢带骨、自由上肢骨和下肢带骨、自由下肢骨。

2. 骨的构造　骨骼主要由骨膜、骨质和骨髓，以及神经、血管等构成。骨膜分为骨外膜和骨内膜，骨外膜主要具有营养、感觉和再生的功能。骨外膜上具有成骨细胞和破骨细胞，成骨细胞具有分化新骨的功能，对骨骼的生长和修复具有重要意义；破骨细胞具有破坏骨质的功能，对骨骼的塑形具有重要意义。骨内膜也有成骨细胞和破骨细胞，对骨骼变粗具有重要意义。骨质是构成骨的主要成分，分为骨密质和骨松质。骨密质有抗拉、抗压、抗弯和抗扭转的特性，具有支持和保护的功能。骨松质主要分布于骨的内部和两端，呈蜂窝状，由骨小梁交织排列而成，内含红骨髓，具有造血的功能。骨小梁的排列与承受的压力和张力的方向一致，当外力发生改变的时候，骨小梁的排列也会发生相应改变，使骨变得更加强韧。

3. 骨的作用　骨是运动系统重要的组成部分，主要起着支持、运动、保护、造血和储存钙、磷的作用。

（1）骨的支持和负重作用　骨通过关节连接构成人体的骨架，起着支撑和负重的作用。

（2）运动杠杆作用　骨骼肌起止于骨相应的附着点，大多跨过一个或两个关节，骨骼肌收缩，可以引起骨的杠杆运动而做功，实现人体相应的功能活动。

（3）保护功能　骨通过关节连接组成空腔结构，保护重要的脏器。

（4）造血功能　骨腔内的红骨髓具有造血功能。

（5）钙、磷仓库　骨是人体内最大的钙、磷储备仓库。

4. 骨的物理特性　骨不但具有一定的脆性，而且还有一定的韧性和弹性。骨的脆性主要表现为骨具有一定的硬度，能起到保护和支撑的作用，骨的硬度主要由无机物的含量决定。正常成年人骨有机物和无机物的比例约为 3：7，随着年龄的增加，有机物的含量减少，无机物的含量相对较多，加之钙、磷流失，骨质疏松、较脆，容易发生骨折。骨的韧性和弹性主要表现为骨受到外力作用容易变形，撤出外力恢复正常的能力。骨的韧性和弹性主要由有机物的含量决定，人在少年儿童时期，有机物的含量较多，而无机物的含量相对较少，骨质柔韧性较好，不容易骨折，但如果长期不注意姿势，骨骼容易变形，会发生驼背、脊柱侧弯等。

5. 骨的工作原理　骨主要是通过杠杆原理进行工作。肌肉是运动的动力，骨骼是运动的杠杆，关节是运动的枢纽，神经是运动的信号指挥系统，呼吸、循环和消化系统为运动提供能量。

6. 骨的生长发育　骨骼的生长发育与多种因素有关。遗传和种族是影响骨生长发育的内在因素，外在因素主要包括神经、内分泌、维生素和机械力。神经可以调节骨的营养代谢，内分泌对骨的生长发育具有重要的影响，如幼儿时期生长激素分泌亢进，可导致骨过度过快生长，形成巨人症；反之，若生长激素分泌不足，可以导致侏儒症。维生素 A 能调节成骨细胞和破骨细胞功能的平衡，保持骨的正常生长；维生素 D 能促进钙、磷的吸收，影响骨的钙化，如幼儿时期缺乏维生素 D 可形成佝偻病。骨的生长与力学刺激密切相关，适当的力学刺激有利于骨的生长，过度的力学刺激容易导致骨质增生。

（三）关节

关节（joint）为解剖部位名，即骨与骨连接之处。骨连接分为直接连接和间接连接，直接连接包括纤维连接、软骨连结和骨性连接；间接连接又称为关节，是运动的枢纽。

1. 关节的结构　关节的主要结构包括关节面、关节囊和关节腔。每个关节至少包含两个关节面，凸面为关节头，凹面为关节窝。关节表面覆盖关节软骨，有润滑、减震、分散压力、减小摩擦和保护关节面的作用。关节囊由关节周围的结缔组织构成，含丰富的血管和神经，能够分泌滑液，润滑关节。关节腔是关节囊和关节面之间密闭的腔隙，内含关节液，关节腔内呈负压，使关节贴合紧密，具有一定的稳定关节的作用。关节的辅助结构包括韧带、关节内软骨、关节唇、滑膜襞和滑膜囊，对维持关节稳定、增加关节营养和减小关节摩擦有重要作用。

2. 关节的分类　关节有很多种分类方法，按照关节面不同的形状可以分为平面关节、球窝关节、车轴关节、椭圆关节、鞍状关节、滑车关节、杵臼关节等。按照运动轴数目的多少可分为单轴关节、双轴关节和多轴关节。按照构成关节骨数量的多少可分为单关节和复关节。按照关节的运动方式可分为单动关节和联合关节。不同结构的关节具有不同的稳定性和灵活性，越灵活的关节稳定性越差。

3. 关节的运动　关节运动的基本形式主要有屈伸、水平屈伸、外展内收、回旋、环转5种形式。关节运动的幅度受多种因素的影响。

（1）生理性因素　①关节面面积差：关节面的面积差越大，关节的运动幅度越大，反之越小。②关节囊的厚薄与松紧：关节囊薄而松弛，关节活动范围越大，反之越小。③关节周围韧带：关节周围韧带越多越强，关节的稳定性越好，关节运动的幅度越小，反之运动幅度大。④关节周围的骨性结构：关节周围的骨性突起常常阻碍关节的运动。⑤关节周围肌肉的伸展性和弹性：关节周围肌肉的伸展性和弹性越大，关节的活动范围就越大，反之越小。⑥体育运动：不同的运动项目，对柔韧性的影响不同，对柔韧性要求较高的项目，可以增加关节的活动度。⑦年龄：儿童的柔韧性好，关节活动范围大，随着年龄的增加，柔韧性下降，关节活动范围减小。⑧性别：通常女性的柔韧性好于男性，关节活动范围大于男性。

（2）病理性因素　①关节周围粘连：因为疾病或长期固定，关节周围组织粘连可影响关节的活动度。②肌力下降：主动肌无力，不能带动关节做大幅度活动，影响关节活动度。③肌肉紧张或痉挛：拮抗肌痉挛或紧张，对抗主动肌收缩，限制关节活动范围。④骨质增生：关节周围骨质增生，限制关节活动范围。⑤疼痛：因为负痛而限制关节活动范围。⑥关节病变：半月板损伤、关节软骨磨损、关节炎等，均可影响关节活动。⑦神经损伤：中枢神经或周围神经损伤，肌肉缺乏有效的神经支配，从而引起关节活动障碍。

二、运动系统的功能

（一）支持、保护和运动功能

运动系统主要具有支持、保护和运动的功能。运动系统的支持功能包括构成人体形态、维持人体姿势、支撑体重和内脏器官等。人体的姿势主要靠骨骼形成的支架作用，以及骨骼肌的紧张度来维持。运动系统的保护功能，主要体现在肌肉骨骼系统形成颅腔、胸腔、腹腔和盆腔等，以保护重要脏器。颅腔主要保护大脑和感觉器官，胸腔主要保护心、肺等重要脏器，腹腔和盆腔主要保护消化、泌尿和生殖系统脏器。运动系统的主要功能即是运动，通过运动做功，实现相应的生理功能。肌肉是运动的动力，骨骼是运动的杠杆，关节是运动的枢纽，神经是运动的指挥系统，呼吸、循环、消化系统为运动提供能量。

（二）运动技能

1. 运动技能的概念　运动系统的高级功能就是运动技能。运动技能是指人体在运动中掌握和有效完成某种专门动作的能力，运动技能的生理本质是条件反射，需要靠后天习得。运动技能与人的日常生活能力和社会参与能力密切相关。

2. 运动技能的形成过程　运动技能的形成过程包括4个阶段，即泛化过程、分化过程、巩固过程和动作自动化过程。

（1）泛化过程　是指动作学习的初期，通过动作示范和动作模仿，对动作建立初步的感性认识，而对动作的内在联系和规律尚不完全了解。是大脑皮质内抑制机制尚未建立，条件反射建立尚不稳定，大脑兴奋和抑制而出现的泛化现象。主要表现为动作僵硬，不协调，容易出现多余动作，动作费力等。这个阶段，动作的教学应该强调正确动作的示范和简练的讲解，抓主要环节和动作中存在的主要问题进行纠正，而不应该过多强调动作的细节。

（2）分化过程　是指通过不断的练习，学习者对运动的内在规律有了初步了解，动作协调，多余动作减少，大脑兴奋和抑制逐渐集中，分化抑制得到加强，能够顺利完成完整动作，错误动作得到纠正，初步建立动作定型，但尚不稳定，遇到新的刺激时，错误动作和多余动作又会重新出现。这个阶段，应该注意错误动作的纠正，体会细节，促进分化抑制，使动作更加精细准确。

（3）巩固过程　是指通过反复练习，运动条件反射建立并进一步巩固，形成固定的神经肌肉工作模式。这个阶段大脑的兴奋和抑制更加集中和精确。由于动作定型，运动技能的某些环节可以出现动作自动化，在环境条件变化时，动作不易变形。在运动的过程中，各个器官系统协调配合，完成动作时省力轻松。

（4）动作自动化过程　是指随着运动技能的巩固和发展，大脑兴奋区域的联系得到进一步巩固，动作可以出现自动化的现象，即整套技术动作可以在无意识的情况下自动完成。动作自动化是技术动作训练的终极目标。

3. 运动的形式　人体运动的形式主要有3种，即反射性运动、随意运动和模式化运动。

（1）反射性运动　是最本能、最简单的运动形式，具有反应迅速、形式固定、不受意识控制等特点，运动反射控制中枢主要在脊髓。

（2）随意运动　是指为了达到某种目的而进行的有意识的动作，这种动作可以是有意识的，也可以是对某种刺激的反应。随意运动一般需要经过后天学习才能获得，随时间可以提高精确度，熟练以后可以形成下意识动作。

（3）模式化运动　是指运动已经模式化，具有节律性和连续性，运动一旦启动就不需要意志的参与，可以自主重复进行。模式化运动具有反射运动和随意运动的特征。

（三）神经系统对运动的控制

1. 运动的神经肌肉工作模式　运动系统由肌肉、骨骼和关节构成，所有的运动都必须要在神经系统的参与下才能完成。因此，运动是一种神经肌肉工作模式，即运动的各个环节可以看成是一种动作记忆，通过一定的程序编码，存储于大脑。运动的学习过程中，需要不断加强和巩固神经肌肉工作模式，形成动力定型，运动时需要启动运动程序，实现动作自动化。

2. 脊髓对运动的控制　脊髓是低级中枢，对运动的控制多与人的基本功能和本能活动有关。反射中枢位于脊髓前角运动神经元，脊髓前角运动神经元兴奋时可以引起肌肉收缩。脊髓对运动的调节受高级中枢大脑的调控，这种调控多以抑制作用为主，当大脑受损时，对脊髓前角运动神经元的抑制作用减弱，会出现肌肉紧张痉挛。脊髓对运动的反射调节主要有肌梭反射、腱梭反射、屈肌反射、对侧伸肌反射4种形式。

（1）肌梭反射　肌梭位于肌腹，对肌肉长度的变化比较敏感，当肌梭受到刺激或接受神经冲动时，能够引起肌肉收缩，称为肌梭反射或牵张反射。牵张反射分为动态牵张反射和静态牵张反射，动态牵张反射又叫腱反射，静态牵张反射又叫肌紧张，静态牵张反射对维持人体姿势尤其重要。

（2）腱梭反射　腱梭主要位于肌腱内，对肌腱张力增加敏感，当受到张力增加刺激时可反射性引起肌肉放松，称为腱梭反射。腱梭反射是一种保护性反射，避免肌肉过度收缩而被拉伤。

（3）屈肌反射　机体受到刺激时，一侧肢体出现屈曲反应，屈肌收缩而伸肌弛缓，称为屈肌反射。屈肌反射与本能保护有关，人体在大多数情况下屈肌收缩得多，称为屈肌优势。

（4）对侧伸肌反射　当机体受到的刺激强度足够大，在同侧肢体发生屈肌反射的基础上可以出现对侧肢体伸直的反射活动，称为对侧伸肌反射。对侧伸肌反射是姿势反射之一，具有维持人体姿势的作用。

3. 脑干对人体运动的调节　脑干对人体运动的调节主要包括姿势反射和肌紧张。

（1）姿势反射　人体姿势的维持需要全身骨骼肌相互协调维持，当姿势平衡打破后，全身骨骼肌的张力重新调整，维持新的姿势平衡，这种保持或调整人体空间位置的反射称为姿势反射。姿势反射中枢主要位于脑干，大脑也参与姿势反射的调节。

（2）肌紧张　肌肉在正常情况下保持一定的张力称为肌紧张，肌紧张对维持人体姿势和完成正常生理功能具有重要作用。肌紧张的调节主要靠脑干网状结构，脑干网状结构对肌紧张具有易化作用和抑制作用，二者维持动态平衡，保持正常的肌张力。

4. 小脑对运动的调节　小脑是重要的运动调节中枢，对运动起着共济协调的作用，主要通过调节肌紧张、控制躯体姿势和平衡、协调感觉、参与动作学习来实现。小脑损伤可以出现共济失调，表现为随意运动障碍，出现运动过度或不足、乏力、方向偏移，失去运动稳定性，特别是在运动开始、停止和转向时，出现共济失调震颤症状。

5. 大脑对运动的控制　大脑是高级中枢，对运动的控制多与人的高级活动和精细动作有关。反射中枢位于大脑皮层运动神经元，大脑皮层运动神经元兴奋时可引起支配的肌肉收缩，大脑对运动的支配具有交叉支配、精确定位、可代偿等特点，大脑皮层体积与精细动作程度成正比。人体的运动功能需要在大脑的整合下完成。

（四）运动与康复的关系

康复医学的核心是功能障碍，而功能的基础是运动，可以说没有运动就没有功能。无论器官系统水平、个体水平还是社会水平的功能障碍均与运动功能障碍密切相关。器官系统水平的运动功能障碍，会影响人的基本功能，个体水平的运动障碍会影响人的日常生活能力，社会水平的运动功能障碍会影响人的社会参与。

三、运动的生理效应

（一）运动对神经系统的影响

1. 运动对中枢神经的作用　运动对中枢神经的作用主要体现在：①运动可以促进大脑的发育。②运动能够促进大脑兴奋和抑制功能的平衡。③运动能够改善神经系统的功能和情绪。④运动可以消除脑细胞疲劳，提高工作学习效率。⑤运动能够促进大脑结构和功能的重建。

2. 脑的可塑性　大脑是一个复杂的系统，在生长发育的过程中，受学习、经验、训练等因素的影响，其结构和功能逐渐完善，即大脑具有一定的可塑性，主要体现在：①脑功能重组：脑功能重组包括系统内重组和系统间重组。系统内重组包括轴突侧枝发芽、突触更新、轴突离子通道改变、突触效率改变。系统间重组包括古旧脑代替、对侧半球代替、系统代偿、对侧转移、同侧功能代偿等。②脑结构重建：脑结构重建包括轴突发芽、突触重塑、启动潜伏通路、神经细胞再生等。

3. 运动与脑的可塑性　运动可以在不同层次对脑的可塑性产生影响，包括系统水平、细胞水平和分子水平。①系统水平脑的可塑性：首先体现在运动可改变脑的结构，有研究显示，运动可增加脑前额叶、颞叶及顶叶灰质和白质的体积。其次，运动能够改善相关脑区激活水平，提高人的认知能力。②细胞水平脑的可塑性：首先，细胞水平脑的可塑性体现在神经发生上，运动可增加神经干细胞、神经祖母细胞的增殖、迁移、存活和分化，促进神经发生。其次，细胞水平脑可塑性体现在突触的可塑性。突触的可塑性具体表现为结构的可塑性和传递的可塑性。③分子水平脑的可塑性：运动对在分子水平脑的可塑性的影响与细胞生长因子和神经肽有关，运动能够增加脑源性神经营养因子，还可引起神经组织的基因表达，影响脑的可塑性。

4. 脊髓的可塑性　脊髓具有较强的可塑性，当高级中枢出现缺损以后，脊髓的代偿运动功能增强，表现为以痉挛为主的联合反应和共同运动模式，主要是脊髓失去上位中枢的抑制作用所致。脊髓的可塑性表现为自发性可塑性和活动依赖性可塑性：①自发性可塑性：自发性可塑性是指脊髓损伤以后在没有任何干预的情况下可出现运动功能的恢复，主要表现在脊髓生长发育过程中，与神经细胞数量的增加和轴突的生长有关。②活动依赖性可塑性：又称为训练任务依赖性可塑性，主要表现在通过强化某些常用行为和运动，与之相关的神经会得到进一步发育，使神经网络变得更加有组织和规律。脊髓损伤后，脊髓会启动自发性可塑性和训练任务依赖性可塑性，这是脊髓损伤功能恢复的基础。

5. 运动与脊髓的可塑性　运动与脊髓的可塑性主要表现在训练任务依赖性可塑性，训练任务依赖性可塑性依赖于特殊的训练方式启动，并需要持续不断的运动刺激来维持，其机理与中枢模式发生器重新激活和脊髓神经回路重组有关。这个阶段，需要不断重复正确的技术动作，强化正确的神经肌肉工作模式，加强神经元之间的结构联系和功能重组。

总之，运动对中枢神经系统的影响主要表现在运动可促进中枢神经系统的可塑性，这是中枢神经系统损伤后功能恢复的重要理论依据。中枢神经系统可塑性理论为神经系统康复奠定了科学基础，也为脊髓损伤和脑损伤康复提供了巨大的可能。影响中枢神经系统可塑性的因素很多，其中，功能训练是非常重要的一种因素。

（二）运动对循环系统的影响

1. 运动对血压的影响　血压是血液对血管壁的侧压力。正常情况下，人体的血压维持相对的稳定，大概在 $90 \sim 140/60 \sim 90$ mmHg，能够保证重要脏器的供血。血压的形成和维持主要靠心脏对血液的推动力和血管壁对血液压力的弹性缓冲，血管的弹性越好，对血液压力的缓冲作用就越强，血压就越稳定，所以，改善血管的弹性是防治高血压的关键。运动可以改善血管的弹性，故可以防治高血压。

2. 运动对血管弹性的影响　运动可以改善血管的弹性，原因有二：一是运动可以加速血液循环，对血管内壁起到冲刷效应，防止脂肪沉着，预防血管硬化；二是运动可以增强心脏和血管的舒缩功能，从而保持血管的弹性。

3. 运动对心脏的影响　运动可以增强心脏的功能，主要表现在运动可以增强心力储备和心率储备两个方面：①运动可以增加心力储备：长期规律适度的运动可以增加心肌的体积和心肌的收缩力，提高每搏输出量，增强心脏的工作能力。②运动可以增加心率储备：由于长期规律适度的运动可以增强心脏的工作能力，从而可以降低安静时的心率。典型的运动员心脏表现为心脏适度增大，心率减慢，心脏工作能力提高，即运动增强了心脏的心力储备和心率储备，这也是心脏康复的意义所在。

4. 运动对血液循环的影响　运动可以改善血液循环。血液循环的主要推动力是心脏收缩，血液回流的主要动力依靠肌肉收缩,血液回流的结构依靠静脉瓣。骨骼肌是全身最大的器官,除了为运动提供动力以外,最重要的功能就是通过肌肉泵的原理将血液泵入心脏,肌肉与心脏配合,能够更好地促进血液循环。

（三） 运动对呼吸系统的影响

运动可以改善呼吸系统的功能。呼吸系统的主要环节包括外呼吸、内呼吸和气体运输。外呼吸是指肺与外界的气体交换,通过肺泡排除二氧化碳,吸入氧气。运动可以让呼吸加深加快,动员更多的肺泡参与气体交换,提高肺活量,因而可以改善外呼吸。内呼吸是指组织间的气体交换,运动可以改善微循环,增加组织间的气体交换,增加氧气的吸收,加快二氧化碳的排除,改善组织的缺氧状态。气体运输主要是指红细胞运输氧气和二氧化碳,运动可以改善血液循环,刺激红细胞增加,加强氧气的运输和二氧化碳的排出。运动能在外呼吸、内呼吸和气体运输3个环节改善呼吸系统的功能。

（四） 运动对消化系统的影响

运动可以改善消化系统功能。运动可以加速营养物质的消耗,避免过多的能量贮积,维持消耗和吸收的平衡,改善消化吸收功能。中医学理论认为,"脾主四肢""脾主肌肉",脾胃功能好,四肢肌肉的功能就好;反之,通过四肢肌肉功能的锻炼,可以改善脾胃的功能。华佗创立"五禽戏"时说:"人体欲得劳动,但不当使极耳,动摇则谷气得消,血脉流通,病不得生。譬如户枢,终不朽也。"

（五） 运动对内分泌系统的影响

神经系统和内分泌系统都是体内的调节系统,内分泌系统调节主要靠激素,可以调节生长、发育、代谢和生殖。内分泌系统对人体生理功能的调节遵循平衡的原则,维持内环境的稳定,维持人体健康。内分泌失调会引起体内一系列的变化,尤其是影响糖、脂代谢,导致糖尿病和高脂血症。

1. 运动对糖代谢的影响 运动可以加速糖的消耗,降低血糖,减少糖在体内的贮积,减轻胰岛 β 细胞的负担,预防糖尿病。

2. 运动对脂代谢的影响 运动可以加速能量消耗,避免过多的能量以脂肪的形式存储在体内,减少脂质在血管内皮的沉着,防止血管硬化,从而预防心脑血管疾病。

（六） 运动对免疫系统的影响

运动对免疫系统的影响与运动的性质和强度有关,过量的运动可导致免疫力下降,即出现免疫"开窗"现象;而适量的运动可以提高免疫力。

（七） 运动对心理的影响

健康包括身体健康、心理健康和良好的社会关系。体育运动具有三大基本功能,一是通过健身、健心和社会交往,有效缓解心理压力,改善抑郁、悲观、焦虑状态。二是积极主动的运动锻炼,能够调动和整合神经系统和内分泌系统对机体的调节,平衡人的脏腑功能。三是运动能够增加身体对应激反应的适应能力,获得和保持健康。

四、运动的生物力学

（一） 肌肉生物力学

1. 骨骼肌分布规律 从生物力学的角度,骨骼肌分为动力肌和稳定肌。动力肌一般跨 1 ~

2 个关节，是运动的动力器官，收缩能够引起关节的运动。动力肌的分布大多具有对称分布的特点，如屈肌和伸肌、内收肌和外展肌、旋内肌和旋外肌等。骨骼肌的对称分布对运动具有重要意义，一方面，主动肌收缩时拮抗肌协调配合，完成精细动作。另一方面，肌肉的对称分布是肌力平衡的基础，而肌力平衡是预防损伤的关键。稳定肌群多布于关节周围，起着稳定关节的作用，关节的稳定性是正确发挥技术动作的基础，也是预防损伤的关键。

2. 影响肌肉力量的因素　肌肉力量的大小，受很多因素的影响，主要有：①肌纤维的类型：肌纤维的类型可以分为红肌和白肌，红肌又称为慢肌，与耐力有关，白肌又称为快肌，与爆发力有关。肌纤维的类型与遗传有关，后天可训练空间很小。②肌纤维的募集：肌肉收缩力的大小与参与收缩的肌纤维数量有关，参与收缩的肌纤维数量越多，肌力越大。③肌肉的体积：肌肉绝对力量的增加，需要肌肉体积的增大，即肌纤维数量和体积的增加，肌肉体积的增大可以通过加强营养和肌力锻炼来实现。④神经肌肉控制：肌肉受神经的支配，肌肉力量的大小与神经支配的强度和频率有关，神经支配的强度越强，频率越高，释放的神经递质越多，肌肉收缩力越大。

3. 肌力平衡　肌力平衡是预防损伤的关键。正常情况下，肌力处于动态平衡状态，但随着不正确的生活习惯、用力习惯及不合理的锻炼习惯，导致有的肌肉过于发达，有的肌肉相对薄弱，就会产生肌力不平衡，一旦失代偿后就会产生病理性改变，引起相应的疾病。例如，由于本能和习惯，人屈肌用得多而伸肌用得少，即表现为"屈肌优势"，屈肌过于发达或者紧张，伸肌相对薄弱，会引起形体的改变甚至驼背，产生颈肩腰腿痛。

4. 筋骨关系　中医学认为，"骨正则筋柔""筋顺则骨正""筋伤则骨损"。可见，筋骨关系密切，互为因果。中医的"筋"，是指软组织系统，包括肌肉、肌腱、韧带、筋膜等，其中影响肌力平衡的主要因素是肌肉，当肌力不平衡就会导致骨骼局部受力不均，引起骨的病变，如产生磨损或骨质增生，这就是典型的筋伤导致骨损。反之，当骨骼位置不正或者病变，就会引起肌肉的代偿，加重肌肉等软组织的负担，超过一定的代偿限度就会引起肌肉组织病变，反过来又加重骨损，互为因果，恶性循环。所以，要防治筋骨系统的疾病，要正确处理好筋骨关系。

（二）骨骼生物力学

1. 骨骼的生长发育与力的关系　根据应激与适应理论和 Wolff 定律，骨骼的生长发育离不开力学的刺激。一方面，缺乏力学刺激，会导致骨质疏松或骨不愈合。例如，长期卧床患者，由于骨骼缺乏纵向的重力刺激，会产生骨质疏松。另一方面，过度的力学刺激，会导致骨质增生。所以，防治骨质疏松和骨质增生，需要从生物力学的角度进行考虑，才能标本兼治，取得较好的临床疗效。

2. 骨骼工作杠杆原理　骨骼主要通过杠杆的原理来做功。骨骼杠杆的分类有：①省力杠杆：动力臂大于阻力臂，平衡时动力小于阻力，省力费距离。②费力杠杆：动力臂小于阻力臂，平衡时动力大于阻力，费力省距离。③平衡杠杆：动力臂等于阻力臂，平衡时动力等于阻力。骨杠杆的原理对于姿势的维持和肌肉骨骼系统损伤防治具有重要意义。

3. 骨骼损伤与力的关系　骨骼损伤与受力密切相关：①骨折：急性骨折多为暴力所致，多为垂直方向或旋转方向的剪切力有关，疲劳性骨折与慢性应力增加有关，如胫骨疲劳性骨折，压缩性骨折多为纵向暴力所致，如胸椎压缩性骨折。②骨质增生：骨质增生与慢性应力增加有关，是一种过度代偿增生反应，如膝关节骨性关节炎。③软骨磨损：软骨磨损与关节承受的压力、摩擦系数、技术动作及使用时间等因素有关。关节承受的压力与重力和关节周围肌肉的张力有关。以膝关节为例，体重越重，关节压力越大，软骨越容易磨损。所以，预防膝关节疾病，需要减轻体重。关节周围的肌肉大多跨过 1~2 个关节，肌肉张力越高，关节承受的压力越大，关节就越容易磨损。所以，治疗和预防关节的疾病，需要放松关节两端的肌肉。

（三）关节生物力学

1. 关节的稳定性 影响关节稳定性的因素主要有关节面的形状、韧带的强弱、关节囊松紧、关节负压及关节周围肌肉等。关节面的形状决定关节的稳定性，如球窝关节稳定性好于平面关节；关节面的面积差也决定关节的稳定性，如髋关节稳定好于肩关节。韧带的多少和强弱影响关节的稳定性，韧带越多越强，关节越稳定，关节韧带和关节囊松弛会导致关节稳定性下降，导致关节损伤。骨骼肌分为稳定肌和动力肌，稳定肌对关节稳定性具有重要作用，故预防关节损伤需要加强关节稳定肌群的锻炼。

2. 关节生物力学平衡 运动系统包括肌肉、骨骼和关节，运动生物力学主要研究肌肉、骨骼和关节生物力学平衡，生物力学平衡一旦打破，不但影响运动功能，还会造成肌骨损伤，甚至影响内脏功能。关节生物力学平衡分为单关节生物力学平衡和多关节生物力学外平衡。关节的生物力学平衡需要肌肉和骨骼共同参与完成，二者相互影响，互为因果。

3. 生物力学平衡与运动损伤 运动损伤包括狭义的运动损伤和广义的运动损伤，狭义的运动损伤是指从事具体运动项目过程中导致的损伤，分为急性损伤和慢性损伤。广义的运动损伤包括生活中常见的与过度使用有关的损伤，如颈肩腰腿痛等，属于慢性运动损伤的范畴。慢性运动损伤与过度使用有关，根据拉马克"用进废退"的观点，使用较多的肌肉组织较为发达，力量相对较强，使用较少的组织力量较弱，就会产生肌力不平衡，久而久之，骨骼的生物力学失衡，筋伤导致骨损，出现肌肉骨骼病变。因此，肌肉骨骼系统疾病的康复，重在恢复生物力学平衡。

第二节 人体发育学基础

人体发育学（developmental science）是研究人体的发生和发育全过程及相关规律的科学，包括发育成长各阶段人体的生理功能、运动功能、认知功能、心理功能、社会功能、人格特征等。

一、基本概念及研究范围

人体发育是生命现象的发展，是一个有机体从其生命开始到成熟的变化，是生物有机体的自我构建和自我组织的过程。具体可以表现为身体、认识、情绪、社会等各种功能有机地统合，并伴随着时间而变化的过程。生长的过程是人体细胞不断繁殖增多，使各器官组织不断增长的量变过程。同时，还伴随有"发育"过程，以及人体内各器官组织细胞不断分化、形态机能逐渐成熟和完善的质变过程。生长是发育的前提，发育包括生长，二者相互依存、相互促

NOTE

进，只有人体各器官系统的发育在功能上达到完善，使心理和智能得到发展，才能达到成熟阶段。成熟有生物学意义和心理学意义两层含义。生物学意义可以从体形姿态等外在表现测量，也是指生命体的结构和功能达到发育完全的状态；心理学意义主要是内在自我调节机制的完成和完善状态。人体整个生长、发育和成熟及衰退的过程，都受到个体遗传基因和发育环境中多因素的共同影响。

人体发育学的研究范围较广，涵盖了生物、心理、社会各个方面，包括运动功能、认知功能、言语功能、心理功能、社会功能等方面的变化规律及其相互影响。

1. 运动功能　运动功能的发育是指随着年龄的增加，机体中以骨骼肌肉系统为代表的运动系统结构及其功能发育完成的过程。其过程具有一定程序性，并具有不断分化、复杂化、多样化的特点，且受到个体遗传基因、家族、性别、身高、性格、社会文化等多因素的影响。

2. 心理功能　心理是人对客观物质世界的主观反应。心理现象包括心理过程和人格。心理功能的发育过程受外界的影响较大，无时无刻不在被外界和自身的活动影响并产生相应的变化。在生长发育过程中，各种感官接受外部环境的刺激，感受和认识外界事物并理解事物间的各种联系，同时伴随着喜、怒、哀、乐等情感体验，形成特殊的心理过程。心理功能的发育从儿童期开始，到成年期达到稳定，进入老年期后逐渐衰退。心理功能水平不仅和认识功能有关，而且也与机体运动功能水平有关。

3. 认知功能　认知是人们认识外界事物，获得知识或应用知识或信息加工的过程，包括注意、感觉、知觉、分析、判断、记忆、想象、思维和语言等活动。人脑接受外界输入的信息，经过头脑的加工处理，转换成内在的心理活动，再进而支配人的行为，这个从现象到本质的反映客观事物特征与内在联系的心理活动过程就是认知过程。

4. 言语功能　言语是指生物同类之间由于沟通需要而制定的具有统一编码、解码标准的声音讯号。言语功能的发育是一个不断发展的过程。婴幼儿言语的发育，是人体整个发育过程中最重要的内容之一。儿童言语的发育是对母语的理解和表达能力的发育，即主要指儿童对母语口语听与说能力的发展。

5. 社会功能　社会功能是指个体作为社会成员发挥作用的程度，主要指社会知觉、人际吸引、人际沟通、人际相互作用等。社会功能发育受到内部和外部环境因素的共同影响，内部环境主要是受个体自身因素的影响，包括人的机体健康、性别、性格、素质、知识、修养等；外部环境包括政治、经济、文化、价值、宗教及物理环境和自然环境等。随着年龄增长，人体在多种内外因素的共同作用下逐渐完成社会发育过程。

6. 发育异常　儿童生长发育违背了正常的自然规律，在运动、行为、言语、学习、精神、心理等多方面出现形态和功能发育的障碍。发育异常的判断及相关程度的确定需要借助专业的发育评定工具进行。借助问卷、量表和操作等工具，测量儿童的体型姿态、心理和行为等特征，通过对正常值的比对进行分析和评定儿童发育异常。测量使用的问卷、量表应尽可能标准化、规范化，并具有较好的信度和效度。

人体发育学知识的学习，对于掌握人体生长发育规律，促进人体发育科学新观点、新理念、新理论的形成，提高康复治疗技术水平，丰富治疗策略和拓展临床治疗思维等，具有重要的意义。

二、人体发育的基本规律

（一）人体发育的一般规律

人体各器官、系统的发育顺序遵循一定规律。出生后运动发育的规律是：从上到下，即先抬头、后抬胸，再出现坐、立、行、跑动作；由近端到远端，即从臂到手，从腿到脚的活动；由粗大到精细，即从全手掌抓握到手指出现对指捏握；由简单到复杂，即先画直线后曲线，再到组合图案；由低级到高级，即先会看、听、感觉事物，认识事物，发展到具备记忆、思维、分析、判断的能力。

（二）人体发育的连续性

人体发育是个连续的过程，是内外环境因素共同作用的结果。从外观上可以观察到体型由小到大、身高由低到高、体重由轻到重等生长发育过程，在内部可以观察到机体组织发育成熟的过程。整个过程随着年龄增长而连续进行，整体上具有由头向足、由近端到远端、由粗大到精细、由简单到复杂的发育顺序特点，且连续不间断。

（三）人体发育的阶段性

在连续性的发育过程中，每个阶段具有各自的特点，这些特点往往是该阶段的代表性事件。同时连续性的特点也是阶段性特点的顺序性表现，各个阶段都是按照固定的顺序进行的，每一个阶段的发育不能出现跨越，各个阶段的联系也非常紧密，前一个阶段是后一个阶段的基础，后一个阶段同时受到前一个阶段的影响。

（四）人体发育的不均衡性

生长发育过程一般具有两次高峰期，但是机体各部分发育比例并不一致。第一次高峰期头部发育明显，随后是肢体，尤其是下肢增长较快，即头尾发展规律。在第二次高峰期，是以下肢发育迅速为特点，身高明显增长。人体发育在各个阶段也是不均衡的，每个阶段都有各自的重点。出生后神经系统（尤其是大脑）最先发育，此后一直到成熟期，在结构和机能上始终是不断发育的。其他系统如运动、呼吸、消化、泌尿等系统的发育则与身高、体重的发育呈波浪式渐进发展。淋巴系统在儿童期迅速生长，在 10 岁左右达到高峰，以后逐渐下降。生殖系统的发育在孩子出生后直到青春发育期开始后才迅速发育。

（五）人体发育的差异性

由于在各个阶段的发育受到遗传因素和内外环境的共同作用，造成个体发育结果具有很大的差异性。这种差异在发育速度、体型体态、言语表达、思维认知和情感的成熟时间和阶段等多方面都可能出现不一致。这些差异与发育的顺序性和不均衡性有关，任何阶段的发育受到障碍，都将对后一阶段产生影响，甚至可能影响整个生长发育过程。

（六）人体生长发育不同阶段的特点

《素问·上古天真论》中就有对人体发育的相关论述，反映了古人对人体发育各阶段不同特点的认识。"女子七岁肾气盛，齿更发长。二七而天癸至，任脉通，太冲脉盛，月事以时下，故有子。三七肾气平均，故真牙生而长极。四七筋骨坚，发长极，身体盛壮。五七阳明脉衰，面始焦，发始堕。六七三阳脉衰于上，面皆焦，发始白。七七任脉虚，太冲脉衰少，天癸竭，地道不通，故形坏而无子也。丈夫八岁肾气实，发长齿更。二八肾气盛，天癸至，精气溢泻，阴阳和，故能有子。三八肾气平均，筋骨劲强，故真牙生而长极。四八筋骨隆盛，肌肉满壮。

NOTE

五八肾气衰，发堕齿槁。六八阳气衰竭于上，面焦，发鬓斑白。七八肝气衰，筋不能动。八八天癸竭，精少，肾脏衰，形体皆极。则齿发去"。

现代人体发育学认为，人体各阶段具有如下发育特点。

1. 儿童、少年时期　这一时期身体形态发育有性别的差异。在青春期前期女孩的各项发育指标高于男孩，而在青春期，男孩各项指标超过女孩。整个儿童至青少年阶段，人体的骨增长较快，软骨成分较多，骨组织内水分和有机物含量多；碳酸钙多，骨密质较差，使骨骼具有较好的韧性和弹性，但坚固性差；肌肉长度增长，肌纤维细长，肌内水分较多，蛋白质和无机盐较少，收缩功能弱，肌肉的力量和耐力较差；心脏收缩力弱、输出量少、心率快、收缩压低，胸廓体积狭小，肋间呼吸肌力较弱，呼吸表浅且频率快，肺活量小，肺通气量的绝对值较小；大脑皮质神经兴奋性占优势，易扩散，注意力不集中，易疲劳，但恢复快。

2. 青年时期　此阶段人体骨骼、肌肉生长迅速，身高和体重明显增长并趋向稳定；肌纤维增粗，肌肉的体积增大，肌肉的力量增强；心肺功能日趋成熟，心肌纤维增粗，收缩力增强，心容积和心输出量都增加，呼吸肌的力量增强，呼吸深度加大，频率减少，肺活量增大；内分泌系统生长迅速，促进机体新陈代谢和生长发育，最为重要的是性功能成熟和第二性征出现；大脑发育趋于完善近乎成年人，大脑皮质细胞活动数量增加，记忆力、理解力、思维力、想象力等各种认识能力大幅度提高。

3. 中年时期　此阶段人体各项机能已达到成熟阶段，心理上也趋于稳定，是人体生命中最为强盛的阶段，但同时也是机体由盛转衰的过渡时期。此阶段骨密质降低，脆性增加，常出现骨质增生和骨关节病；肌肉力量和肌耐力逐渐减弱，肌肉各项功能开始减退；心脏主动脉内膜增厚，动脉血管弹性降低，易发生高血压和体位性低血压。肺活量和最大通气量下降，动脉血氧含量下降；内分泌系统中代谢功能减弱，基础代谢下降；脑组织萎缩，内容物含量逐渐下降，脑重量减轻，脑神经细胞的数目减少；对情绪控制较为稳定，在不同环境条件下保持稳定的工作效率。记忆力有轻度减退，但思维能力、抽象思维、创造思维能力较强。

4. 老年时期　此阶段为人体衰老并走向死亡的最后阶段，人体各项机能都出现明显的下降，骨骼中的无机物含量高，骨的弹性和韧性较差，骨质疏松较严重；肌肉和韧带的弹性变差，容易造成运动性损伤；心肺功能逐渐减弱，呼吸肌、膈肌和韧带萎缩，肺和气管弹性下降，呼吸功能降低，肺活量下降；脑组织功能减退，味觉、听觉、视觉、触觉的敏锐性均下降，中枢神经系统接收和处理外界信息的能力和速度大幅下降，脑功能显著降低。

三、影响生长发育的因素

（一）遗传因素

遗传因素决定生长发育的全部过程。个体生长发育的特征、潜力、趋向、限度等受父母双方遗传基因的调控影响。种族和家族的遗传信息对皮肤、头发的颜色、面部特征、体型高矮胖瘦、性成熟的迟早等生长发育有显著影响。而产妇及胎儿的各种致畸、染色体异常、遗传出生缺陷都与遗传因素有密切关系。

（二）环境因素

人体生长发育的全过程均与外界环境因素密切相关，既受到环境因素的支持，又受到环境因素的制约，并与环境因素相互作用。

1. 营养　合理、充足的营养是生长发育的物质基础，是健康发育的保障。人的形态、生理、心理等发育都与营养状况有更为密切的关系，而营养的供给必须与发育过程的变化相适应，以保证健康的生长发育。儿童摄入营养不足和摄入营养过多，都会对其生长发育造成严重影响。

2. 生活环境　空气新鲜、阳光充足、水源清洁等良好的生活环境能促进生长发育。寒冷地区人体各项发育指标较热带地区的人群更大。四季不同时段也会有不同的生长速度，一般认为春夏季人体发育较秋冬季更快。

3. 运动　运动是促进骨骼肌肉生长发育、刺激神经系统成熟、提高机体免疫系统功能、并能够增强人体体质的重要手段。在合理的营养条件下，科学的运动训练可以加速新陈代谢，对身体的生长发育具有明显的促进作用。

4. 疾病　疾病对生长发育有明显的不利影响，这种影响可以是局部的，也可以是全身性的，可以是暂时性影响机体发育和生长，也可以造成终身的发育障碍。在儿童和青少年时期，部分药物的不良使用往往会造成终身的发育障碍和功能缺陷。

5. 社会　社会经济状况、生活学习环境、文化教育资源、卫生保健措施等因素相互交织，错综复杂，对生长发育产生多层次、多方面的综合影响，不仅影响儿童及青少年的体格发育，同时也影响心理、智力、情绪和行为发展，影响的结局可以是正向性的，也可以是负向性的，或正负作用同时存在。尽量发挥其正向作用，改善并帮助儿童及青少年消除和抵御负向作用，使其充分发挥自身的生长潜力，达到最佳的身心发育水平。

6. 家庭　家庭是社会的基本组成单位，许多社会因素通过家庭直接或间接影响孩子的身心发育。家庭环境因素包括社会阶层、父母职业、经济状况、教育程度、生活方式和制度、饮食和行为习惯、居住条件、父母个性爱好及对子女的期望和态度等。家庭因素对孩子发育的作用最为深刻和长久，甚至伴随终身。

四、异常发育

正常情况下，生长发育是按一般规律完成的。但是当生长发育不按正常规律进行时，就可出现结构、功能发育的异常。异常发育的出现有几种可能：①出生前病因，出生时已形成了发育异常，如各种先天性畸形。②出生前病因，出生后难以及早发现的发育异常，如脑性瘫痪、染色体异常性疾病等。③围产期相关的发育异常，如臂丛神经损伤、脑性瘫痪。④后天因素导致的发育异常，如各种感染、环境污染导致的发育异常。常见的发育异常有以下几种。

（一）运动功能障碍

运动功能障碍可由先天和（或）后天因素造成运动系统、神经系统损伤所致。表现主要为不自主动作、动作缺失或缓慢而无瘫痪、姿势及肌张力异常等，并伴有生活自理能力下降，某些运动障碍疾病同时伴有认知功能障碍和（或）精神行为障碍。先天性运动功能障碍是指出生前因素导致运动功能障碍，如先天性神经系统疾病、先天性肢体缺失、先天性脊柱裂等；后天性运动功能障碍是指出生后异常因素导致的运动功能障碍，如外伤所致的神经系统损伤、疾病造成的骨关节损伤等。例如，脑性瘫痪是较常见的小儿运动功能障碍，是自受孕开始至婴儿期非进行性脑损伤和发育缺陷所致的综合征，主要表现为中枢性运动障碍及姿势异常，常合并生长发育迟缓、智力障碍、癫痫、感知觉障碍、交流障碍、行为异常等。

NOTE

（二）言语和语言发育障碍

言语和语言发育障碍是指在发育早期就有正常语言获得方式的紊乱，表现为发音、语言理解或语言表达能力发育的延迟和异常，并影响学习、职业和社交功能。言语和语言发育障碍发生于儿童发育早期，患儿在某些非常熟悉的场合虽能相对较好地交流或理解，但不论在何种场合，都表现语言能力有损害。

语言发育障碍是指各种原因引起的理解、表达和交流过程出现障碍，主要包括表达性语言障碍、感受性语言障碍和伴发癫痫的获得性失语等。而言语发育障碍是指口头言语中发育及言语节律性障碍，主要包括特定言语构音障碍及言语流利障碍（口吃）等。

（三）学习障碍

学习障碍是指从发育的早期阶段起，儿童获得学习技能的正常方式受损。这种障碍来源于认识处理过程的异常，由一组障碍所构成，表现在阅读、拼写、计算和运动功能方面有特殊和明显的损害。学习障碍原因可能与神经病学相关联，如轻度脑损伤和脑功能障碍、脑发育迟缓、脑皮质功能不成熟、觉醒不足、左右脑发育不平衡、遗传因素、轻度脑功能失调等。

（四）行为障碍

行为障碍是各种心理过程障碍的结果，可由各种原因造成。按其表现分为精神运动性抑制与精神运动性兴奋两种类型。精神运动性抑制指动作和行为的大量减少，当出现影响日常活动的程度则属于病态。其中较典型的有木僵、蜡样屈曲、违拗症、失用、失写、失算等。精神运动性兴奋指动作和行为的大量增多，如果这种增多与当时的思想感情是协调的，同时身体各部分的动作也是协调的，则称为协调性兴奋。情绪激动时的兴奋、轻躁狂时的兴奋都属于此类。另一种称为不协调性兴奋，表现为思想感情与其动作行为不协调，常见于精神分裂症。

行为障碍可见于各种疾病，可为功能性或器质性。许多行为障碍无特异性，有的疾病患者为了减轻痛苦而采取一定的强迫体位。行为障碍与思维、言语、情感障碍有紧密联系，且对患者的健康、安全及周围环境、社会秩序有影响。

（五）精神发育迟缓

精神发育迟缓（mental retardation）是指个体在发育成熟前（通常指18岁以前），由于精神发育迟滞、智力发育障碍或受阻，而导致的智力功能明显低于同龄水平，同时伴有社会适应困难为主要特征的一种综合征。智商（IQ）低于人群均值2.0标准差（人群的IQ均值定为100，一个标准差的IQ值为15），一般IQ在70（或75）以下即为智力明显低于平均水平。适应性行为包括个人生活能力和履行社会职责两方面。临床上表现为认知、语言、情感意志和社会化等方面，在成熟和功能水平上显著落后于同龄儿童，可以同时伴有某种精神或躯体疾病，或由后者所继发。致病原因主要包括遗传因素，如染色体畸变和遗传代谢型单基因疾病；还有环境因素，如妊娠期、产期有害因素和新生儿、婴幼儿期的有害因素。

（六）孤独症

孤独症（autism），又称自闭症或孤独性障碍（autistic disorder）等，是一种由于神经系统失调导致的发育障碍，包括不正常的社交能力、沟通能力、兴趣和行为模式，是广泛性发育障碍（pervasive developmental disorder，PDD）的代表性疾病。它以严重的、广泛的社会相互影响和沟通技能的损害，以及刻板的行为、兴趣和活动为特征，常常出现在3岁前的儿童群体中。孤独症的患病率，一般为儿童人口的2～5/万人，女孩发病率和症状表现一般较男孩严重。

五、发育评定

发育评定主要针对人体进行体格发育评定、运动发育评定、神经心理发育评定等项目的评定，目的是判断有无发育障碍、发育障碍的程度，明确康复功能障碍问题，制定康复目标和康复治疗方案，评估治疗效果和预后等，是发育障碍康复治疗流程中的重要环节。评定时要求做到评定目的准确和清晰，优先选择信度和效度较高的指标，并且尽可能使用公认、简洁、适用的标准化评定方法。

（一）体格发育评定

体格发育可通过体格测量指标进行评定，体格测量指标包括纵向指标、横向指标、重量测量指标等。

1. 纵向测量指标 有身高、坐高、上肢长、下肢长、手长、足长等。纵向测量指标主要与骨的生长有关，可以反映环境、疾病、营养等因素对骨骼生长的影响。

2. 横向测量指标 包括围度测量指标和径长测量指标。围度测量指标有头围、胸围、腹围、上臂围、大腿围、小腿围等，除反映骨骼发育外，也会反映皮下脂肪和某些脏器发育情况。径长测量指标有头前后径、头左右径、胸前后径、胸左右径、肩围、骨盆围等，反映相应器官的骨骼发育情况。

3. 体重测量指标 体重数值与发育正常与否有一定关系。通过测量体重数值，反映身体各部分、各组织重量的总和，可以对发育的整体状态有主观性认识。

（二）运动发育评定

运动发育包括粗大运动发育和精细运动发育，其中粗大运动指抬头、坐起、翻身、爬行、站立、行走等动作，精细运动主要指手的对指、抓握等动作。尽管粗大运动先发育，而精细运动后发育，但是两者相互交融，共同促进，共同发展。在运动发育过程中，原始反射的发育、存在和消失是自主发育的基础。而直立反射和平衡反应的发育是建立和保持姿势的基础。

运动发育的评定，可根据运动发育的规律、顺序、肌力、肌张力、关节活动度、反射发育、运动类型等特点，采用标准化的评定量表进行综合判断。常用的评定量表有 Peabody 运动发育量表（PDMS）、上肢技能测试量表（QUEST）、粗大运动功能评定量表（GMFM-88）等。

（三）神经心理发育评定

儿童神经心理发育的水平表现在儿童在感知、运动、语言和心理等各种能力方面，对这些能力的评价称为心理测试。心理测试仅能判断儿童神经心理发育的水平，没有诊断疾病的意义。心理测试需由经专门训练的专业人员根据实际需要选用，不可滥用。神经心理发育评定包括能力测试和适应性行为测试。

1. 能力测试

（1）筛查性测验 ①丹佛发育筛查法（DDST）：主要用于 6 岁以下儿童的发育筛查。②绘人测试：适用于 5～9.5 岁儿童。③图片词汇测试（PPVT）：适用于 4～9 岁儿童的一般智能筛查。

（2）诊断测验 ①Gesell 发育量表（GDS）：适用于 4 周～3 岁的婴幼儿，从粗大运动、精细动作、个人—社会、语言和适应性行为 5 个方面测试，结果以发育商（DQ）表示。②Bayley婴儿发育量表（BSID）：适用于 2～30 个月龄婴幼儿，包括精神发育量表、运动量表和婴儿行为记录。③Standford-Binet 智能量表（BSIS）：适用 2~18 岁儿童。④Wechsler 学前及初小儿童智能量表（WPPSI）：适用于 4~6.5 岁儿童。⑤Wechsler 儿童智能量表修订版（WISC-R）：适用于 6~16 岁儿童，内容与评分方法同 WPPSI。

2. 适应性行为测试　智力低下的诊断与分级必须结合适应性行为的评定结果。国内现多采用日本 S-M 社会生活能力检查，即婴儿—初中学生社会生活能力量表。此量表适用于 6 月~15 岁儿童社会生活能力的评定。

第三节　神经学基础

一、神经系统的构成

（一）神经系统的基本构成

神经系统是机体内起主导作用的系统，分为中枢神经系统和周围神经系统两大部分。中枢神经通过周围神经与人体其他各个器官、系统发生极其广泛复杂的联系。神经系统对维持机体内环境稳态、保持机体完整统一性及其与外环境的协调平衡起着主导作用。

1. 中枢神经系统　包括脑和脊髓，是人体神经系统的主体部分。中枢神经系统接受全身各处的传入信息，经它整合加工后成为协调的运动性传出，或者储存在中枢神经系统内，成为学习、记忆的神经基础。人类的思维活动也是中枢神经系统的功能。

脑是中枢神经系统的高级部分，位于颅腔内，向后在枕骨大孔处与脊髓相延续。脑可分为四部分，即脑干、间脑、大脑和小脑：①脑干：由后向前依次分为延髓、脑桥、中脑。②间脑：前外侧接大脑的基底核，内有第 3 脑室，成环状环绕，主要分为丘脑和丘脑下部。③大脑：分为新皮质、嗅脑、边缘叶、白质、侧脑室等部分。④小脑：分为小脑半球和蚓部。

脊髓属于中枢神经系统的低级部位，位于椎管内，前端枕骨大孔与脑相接，外连周围神经，31 对脊神经分布于其两侧，后端达盆骨中部，具有传导和反射的功能。脊髓外面被覆有三层结缔组织膜，称脊膜，由内向外依次为脊软膜、脊蛛网膜和脊硬膜。脊蛛网膜与软膜之间形成相当大的腔隙，称为脊蛛网膜下腔，充满脑脊液。脊硬膜与蛛网膜之间形成狭窄的硬膜下腔，充满淋巴。脊髓在形态上呈上、下略扁的圆柱状，末端称为脊髓圆锥，具有两个膨大部，称颈膨大和腰膨大，盆神经、尾神经和脊髓圆锥及终丝共同形成马尾。

2. 周围神经系统　是指脑和脊髓以外的所有神经结构，包括神经节、神经干、神经丛及神经终末装置。

脑神经亦称"颅神经"，从脑发出左右成对的神经，共 12 对。其排列顺序通常用罗马顺序表示。从第 I 对到第 XII 对依次为嗅神经、视神经、动眼神经、滑车神经、三叉神经、展神经、面神经、听神经、舌咽神经、迷走神经、副神经和舌下神经，其中三叉神经分别由眼神经、上颌神经和下颌神经组成。脑神经分为 3 类：一是感觉性的，包括第 I、II、VII 对；二是运动性的，包括第 III、IV、VI、XI、XII 对；三是混合性的，包括第 V、VII、IX、X 对。

脊神经共有 31 对，其中包括 8 对颈神经（cervical nerves），12 对胸神经（thoracic nerves），5 对腰神经（lumbar nerves），5 对骶神经（sacral nerves），1 对尾神经（coccygeal nerve）。脊神

经是混合性神经，其感觉纤维始于脊神经节的假单极神经元。假单极神经元的中枢突组成后根入脊髓；周围突加入脊神经，分布于皮肤、肌、关节及内脏的感受器等，将躯体与内脏的感觉冲动传向中枢。运动纤维由脊髓灰质的前角、胸腰部侧角和骶副交感核运动神经元的轴突组成，分布于横纹肌、平滑肌和腺体。因此，根据脊神经的分布和功能，可将其组成的纤维成分分为 3 类，即脊膜支、交通支、后支和前支。

（二）神经系统的组成

神经系统主要由神经组织构成，神经组织是由神经元（即神经细胞）和神经胶质组成。神经元是神经组织中的主要成分，具有接受刺激和传导兴奋的功能，也是神经活动的基本功能单位。神经胶质在神经组织中起着支持、保护和营养作用。

1. 神经元　神经元细胞是一种高度特化的细胞，是神经系统的基本结构和功能单位，具有感受刺激和传导兴奋的功能。神经元是高等动物神经系统的结构单位和功能单位。人类中枢神经系统中约含 1000 亿个神经元，仅大脑皮层中就约有 140 亿个。神经元呈三角形或多角形，可以分为树突、轴突和胞体 3 个区域。胞体包括细胞膜、细胞质和细胞核；突起由胞体发出，分为树突（dendrite）和轴突（axon）两种。树突较多，粗而短，反复分支，逐渐变细；轴突一般只有一条，细长而均匀，中途分支较少，末端则形成许多分支，每个分支末梢部膨大呈球状，称为突触小体。在轴突发起的部位，胞体常有一锥形隆起，称为轴丘。轴突自轴丘发出后，开始的一段没有髓鞘包裹，称为始段。轴突离开细胞体一段距离后才获得髓鞘，成为神经纤维。神经元的基本功能是通过接受、整合、传导和输出信息实现信息交换，故可分为传入神经元（感觉神经元）、中间神经元（联络神经元）和传出神经元（运动神经元）3 种。如果按照对后继神经元的影响来分类，则可分为兴奋性神经元和抑制性神经元。

2. 神经胶质　神经组织中除神经元外的另一大类细胞，分布在神经元之间，形成网状支架。其数量比神经元多 10~50 倍。神经胶质细胞也具有多突起，但无树突和轴突之分。胞质内不含尼氏小体和神经元纤维，没有感受刺激和传导冲动的功能。但它们参与神经元的活动，对神经元具有支持、保护、营养、形成髓鞘和修复等多种功能。

（三）神经系统的活动方式

尽管神经系统的功能活动十分复杂，但基本活动方式是反射（reflex）。所谓反射是神经系统对内、外环境的刺激所做出的反应。反射活动的形态基础是反射弧。一般的反射弧在感觉与运动神经元之间存有不同数目的联络神经元。反射弧由 5 个部分组成，即感受器→传入神经→反射中枢→传出神经→效应器。要完成反射动作，反射弧必须完整，任何一个环节缺失或者发生障碍，反射活动即减弱或消失，临床工作中常通过特定的反射检查协助诊断神经系统疾病。

二、神经系统的主要功能

神经系统调节和控制其他各系统的功能活动，使机体成为一个完整的统一体。神经系统通过调整机体功能活动，使机体适应不断变化的外界环境，维持机体与外界环境的平衡。

（一）神经元的功能

神经元的基本功能是接受、整合、传导和输出信息，并实现信息交换。部分神经元除接受传入信息外，还可以分泌激素，将神经信号转变为体液信号。

（二） 神经纤维的功能

神经纤维对其所支配的组织能发挥两个方面的作用：①借助于兴奋冲动传导抵达末梢时，突触前膜释放特殊的神经递质，而后作用于突触后膜，从而改变所支配组织的功能活动，称为功能性作用。②神经还能通过末梢释放某些物质，持续调整被支配组织的内在代谢活动，影响其持久性的结构、生化和生理变化，这一作用与神经冲动无关，称为营养性作用。

（三） 神经胶质细胞的功能

神经系统中还有数量众多的神经胶质细胞，如中枢神经系统中的星形胶质细胞、少突胶质细胞、小胶质细胞和施万细胞等。由于缺少 Na^+ 通道，各种神经胶质细胞均不能产生动作电位。其主要功能有以下几方面。

1. 支持作用　星形胶质细胞的突起交织成网，支持着神经元的胞体和纤维。

2. 绝缘作用　少突胶质细胞和施万细胞分别构成中枢和外周神经纤维的髓鞘，使神经纤维之间的活动基本上互不干扰。

3. 屏障作用　星形胶质细胞的部分突起末端膨大，终止在毛细血管表面，覆盖了毛细血管表面积的 85%，这也是人体血—脑屏障的重要组成部分。

4. 营养性作用　星形胶质细胞可以产生神经营养因子（neurotrophic factors，NTFs），维持神经元的生长、发育和生存。

5. 修复和再生作用　小胶质细胞可转变为巨噬细胞，通过吞噬作用清除因衰老、疾病而变性的神经元及其细胞碎片；星形胶质细胞则通过增生繁殖，填补神经元死亡后留下的缺损，但如果增生过度，可成为脑瘤发病的原因。

6. 维持和稳定　神经元兴奋时引起 K^+ 外流，星形胶质细胞则通过细胞膜上的 Na^+–K^+ 泵将 K^+ 泵入到细胞内，并经细胞间通道（缝隙连接）将 K^+ 迅速分散到其他胶质细胞内，维持神经元外围的 K^+ 平衡，使神经元周围的 K^+ 不致过分增多而干扰神经元活动。

7. 摄取与分泌　神经胶质细胞既能摄取，又能分泌神经递质。神经胶质细胞通过对神经递质或生物活性物质的摄取、合成与分泌，从而发挥其对神经元功能活动的调节作用。

（四） 神经的营养性作用

营养性作用主要发生在运动神经元上，是由于末梢经常释放某些营养性物质，作用于所支配的组织而完成的。营养性物质是由神经元胞体合成的，合成后借助于轴浆流动运输到神经末梢加以释放。

（五） 神经系统的感觉功能

神经系统具有感受各种刺激的功能。各种感觉经过不同的传导通路传入大脑皮质，执行各自的功能。

1. 躯体感觉　包括浅感觉和深感觉。浅感觉主要有：①触-压觉：经内侧丘系传导的精细触-压觉与刺激的具体定位、空间和时间的形式等有关。②温度觉：来自丘脑的温度觉投射纤维可到达中央后回和同侧的岛叶皮层，后者可能是温度觉的初级皮层。③痛觉：由于伤害性或潜在伤害性刺激作用于机体引起的不愉快的主观体验，常伴有自主神经活动、情绪变化和防御反应，是一种复杂的生理心理现象。深感觉有位置觉和运动觉。

浅感觉传导途径：传入纤维由后根进入脊髓，在后角更换神经元后→再发出纤维在中央管前交叉到对侧→再向上形成脊髓丘脑前束（传导触-压觉）和脊髓丘脑侧束（传导痛、温觉）

抵达丘脑，至丘脑的感觉接替核→投射到大脑皮层的特定区域。

深感觉传导途径：传入纤维由后根进入脊髓后→即在同侧后索内上行组成薄束或楔束，抵达延髓下部的薄束核和楔束核更换神经元→再发出纤维交叉到对侧→经内侧丘系到达丘脑的感觉接替核→投射到大脑皮层的特定区域。

2. 内脏感觉　最主要的特点是定位不明确，感受器数量相对较少。痛觉发生缓慢，痛感持续时间长，表现为慢痛、缓慢、持续性钝痛；对切割、烧灼、针扎等引起皮肤痛的刺激一般不引起内脏痛觉；对机械牵拉、缺血、痉挛和炎症刺激等则较为敏感。疼痛时常伴有不愉快或不安等精神感觉和出汗、恶心、呕吐、血压降低等自主神经反应。

3. 特殊感觉

（1）视觉　视觉是人和动物最重要的感觉。光作用于视觉器官，使其感受细胞兴奋，其信息经视觉神经系统加工后便产生视觉。人和动物通过视觉感知外界物体的大小、明暗、颜色、动静，获得对机体生存具有重要意义的信息，人和动物超过 80% 的外界信息通过视觉获得。

视觉形成过程：光线→角膜→瞳孔→晶状体（折射光线）→玻璃体（固定眼球）→视网膜（形成物像）→视神经（传导视觉信息）→大脑视觉中枢（形成视觉）。

（2）听觉　听觉是仅次于视觉的重要感觉通道，在人的生活中起着重要作用。声波作用于听觉器官，使其感受细胞处于兴奋并引起听神经的冲动以至于传入信息，经各级听觉中枢分析后引起震生感。

听觉形成过程：声源→耳郭（收集声波）→外耳道（传导声波）→鼓膜（将声波转换成振动）→耳蜗（将振动转换成神经冲动）→听神经（传递冲动）→大脑听觉中枢（形成听觉）。

（3）平衡感觉　平衡感觉的感受器是内耳中的前庭器官，包括耳石和 3 个半规管，反映了人体的姿势和地心引力的关系。通过平衡感觉人体可以分辨自由运动时的加速运动、减速运动，以及直线或曲线运动。部分人群的平衡感受过于敏感，微弱的刺激便会引起他高度兴奋，造成恶心、呕吐等身体反应，出现晕车、晕船现象。

（4）嗅觉　嗅觉的感受器是鼻腔上部黏膜上的嗅细胞。有气味物质的分子随着呼吸进入鼻腔，刺激嗅细胞，嗅细胞将嗅觉刺激的化学能量转化为神经能，嗅觉的神经冲动沿嗅神经传至中央后回，产生嗅觉。

（5）味觉　味觉的感受器是分布在舌面、上颚味蕾。味觉的适宜刺激是能溶解的、有味道的物质。当味觉刺激物随着溶液刺激味蕾时，味蕾就将味觉刺激的化学能量转化为神经能，然后沿舌咽神经传至大脑中央后回，引起味觉。味觉的感受性和机体的生理状况也有密切的联系，同时也与嗅觉有密切的联系。

（六）神经系统的运动控制

1. 运动神经元和运动单位

（1）运动神经元　脊髓是实现躯体反射的最基本中枢。脊髓腹（前）角存在有大量的运动神经元，分为 α、γ、β 3 种，其中 α 运动神经元支配梭外肌，γ 运动神经元支配梭内肌，两者末梢释放的递质均为乙酰胆碱。α 运动神经元的轴突末梢在肌肉中分成许多小分支，每一个小分支支配一条骨骼肌纤维。因此，当一个 α 运动神经元发生兴奋时，可引起受支配的所有肌纤维同时收缩。

（2）运动单位　由一个α运动神经元及其所支配的全部肌纤维所组成的功能单位，称为运动单位（motor unit）。小运动单位利于做精细运动，大运动单位利于产生巨大的肌张力。不同运动单位的肌纤维是交叉分布的，有利于产生均匀的肌张力。

2. 脊髓反射与姿势调节　中枢神经系统通过调节骨骼肌的紧张度或产生相应的运动，以保持或改正身体在空间的姿势，这种反射活动称为姿势反射。在脊髓水平完成的姿势反射有屈肌反射、牵张反射、节间反射等。

（1）屈肌反射（flexor reflex）　也称对侧伸肌反射，当人体皮肤受到伤害性刺激时，同侧肢体的屈肌收缩，而伸肌舒张，肢体屈曲，称为屈肌反射。当刺激量超过某一强度阈值时，同侧肢体屈曲反射的同时，还出现对侧肢体伸直的反射活动，称为对侧伸肌反射。对侧伸肌反射属于姿势反射，可在一侧肢体屈曲时起到支持体重及维持姿势的重要作用。

（2）牵张反射（stretch reflex）　牵张反射的感受器是肌肉中的肌梭。肌梭附着在梭外肌纤维上，两者呈并联关系。当肌肉受外力被拉长（或梭内肌收缩时），肌梭被拉长，可刺激梭内感受器，而使传入冲动增多，引起同一肌肉的α运动神经元兴奋和梭外肌收缩，从而完成一次牵张反射。当肌肉收缩时，梭内肌松弛，感受器受到的牵拉刺激减弱，肌梭传入冲动减少，甚至停止发放冲动。

牵张反射有两种类型，即腱反射和肌紧张。肌紧张（muscle tonus）是指缓慢持续牵拉肌腱时引起的牵张反射，表现为受牵拉的肌肉发生轻度、持续、交替和不易疲劳的紧张性收缩，以阻止其被拉长。肌紧张是保持身体平衡和维持姿势最基本的反射活动，也是进行各种复杂运动的基础。腱反射（tendon reflex）也称位相性牵张反射，是指快速牵拉肌腱时引起的牵张反射，膝反射属于此类反射。

（3）节间反射（intersegmental reflex）　是指脊髓某些节段神经元发出的轴突与邻近上下节段的神经元发生联系，通过上下节段之间神经元的协同活动所进行的一种反射活动。

脑干对姿势和肌紧张的调节主要有：①脑干对肌紧张的调节：脑干网状结构根据作用效果可分为易化区和抑制区，对肌紧张的调节具有完全相反的两种方式。刺激易化区时可增强肌紧张和肌运动。可能的机制为通过兴奋网状脊髓束，兴奋脊髓的α运动神经元和γ运动神经元。刺激抑制区时可抑制肌紧张和肌运动。可能的机制为无内源性活动，依赖高级中枢的活动。②脑干对姿势的调节：由脑干整合而完成的姿势反射有状态反射、翻正反射、直线和旋转加速度反射等。状态反射是指头部在空间的位置发生改变及头部与躯干的相对位置改变时，反射性地改变躯体肌肉的紧张状况，包括紧张性迷路反射和紧张性颈反射。紧张性迷路反射指内耳迷路的椭圆囊和球囊的传入冲动对躯体伸肌紧张性的调节反射。紧张性颈反射是颈部扭曲时颈部脊椎关节韧带和肌肉本体感受器的传入冲动引起的四肢肌肉紧张性反射，反射中枢在颈部脊髓。表现为当头向一侧扭转时，下颏侧的伸肌出现紧张性加强；头后仰时，则上肢伸肌紧张性加强，下肢伸肌紧张性降低；头前俯时，上肢屈肌紧张性加强，下肢屈肌紧张性降低。

3. 大脑皮质的运动调节功能　人的大脑皮层运动区主要位于中央前回和运动前区（4区和6区）。大脑皮层运动区的定位并不是绝对的，但是具有以下特征：①交叉支配。②具有精细的功能定位，功能代表区大小与运动精细复杂程度有关。③从运动区定位的分布看，总体安排是倒置的，但在头面部代表区内部的排列却是正立的。

（1）锥体系统（pyramidal system）　　是指由大脑皮层发出，并经延脑锥体而后（下）行，到达脊髓的传导束，即皮层脊髓束；虽然皮层脑干束后（下）行时不通过锥体，但它在功能上与皮层脊髓束相同，故也包括在锥体束范围内。锥体系统是大脑皮层后行控制躯体运动的直接通路。80%的纤维在延髓锥体跨过中线到达对侧后（下）行，纵贯脊髓全长，称为皮层脊髓侧束；其余约20%的纤维不跨越中线，在脊髓同侧后（下）行，为皮层脊髓前束。

上述通路发出的侧支和一些直接起源于运动皮层的纤维，经脑干某些核团接替后形成顶盖脊髓束、网状脊髓束和前庭脊髓束，主要与肌紧张的调节、大块肌群的协调性运动调节及姿势的调节有关；而红核脊髓束的功能是参与四肢远端肌肉有关精细运动的调节。

锥体系统后（下）行纤维与脊髓中间神经元之间也有突触联系，可以改变脊髓拮抗肌肉运动神经元之间的对抗平衡，使肢体的运动具有更合适的强度，保证机体运动的协调性。

（2）锥体外系统　　是运动系统的一个组成部分，包括锥体系统以外的运动神经核和运动传导束，由基底神经节和丘脑底核、红核、网状结构等组成，主要调节肌张力、肌肉的调节运动和平衡。

4. 基底神经节的运动调节功能　　基底神经节包括尾（状）核、壳核、苍白球、丘脑底核、黑质和红核。尾核、壳核和苍白球统称纹状体；其中苍白球是较古老的部分，称为旧纹状体，而尾核和壳核则进化较新，称为新纹状体。基底神经节有重要的运动调节功能，它与随意运动的稳定、肌紧张的控制、本体感觉传入冲动信息的处理有关。临床上基底神经节损害的主要表现可分为两类疾病：一类是具有运动过多而肌紧张不全性疾病，如舞蹈病与手足徐动症等；另一类是具有运动过少而肌紧张过强性疾病，如震颤麻痹（帕金森病）。临床病理研究指出，舞蹈病与手足徐动症的病变主要位于纹状体，而震颤麻痹的病变主要位于黑质。

5. 小脑的运动调节功能　　小脑是躯体运动的重要调节中枢，它的主要功能是配合脑干网状结构调节肌紧张与身体姿势；加速与旋转运动时，保持身体姿势平衡；协助大脑调节骨骼肌随意运动的准确性和协调性。因此，小脑对躯体运动起着重要调节作用。

三、中枢神经系统损伤后修复

人类大脑和脊髓组成的中枢神经系统（CNS）缺乏自我再生和修复能力一直是长期困扰神经科学界的一大难题。由于CNS损伤后缺乏再生能力，不能产生新的神经元或再生新的轴突，因而导致外伤对CNS的损害尤为严重，诸如脑皮层功能受损或消失、脊髓瘫痪等。20世纪80年代，成年哺乳动物CNS损伤后不能再生和恢复的理论受到挑战。这种概念上的突破主要基于两方面的实验事实：一是成年哺乳动物的脊髓神经元仍然保持着再生的能力；二是人们认识到CNS内的微环境对受损神经的存活和再生至关重要。这从根本上改变了人们对整个神经再生领域的认识。之后经过多年的基础研究和康复临床实践，奠定了"中枢神经系统损伤后修复"的理论基础。

神经系统的可塑性是通过功能重组来实现的。功能重组是指损伤后残留的中枢神经系统，通过功能上的重组，以新的方式完成已丧失的功能，包括系统内功能重组和系统间功能重组。

（一）系统内功能重组

系统内功能重组是指在功能相近的系统内，由病灶周围组织代偿或由病灶以上、以下结构来代偿，以承担因病损而丧失的功能，具体方式有以下几种。

1. 轴突再生　再生主要指轴突的再生，前提是必须有行使功能的胞体存在。完整有效的再生过程包括轴突发芽、生长、延伸，并与靶器官重建突触联系。

轴突发芽分为再生发芽和侧支发芽，再生发芽是指受损轴突的残端向损伤区生长，在中枢神经系统中较少见；常见的是侧支发芽，主要是从未受损伤的神经细胞的树突或轴突向邻近受损伤的神经细胞生长新芽，因而易于达到恢复支配的目的。

2. 突触效率　改变中枢神经系统可塑性的另一种重要的表现为改变突触的效率，其方式有：①侧支发芽时，突触的前端扩大，增加信息传输的面积和效率。②侧支发芽时使单突触变为双突触，使原有的效率增加 1 倍。③使新生的突触更靠近细胞体。④增加突触间隙的宽度。⑤增加神经递质的数量，并使之出现在以前不可能有的区域。⑥使破坏和灭活神经递质的机制失效。⑦改变细胞膜的通透性，从而改变细胞的兴奋性。⑧改变突触间隙内神经递质的浓度和回吸收的速度。⑨改变突触后膜的敏感性。⑩改变树突膜的通透性等。

3. 失神经过敏　是指失神经支配经过一段时间后，突触后膜细胞对其神经化学递质的敏感性增高，引起组织自发活动，减少失神经组织的变性和坏死，也使局部对将来神经再支配易于发生反应。

4. 离子通道改变　在多发性硬化症的缓解期，脱髓鞘的轴突上每隔 $100 \sim 200 \mu m$ 即形成 Na^+ 通道密集的部分，后者在某种程度上起到与正常的郎飞结膜部相似的作用，使动作电流的传导有所恢复，因而在临床上表现为暂时的缓解。目前认为这种可塑性的形成与星形细胞有关。

5. 潜伏通路　包括潜伏通路启用（unmasking）及脱抑制（disinhibition）。

6. 病灶周围组织的代偿　病灶周围组织通过突触效率的提高可以代偿损伤局部的功能。

（二）系统间功能重组

系统间功能重组是指由在功能上不完全相同的另一系统来承担损伤系统的功能。其形式有以下几种。

1. 古、旧皮质的代偿　在新脑的部分损伤以后，其较粗糙和较低级的功能即可由古、旧部分来完成。

2. 对侧半球的代偿　一侧半球损伤后，其功能可由对侧半球代偿的事实已有许多例证。

3. 功能替代　指通过训练，使一个系统承担与本身功能毫不相干的功能。

（三）内、外环境的影响

1. 内环境的影响　如供血、水肿、内源性神经生长因子等。

2. 外环境的影响　如外源性生长因子、恒定电场、环境和心理社会因素。

在神经系统康复的过程中，功能训练是一个极为重要的环节。通过功能训练，能提高过去相对无效的或新形成的通路或突触的效率，它取决于使用的频率，使用次数越多，效率越高，如不再使用，则可退化成休眠状态。因此，为促进神经损伤后最大限度的功能恢复，反复持续的功能训练是必不可少的。

第四节　心理学基础

心理学（psychology）是研究人的行为和心理活动规律的科学。这一规律是人们科学解释、预测和调控人类心理及行为的依据。

19 世纪前，心理学一直属于哲学范畴，以思辨为研究方法。1897 年，德国学者冯特在德国莱比锡大学建立了第一个心理学实验室，标志着心理学从思辨性哲学中分离出来，成为一门独立的学科。人的心理既受生理因素的支配，又受社会因素的影响，因而心理学具有自然科学和社会科学的双重属性。同时，心理学研究的方法具有准确性、客观性及可检验性。

医学心理学（medical psychology）是研究心理现象及健康与疾病关系的学科，是把心理学的理论、方法与技术应用到医疗实践中的产物，是医学与心理学结合的交叉学科，兼有心理学和医学的特点。医学心理学研究和解决人类在健康或患病及二者相互转化过程中的一切心理问题，即研究心理因素在疾病病因、诊断、治疗和预防中的作用。

康复心理学（rehabilitation psychology）则是运用心理学理论和技术研究残疾者和患病者在康复过程中的心理现象和心理规律的学科，其研究目的是使病伤残者发挥心理活动中的积极因素，克服消极心理，调动其主观能动性，改善心理功能，最终回归并适应家庭与社会生活。

康复心理学的主要服务对象与康复医学相同，均为存在功能障碍的病伤残者。在工作过程中，首先要明确康复对象可能存在的心理问题。之后，要对其进行心理功能的评定和心理治疗。康复心理评定和康复心理治疗是康复心理学的主要内容。康复心理评定是指运用心理学的理论和方法，对因疾病或外伤造成身体功能障碍者的认知功能、情绪、行为和人格等心理状况进行定量的描述或诊断。而康复心理治疗则是由治疗人员运用心理治疗的专业理论和技术，针对康复对象的心理特点与规律，帮助其减轻或消除心理障碍，使其能够适应家庭与社会生活。

一、康复对象的心理问题

（一）康复对象的心理过程

一般人在经历较严重的伤病后，其心理变化会呈现出一定的规律性。根据康复对象在认知、情绪和行为等方面所表现出的特点，将康复对象的心理变化分为不同的心理阶段，即震惊期、否认期、抑郁期、对抗独立期与适应期。

1. 震惊期（shock）　　震惊期是指康复对象对突然发生的伤病无任何心理准备，难以面对。其情感上处于麻木或休克状态，思维反应迟钝，表情惊讶或呆板。行为表现为不知所措，沉默不语，对周围的人和事无感觉、无反应。震惊期一般持续几分钟或几天。

2. 否认期（denial）　　否认期是指震惊期过后，当康复对象意识到自身伤病可能造成的严重后果时，采取断然否认的态度。表现为不相信自己的病情不能痊愈，不接受别人的劝告，对病情敏感，想法或念头矛盾，易出现焦虑和紧张情绪，易激惹等。否认期一般持续数周或数月。

3. 抑郁期（depressive reaction）　　抑郁期是指患者完全意识到自身病情的严重性和可能出现的后果，心理防线彻底崩溃，表现为极度失望、悲伤、无助，对外界事物失去兴趣，情绪持续处于抑郁状态，甚至可能因绝望出现自杀行为。抑郁期一般持续数月或更长时间。

4. 对抗独立期（reaction against independence）　　对抗独立期是指康复对象出现行为的退行，生活上过分依赖他人照顾，无进行独立生活的积极心态和主动行为，不愿与人交往，缺乏回归社会的主观愿望。对抗独立期一般持续时间从数月或数年不等。

5. 适应期（adaptation）   适应期是指康复对象经过上述几个阶段后，逐渐面对并接受残疾的现实，对自身病情和预后的担心、恐惧逐渐减少，能积极配合各种康复治疗，生活态度积极。并能够正向评价自己的生存价值，主动争取生活自理及独立，不再过分依赖他人照顾，有意愿重新融入家庭和社会生活。

（二）康复对象的特征性心理表现

康复对象遭遇突发伤病后，因个人人格特征及类型不同，所产生的表现及心理问题亦有所不同。

1. 内向投射性心理反应   表现为自我压制，压抑不能接受的意念、情绪情感和冲动。如果患者平素即是性格内向者或严于律己者，则遭遇伤病后易进行内归因，产生自己命运不好等念头，并易自责、自罪，感到患病给他人带来负担，对疾病治疗无信心，失去生活信念，表现为自卑、退缩、抑郁，甚至出现消极厌世及自杀行为。老年人群中这种表现尤其明显。

2. 外向投射性心理反应   表现为遇到自己不能接受的情境或挫折时，易进行外归因，即将自己遭遇伤病的原因完全归咎于外界环境。可表现对生理方面的微小变化过分敏感，常提出过高的治疗和护理要求。时常责怪家人未尽心照顾、医生未精心治疗等。同时，情绪易激惹，易挑剔，人际关系紧张。

3. "病人角色"习惯化   表现为原有的社会身份被"病人身份"所取代。"病人身份"又称为"病人角色"，康复对象认同自己的病人身份或角色，称为"病人角色"习惯化。"病人角色"习惯化对康复对象有正反两方面影响。积极影响可表现为，一旦进入角色，康复对象会慢慢地察觉患病是一个长期的过程，需要服药、打针、康复训练、休养和照顾，这一心理适应过程使病人能够面对现实，配合治疗，有利于病情的缓解和功能障碍的恢复；同时，"病人角色"也会使康复对象解除某些责任或约束而得到一定利益，即"因病获益"，促进其对"病人角色"习惯化，过度依赖医生的治疗及他人的照顾，争取生活自理及独立的积极性及主动性降低，从而对其康复产生消极影响，甚至妨碍病情的好转。

二、心理评定

在康复治疗过程中，应用精神病学、心理学的理论和方法测试、评估残疾者或患者的心理活动情况及心理特征，称为心理评定（psychological assessment），亦称康复心理测验。

（一）心理评定的目的及意义

严重的疾病和创伤可引起患者一系列的心理变化，通过心理功能的评定能够准确掌握患者的心理状况，帮助患者调整心理环境，采取积极的应对措施，对患者的康复具有重要意义。

心理功能评定在康复过程的不同时期具有不同的意义。初期可通过心理评定了解患者是否出现心理功能障碍及其程度，为制定康复计划提供依据；中期可根据患者心理和行为的变化，判断康复的效果及预后，为修订康复方案提供依据；后期，则可通过心理评定为全面康复提供建议及意见。另外，还可以根据心理评定结果，研究伤残者的心理变化规律，并根据研究结果指导康复人员更好地与其沟通互动，促进良性医患关系的建立。

（二）心理评定的方法

心理评定方法包括观察法、会谈法、调查法及心理测量等方法。

1. 观察法 是通过直接或间接（通过摄录像设备等）地观察或观测被评估者的行为表现而对其进行心理评定的一种方法。观察法的理论依据是，人的行为是由其基本心理特征所决定的，是相对稳定的，在不同的情境中会有大致相同的反应和表现。

观察法可分为自然情境中的观察和特定情境中的观察两类。自然情境指的是被观察者在未被干扰下的原本状态下被观察，具有一定的自然真实性。特定情境一是指平时很少遇到的、比较特殊的情境，如遇到大的灾难、面临重大的考试或比赛等，在此种情境下，一个人面临重大的考验，往往会表现出比较典型的、特殊的行为反应，对考察其心理品质具有十分重要的意义。但此种情境较难遇到，且较难控制。另一方面是指将被观察者置于人为设置的、可以控制的情境中，观察并记录被观察者的反应。此种方法应用较多，可对儿童及一些特定人群进行行为观察，如心理障碍者、犯罪嫌疑人等。观察的方式可采用比较传统的"单向玻璃室"，即观察者能清晰地看到被观察者的行为表现，而被观察者不知晓观察者的存在。

2. 会谈法 也称为"晤谈法"，是心理评估中最常用的一种基本方法，其基本形式是评估者与被评估者面对面地进行语言交流。在康复医疗中，会谈法是指康复医学工作者通过与被评估者的谈话，了解被评估者的性格特点、行为习惯、病情经过、功能障碍特点，以及患者目前的主要困扰及心理冲突，并做出评估。根据会谈形式，会谈法可分为结构式会谈和非结构式会谈两种。

（1）结构式会谈 由评估者根据评估目的，以较为固定的方式或定向的标准程序，预先编制评估大纲或评估问卷，在会谈时逐项提问，要求被评估者按提问进行回答，并根据受试者的回答情况进行评估。因会谈内容已预先限定，会谈效率相对较高。缺点是形式比较刻板，会使被评估者感到拘谨，有例行公事的感觉，甚至引起反感或不合作。

（2）非结构式会谈 又称为"自由式会谈"。其特点是事先不设定问卷或定向的标准程序，评估者可与被评估者自由交谈，让被评估者自由地表述其想法、感受及情绪。会谈形式开放，气氛较轻松，被评估者较少受到约束，有机会充分真实地表达自己。缺点是会谈内容可能较松散，用时相对较多，效率低。

会谈是一种双方互动的过程。在会谈中，评估者起着主导和决定性作用。因此，评估者应掌握一定的会谈技巧，并要在会谈中根据评估目的，对被评估者进行适当引导。同时，评估者要注意耐心倾听被评估者的表述，抓住问题的每个细节。同时还要注意被评估者的肢体语言、情绪状态、思维逻辑性等，进行全面分析与判断，为综合、整体评估提供依据。

3. 调查法 根据评估目的的需要，当某些信息无法从被评估者本人那里获得，或本人提供的信息可信度不够时，即要从他人那里调查取得。如被评估者认知功能或言语功能障碍，无法准确理解或表述自身情况，这时需要向与其密切接触者进行调查。因此，调查是一种间接、迂回的方式。根据调查内容，调查法可分为历史调查和现状调查两类。

（1）历史调查 主要目的是了解被评估者既往的情况，如伤病及治疗过程、家族史及以往的个性特点、人际关系等。调查可通过查阅被评估者的病案记录或其他资料来进行，也可对了解被评估者历史信息者进行访谈来调查。

（2）现状调查 主要目的是了解被评估者当前的生活现状，如被评估者的功能障碍对目前生活的影响、日常生活活动能力、对照顾者的依赖程度、适应能力的水平、参与社会生活等方面情况。调查对象以被评估者目前的主要照顾者为主。

NOTE

调查方式除一般询问外，还可采用调查表或调查问卷的方式进行。应用调查法可以广泛了解被评估者的历史信息和目前状况，为准确评估提供全面依据。缺点是调查法一般是间接性评估，信息的真实性容易受被调查者主观因素的影响。

4. 心理测量　心理测量是指依据心理学理论，应用一定的程序，对人的能力、人格特征、行为模式及心理健康程度等做出定量评估的过程。心理测量主要采用量表的形式进行。量表是由一些经过选择的、一般能较正确地反映人的某些心理特点的问题或操作任务所组成。进行评估时，令受试者对量表中的测试内容做出回答或反应，然后根据一定标准计算得分，最终得出相应的评估结果。

心理测试量表种类繁多。常用的智力测验量表有瑞文智力测验、比内−西蒙智力测验、韦氏成人和儿童智力量表、丹佛发育筛选测验（DDST）等；人格测验量表主要有明尼苏达多相人格调查表（MMPI）、艾森克人格测试问卷（EPQ）等；精神症状及心理健康状况的测验量表主要有症状自评量表−SCL90、抑郁自评量表、焦虑自评量表、简易精神状态检查量表（MMSE）、生活质量综合评定量表等。

三、心理治疗

心理治疗（psychological therapy）是运用心理学的原则和方法，对患者认知、情绪、行为等方面的功能障碍进行干预的过程。心理治疗的目的在于改变患者存在的对健康不利的观念、态度和行为，以提高康复治疗效果。

残疾人，特别是因事故、疾病等原因刚刚致残者，往往面临着巨大的心理冲突、矛盾与困扰，故在康复治疗的全过程中，心理治疗是不可或缺的重要手段。因此，要根据心理评定的结果制定适合的治疗方案，对其进行积极的心理治疗。同时，在治疗过程中，还需要患者本人、家属的密切配合。

（一）心理治疗原则

1. 帮助患者　引导患者回顾患病的全过程，鼓励患者积极面对现实，支持、帮助患者正确认知目前境况，主动调节心理状态。

2. 尊重患者　为患者创造安全、温暖的治疗环境，对患者的状况完全接纳，不妄加评判，使患者感到自己被人悦纳，获得自我价值感，并使其能充分表达自己。建立良好的治疗关系，争取患者的信任，使其主动配合治疗。

3. 个体化治疗　治疗前详细了解病史，并要进行心理功能评定，充分了解患者生理及心理情况，进行有针对性的治疗。同时，治疗方法要灵活，根据不同疾病、疾病的不同阶段及患者的环境和身体特点选择适当方法，并可适时调整。

4. 心理治疗与康复训练相结合　康复心理治疗的对象多是因伤或因病导致的残疾人，在心理治疗的同时，还要进行物理、作业等系统的康复训练，躯体功能障碍的改善亦有助于心理功能的改善。

（二）心理治疗形式

1. 个人长程心理治疗　精神分析是最典型的个人心理治疗。医生通过患者的自由联想、追溯童年经历和释梦等方法，从不同角度解析患者当前的心理问题。其疗效体现在对患者人格的改变，并使患者从以往压抑中解脱，从而产生新的生命体验，并不仅局限在减轻某些精神症状。每周 4 ~ 5 次，疗程可达数年。

2. 个人短程心理治疗　主要方法有短程精神分析、认知-行为疗法和患者中心疗法等。共同特点是疗程时间有限定，但限定时间长短不等。最短的 1 次，最长的 40 次。短程心理治疗的目标明确，结构性强。

3. 集体心理治疗　通过讲座、座谈、讨论和示范等形式，使患者掌握所患疾病的性质及病情演变规律，帮助其不再回避矛盾，主动面对现实。针对同类患者，一般 10 ~ 15 人一组。1 ~ 2 周为 1 个疗程，每周 2 ~ 3 次，每次治疗时间不宜过长。

（三）针对不同心理障碍类型的治疗手段

康复治疗对象中，不同人格类型具有不同的心理障碍特征，故心理治疗时应针对不同类型采取相应的治疗手段，以保证治疗效果。

1. 内向投射性心理反应类型　对这类患者，家属的感情支持、医生的承诺和鼓励是减轻或消除其抑郁反应的最好措施。因此，要多与此类患者进行交流，并投入更多的感情，使他们能明确感知到周围人的关心和支持，缓解或解除其抑郁情绪，获得良好疗效。对病情较严重者可给予少量抗抑郁药物。

2. 外向投射性心理反应类型　对这类患者，应注意建立良好的医患互信关系，理解其易于外归因的深层动机，多是对疾病治疗和未来生活丧失了信心。因此，在疏解患者情绪时要多加鼓励，当病情一有好转，即应及时肯定患者的自身努力，增强其信心。同时要告知其家属此类患者的心理特点，加倍耐心、悉心照料。

3. "病人角色"习惯化类型　对这类患者，应努力使其认识到康复治疗是以患者为主、医患共同参与的医疗模式，要充分调动其主观能动性，使其积极参与到治疗方案的制定及改进过程中。鼓励其为日后恢复工作或社会生活进行准备，使患者减轻对他人的心理依赖，增强康复欲望，摆脱"病人角色"，尽早达到心理上的康复。

（四）心理治疗常用方法

1. 精神分析疗法　是由弗洛伊德创立的心理动力学派理论指导的治疗方法。根据美国精神分析协会的定义，精神分析的主要治疗目的是帮助来访者发展和提升自觉性、自知力。精神分析理论认为，很多病症，尤其是神经症、心身疾病，都与患者经历中的情感挫折、矛盾冲突在潜意识中的反映状态有关，或由其转化而来。治疗过程中，治疗师要鼓励患者通过语言来充分表达自己的想法、梦境等，通过分析帮助患者领悟自己潜意识中的冲突及所导致的心理障碍，修复心理症结，提高社会适应能力。精神分析疗法的基本技术主要有自由联想、释梦、移情、解释等。

2. 认知疗法　患者患病后，常常会有歪曲的、不合理的、消极的信念或想法，从而导致心理障碍。认知疗法即是根据认知过程影响情感和行为的理论假设，以通过认知和行为技术来改变不良认知或重建正确认知为目标的一类心理疗法。

认知疗法聚焦在发生问题的当下。治疗师采取解释说明、教育、批评、促膝谈心方式，指导患者改善情绪反应、改变认知方式及与他人的互动模式。常用的技巧包括识别扭曲的思想、纠正信念和改变行为等。

3. 支持性疗法　以支持为主要方式，包括用通俗的语言向患者解释相关的医学知识，消除其紧张、恐惧、焦虑等情绪反应，积极配合治疗；指导患者或家属在营养、卫生等方面合理安排，同时指导患者与他人做良性沟通与互动，减少由于沟通不良引起的心理压力；在治疗过程中适时予以鼓励，尤其是康复训练遇到困难时，更要有针对性地鼓励患者，使其振作精神，增强信心；当患者面对各种各样的问题和困难出现焦虑、紧张，甚至自暴自弃的情绪时，治疗师可适时应用保证或承诺的方式，消除患者的疑虑，使其重建信心。但保证一定要遵循治疗规律，不能信口开河。

4. 行为疗法 行为疗法是建立在行为学习理论基础上的一种心理治疗方法，也称"行为矫正法"，强调通过对环境的控制来改变人的行为表现。其基本理论认为，异常行为和正常行为一样，是通过学习、训练等后天培养而获得的，自然也可以通过学习和训练来矫正或消除。行为疗法包括鼓励法、系统脱敏法、满灌疗法、厌恶疗法、自我调整法、示范法等多种治疗技术。

5. 心理教育 是通过教育方法来促进患者康复的一种心理干预方法，由安德森及其工作团队在 1980 年创立。心理教育方法包括 4 个核心元素，即教育患者认识自己的疾病、解决问题训练、自主训练、人际沟通训练。有时也会邀请患者家属或护理者参与。近年来，心理教育又衍生出多种工作模式，其中包括家庭心理教育、疾病管理与恢复等。

第五节　中医康复学理论基础

中医学源远流长，数千年的发展历史记载了我国人民与疾病做斗争的丰富实践经验和前辈医家的学术成就。中医康复学也不断得到充实和发展，积累了大量的理论知识，形成了独特的理论体系。

中医康复学是中国传统康复学体系中最重要的组成部分和典型代表，具有独特的理论体系和治疗手段。它是以中医理论为指导，突出应用中医康复疗法，在伤病的早期介入，以恢复功能为目的，研究、应用传统中医方法结合各种运动治疗技术促进伤、病患者身心功能恢复的一门学科。中医康复学既以中医基本理论为指导，又有自身独特的理论基础和治疗体系，在康复医学中具有特殊的地位和意义。

一、中医康复学的基本理论

中医康复学的基本理论是以阴阳五行、脏腑经络、病因病机、气血津液、精气神和情志理论等为基础，以中医学整体观念和辨证论治为指导，在强调整体康复的同时，主张辨证康复，康复方法的选择应用均在上述理论指导下进行，创造出中药、针灸、推拿、气功、导引、食疗等行之有效的方法。

阴阳理论是通过康复治疗，调整患者阴阳平衡的理论。中医康复学主要通过阴阳理论认识和概括整个理论体系，如患者的生理、病理、诊断和康复治疗方案制定、实施及预后处理等全过程。

五行理论则以整体观为依据，依托五行归类的方法，利用生克乘侮、亢害承制的规律，重新调节五行系统之间的协调平衡，以期达到康复的目的。脏腑经络理论以五脏为中心，以经络为联系途径，阐释脏腑之间、经络之间、脏腑与经络之间的联系与影响，揭示疾病的病理变化，指导临床诊断和康复治疗。

中医病因病机理论研究和阐释人类疾病的起因及其发生、发展和转归规律，为诊断和康复治疗提供依据和指导。

气血津液理论从整体角度研究构成人体生命活动的基本物质——气、血、津液的生成、输布、功能及其相互关系，揭示人体脏腑经络等生理活动和病理变化，是中医康复辨证诊断和治疗的重要过程和治疗依据。

精气神理论阐述了精、气、神三者之间的关系，精是神产生的基础，气为化精的动力，神是精气的外在表现，三者紧密联系，不可或缺，是人体生命活动的根本，也是中医康复学中常见疾病发生的根本机制。因而，中医康复治疗重视调摄精、气、神。

情志理论主要阐述情志与脏腑气血、康复病机和康复疗法的关系，在精气神理论的基础上，强调在康复治疗中重视患者的精神调摄、怡心养神，调畅情志。

二、中医康复医学的主要特点

中医康复学作为康复医学的一种治疗手段，它所指的"康复"已不是"伤病的痊愈"和"健康的恢复"等简单的同义词。疾病的痊愈和健康的恢复是指患者在经过治疗后病理发生逆转、症状得以消除、健康回复到病前的正常状态。而"康复"是指残疾者的残存功能和潜在能力通过治疗和训练后获得了最大限度的发挥。

因此，在理解中医传统康复医学思想时，不能简单地将如针灸、传统功法、推拿、药物等同于以功能恢复为中心的传统康复。传统康复方法虽然来自中医临床各科，但是在应用中医临床各科的治疗手段时，前提是必须以"功能"为导向，在积极治疗病因病机、逆转病理、消除症状的同时保存、改善及恢复受伤病影响的身心功能。只有这样，才能真正体现出中医传统康复医学的思想。

中医康复学是在前人经过长期的康复医疗实践中，以唯物论和辩证法为指导思想逐步总结出来的，对康复治疗在临床上的应用具有重要的指导作用。中医康复学的目标主要针对各种病残带来的身心障碍，起到减轻和消除作用，恢复病患机体功能，使之重返社会。它的主要服务对象多是由于损伤、急慢性疾病、老龄化引起的功能障碍，以及发育障碍的残疾人。中医康复学在前人长期的康复医疗实践中产生，有其独特的理论观点和特色，主要特点有辨证康复、整体康复、功能康复及"正气为本""杂合而治""治未病"。这些特点一方面来自中医药的独特优势，同时也与我国传统文化有关，对中医康复学的临床应用具有重要的指导意义。

（一）辨证康复

辨证论治是中医学认识疾病和治疗疾病的基本原则，是中医学的灵魂，而辨证康复思想亦贯穿于整个中医康复医学中。辨证是决定康复的前提和依据，康复根据辨证的结果来确定相应的康复原则和方法。在中医康复临床中，辨证与康复之间相互联系，密不可分。这种通过临床辨证结果来确定康复治疗原则，选择正确的康复方法，使患者得以康复的思想，称为辨证康复观。

1. 体质不同，辨质康复　同一种疾病，由于疾病的不同阶段、致病因素、季节、地区及患者体质的差异，会产生不同的病机变化，出现不同的证候。在临床中，通过辨别这些不同的证候，从而确定适宜的康复原则，选择行之有效的康复方法。例如，偏瘫病人有的表现为脾虚痰湿，伴形体肥胖、胸闷腹胀、食欲减退、倦怠神疲、大便溏泻、舌淡苔白腻、脉弦滑等症；有的表现为肝肾亏虚，伴腰膝酸软、耳鸣耳聋、眩晕、舌红少苔、脉弦细等症。在康复治疗中，前者应以健脾化痰、疏通经络为原则；而后者应以补养肝肾、疏通经络为原则。这种方法就是病虽相同但证型不同，选用的康复治疗方法也就不一样。又有不同疾病可以表现出同种证型者，病虽然不同，但病机变化相同，在临床中往往出现相似的证候。又如腰痛与偏瘫，这是两种不同的疾病，但都有肝肾亏虚的表现，在康复治疗阶段，如证候表现一致，就可采用相同的中医康复原则和方法进行干预治疗。

2. 病证结合，辨证康复　中医康复医学不仅重视辨证，对于辨病也很重视，提出辨证与辨病要相互结合。辨病的目的主要为了更好地辨证，建立在辨病基础上的辨证是为了更准确地认识病证病机，因此，要特别注意掌握好病和证的关系。在康复阶段，辨病已较明确，临床中应在此基础上进行辨证，正确把握患者病机变化，选择适宜的康复原则和方法进行治疗。若只知患的什么病用何康复方法治疗，而不知怎样辨证，则难以收到预期的康复效果。因此，既要辨证又要辨病是中医辨证康复观的意义所在，也是中医康复学的特色所在。

（二）整体康复

在中医康复医学理论体系中，整体康复是其重要内容。中医学认为，人体是一个有机的整体，人与自然环境、社会因素密切相关。因而，人体康复的主要途径除了指导或者帮助需要康复的对象顺应自然，适应社会外，还要使人体的各组成部分之间达到协调统一。这种顺应自然、适应社会、达到人体形神协调统一的康复思想，称为整体康复观。整体康复观一般包括人体形体与精神康复的统一、人体康复与自然的统一、人体康复与社会环境的统一。

1. 人体形体与精神康复的统一　中医学认为，人体是一个高度复杂而完善的统一体，由"形"与"神"组成。"形"指形体结构，包括五脏六腑、四肢百骸、经络等组织结构和气血津液精等营养物质；"神"是人体精神、意识、知觉、活动等一切生命的最高主宰，是机体生命及情感意识的体现。人体是形与神的统一体，神是形的产物，而形为神的物质基础；反之，形的功能被神所受制，神在协调脏腑、气血、阴阳变化的同时，也维持着人体内环境的平衡，在调节组织并使之适应自然界的变化的同时，又缓冲由外部因素引起的情志刺激，而维持人体与外部环境间的协调关系。这种脏腑、精气神之间的有机联系，形体与精神的结合，形态与功能的辩证统一，就是传统中医康复医学形神一体的全面康复观。

脏腑、经络、肢体等组织器官构成了人体，各组织器官不是孤立存在的，脏腑与脏腑之间、经络与经络之间、脏腑经络与肢体之间都存在着多种联系，这就使人体各部分形成了一个完整的有机体，维持协调人体正常的生理活动。同时，人体各部分之间在病理上也是相互影响的，人体某一部分病理变化，都与脏腑、气血、阴阳的盛衰有关。正是由于人体各部分之间在生理、病理上的相互联系，决定了康复治疗时对局部的问题也必须要从总体出发，采取适当的康复治疗措施。

2. 人体康复与自然的统一　即天人相应观，其核心内容为：人与自然都是由"气"构成，人处于天地间，生活在自然环境中，是自然界组成的一部分；人与自然紧密相连，人的所有活动都受制于阴阳五行的自然法则，并遵循着这一运动变化规律。

天人相应观在传统康复医学中体现在两个方面：适应自然和利用自然，以有利于康复。自然界四时更替、昼夜变化、月之盈亏、子午更迭，使得人体的阴阳、气血、脏腑、经络、精神、情绪也随之产生相应的规律性变化。传统康复医学不仅强调天地自然规律对人体的影响，以及人体对自然变化规律的适应能力，更重要的是人类应当遵循自然运动规律的法则，避免其不利因素，利用有利因素来保持人体的健康，促进疾病康复。因此，顺应自然、因时因地制宜成为中医康复医学的一个重要法则。《素问·四气调神论》论述了"春夏养阳，秋冬养阴"的顺时养生康复规律，并指出对慢性阳虚患者，应当借助春夏自然阳气的升发达到扶助阳气的目的；对于慢性阴虚患者，应当借秋冬阴气敛藏的作用来滋养阴精。这一养生原则，不仅适用于防病强身，同样也适合于疾病的康复治疗。《灵枢·岁露》指出："人与天地相参也，与日月相应也。"这说明中医康复医学的整体观念强调人的生理活动、病理变化受自然因素的影响。因此，顺应自然环境的变化，是促进患者得以康复的重要途径。

自然界气候的改变对人体的康复有较大影响，康复治疗的同时必须顺应季节气候的改变。《素问·金匮真言论》说"五脏应四时，各有收受"，说明五脏的功能活动与四时阴阳要相适应。另外，精神活动也与四时气候的影响有关，《素问·阴阳应象大论》指出："天有四时五行，以生长收藏，以生寒暑燥湿风，人有五脏化五气，以生喜怒悲忧恐。"自然界气候变化的影响与人体的康复密切相关，因时制宜是康复治疗过程中一个重要原则。顺从四时的变化来调理脏腑、调畅气血，以适应自然界的生、长、化、收、藏变化，保持人体内外的阴阳平衡，最终达到康复的目的。

3. 人体康复与社会环境的统一　　人与社会是一个统一的整体。人是社会的一员，生活在社会中。因此，复杂、不断变迁的社会因素都会直接或者间接地影响人的性格、思想、嗜好和一些疾病的发生及康复过程。社会环境包括人在社会中的地位、职业、经济情况、文化程度、人际关系，以及社会对康复医疗提供的条件和帮助等方面。个人地位的高低、贫富的变化、个人的欲望、人际关系等都影响着人体的精神活动，产生喜、怒、忧、思等情绪，进而影响脏腑气血的生理功能及病理变化。有关社会因素导致精神和形体疾病者，古代医家都不乏记载。例如，《王氏医存》记载了因错误教育方法导致小儿心智残障的病例，其载："伶俐子弟，授读严师，敏慧童妇，归奉恶姑：诟责日甚，则变为痴呆。"《素问·疏五过论》说："圣人之治病也……从容人事，以明经道，贵贱贫富，各异品理。"《素问·著至教论》指出："而道上知天文，下知地理，中知人事。"这些都是要求医生要注意观察地位、家境及教育、人际关系等对患者的影响，在康复治疗中综合考虑，并采取适当的方法促进患者回归家庭和社会。此外，社会能为康复医疗机构提供设备的好坏和帮助的多少，也影响患者能否顺利回归家庭和社会。

（三）功能康复

功能康复是中医康复医学的重要理论基础。中医学认为，精气是构成人体生命活动的物质基础，人体的脏腑、四肢、五官、精神意识、思维活动，都以精气为源泉。精气流通是生命活动的基本特征，人体精气流通畅行、正常升降出入，生命活动才能得以继续。若精气流通停止，人体的生命活动也就中断。《素问·六微旨大论》云："出入废则神机化灭，升降息则气立孤危。故非出入，则无以生、长、壮、老、已，非升降，则无以生、长、化、收、藏。"因而人体康复应当注重功能训练、形体运动，以促进精气流通。形体运动促进精气流通，便于脏腑组织恢复生理功能，促使患者恢复日常生活、社会生活和职业工作能力的思想，称为功能康复观。这种观点与现代康复医学相似，也是康复医学有别于临床医学的重要思维。功能康复观不仅重视脏腑的功能康复，更强调患者日常生活能力和职业能力的提高。为了使患者最大限度地恢复日常生活能力和职业工作能力，在采取综合调理康复治疗措施中，尤其重视采取多种方式进行功能训练，保存和恢复身体运动、感知、语言交流等方面的功能。进行功能训练时，要注意年龄、职业及患者身体的具体情况。对于体力劳动者要注意体力，特别是肌力、关节活动等功能的训练；脑力劳动者应当重视智能方面的训练。通过有效的功能训练，促使患者获得一定程度的功能恢复，进而重新参加社会生活，履行社会职责。

（四）正气为本

正气是指人体的正常功能活动，是抵御邪气、修复病理损伤、适应外界环境、维持人体正常生理活动的能力和物质的总称。人体内的正气，包括阴精阳气、脏腑经络及形、神等正常的生理活动与物质基础。而邪气则是存在于外在环境中的，或是人体内部产生的一切致病因素的总称。中医学认为，正气旺盛则人体阴阳才会协调、形神才能相统一、脏腑经络的功能才得以正常、气血营卫才能充盛强固，人体的发病也正是由正气虚弱开始的。《素问·刺法论》指出的"正气存内，邪不可干"，以及《素问·评热病论》提到的"邪之所凑，其气必虚"，都概括了这种发病观点。人体在发病的过程中，正气是发病的根据，也是发病的内因；邪气是致病的外因，也是致病的条件。正气的强弱决定了疾病的发生、传变、转归及预后。正气强则病势由重转轻，向康复的方向转变；正气弱则病势由轻变重，病情转向恶化。因此，患者能否康复的关键是由正气的盛衰所决定的。

中医康复学的服务对象大多是因为正气不足，正气失调而发病的人群。例如，残疾多是由于气血失和，形神功能出现障碍所致；再如慢性病，也多是以病程较长、病久体虚伤正为主要特点的病理状态；又如老年病，则大多因肾气衰弱、机体脏器组织功能衰退而致。以上诸证都存在着正气不足的问题。

正气为本，就是充分发挥和加强脏腑功能，使精微生生不息，废物排泄有序，人体机能协调统一。中医康复学服务宗旨是恢复人体的正气，调动人体正气的自然能力和适应能力，对促进疾病的康复起着一定的作用。在怎样扶养正气、如何恢复正气功能等方面，古人积累了丰富的经验。孙思邈在《千金翼方·养性禁忌第一》中提出"一曰啬神，二曰爱气，三曰养形，四曰导引，五曰言论，六曰饮食，七曰房室，八曰反俗，九曰医药，十曰禁忌"十个保养正气的要领。在传统康复治疗和训练方法中，都有"养"和"治"两个方面的作用，其中"养"指保养正气，增强体质，提高康复能力的措施。例如，用药物和食物以养正，就是遵循"形不足者，温之以气"和"精不足者，补之以味"的原则。药物与饮食康复法是扶养正气的主要方法。传统康复医学强调在利用药物与饮食这两种康复方法的同时，配合气功、针灸、按摩等各种补益疗法，疏通经络、调畅气血，达到保养正气的目的，使疾病得以康复。叶天士在《临证指南医案》中指出："只要精气（正气）复得一分，便减一分病象。"因此，重视正气，保养正气，是中医康复学的基本原则。

（五）杂合而治

杂合而治，又称综合治疗。中医康复学从整体出发，以辨证论治为基础，要求康复的措施要针对不同的体质和病情，采取综合性的康复医疗手段。很多需要康复治疗的病症，都是由多种因素所致，并多个系统受累，因而有多属性的特点。对于这种复杂的康复对象，只用单一的或者固定的方法治疗是无法解决的，只有"杂合而治"，采用综合性的康复治疗措施才能取得好的治疗效果。

杂合而治的康复医学观点，在中医传统康复学领域中多体现在综合协调地应用于医学、社会、职业及其他一切措施中。也就是说，在采取传统康复医疗治疗疾病的同时，还要配合职业、社会等方面的康复措施，使残病者在身体、精神、社会、职业和经济能力等多方面都能获得最大限度的恢复，并且在最大程度上回归社会。就传统康复医学这一侧面而言，也要求能够采取综合性的医疗方法，如中药、食疗、针灸、推拿、气功等各种传统康复方法的综合应用。在康复治疗中，只要是对患者的康复有利，一切治疗方法都可以应用。但是，对于以各种功能障碍为对象的康复医疗，应该依旧以传统的功能训练方法为主。此外，在"杂合而治"的康复治疗方案中，应该掌握以下几个基本点。

1. 标本结合 即急则治其标，以缓解病患的病痛、抢救生命为主要目的；缓则治其本，则以消除病因、逆转病理状态、恢复患者身心功能为主要目的。

2. 内外治相结合 通过药物及饮食的内服法和熏、洗、擦、敷等外治法相结合，各得其宜。

3. 医疗与自身疗法相结合 医疗是指通过医务人员施行的一种康复方法；自身疗法是指充分发挥病患自身所拥有的潜在康复力量，配合康复治疗的过程。传统康复医学绝大多数方法都是通过扶养正气、发挥人体自身治疗能力，从而达到的康复目的；传统康复医学同时也强调在疾病的康复过程中要充分发挥病患参加治疗的能动性，如气功的练习、功能活动的训练、合理的生活安排方式等。只有将医疗与自身疗法相结合，才能最终达到高水平的康复。医疗与自身疗法的结合，是传统康复医学区别于其他各科临床的重要特征之一。

4. 调养和治疗相结合 传统康复医学强调"治""养"结合，"必养必和，待其来复"的康复原则，在传统康复医疗中大多数的方法也都有"治"与"养"两个方面的作用。通过调养的方法，可以起到恢复体内正气的作用。正气来复，才能形盛神旺，机体才能达到康复的最佳状态。

（六）治未病

中医康复学认为防病重于治病。《内经》最早提出了"治未病"的概念。《素问·四气调神大论》曰："圣人不治已病治未病，不治已乱治未乱，此之谓也。夫病已成而后药之，乱已成而后治之，譬犹渴而穿井，斗而铸锥，不亦晚乎。"《灵枢·逆顺》亦云："上工刺其未生者也……故曰：上工治未病，不治已病。"《内经》提出的"治未病"理论，经过历代医家的发挥和弘扬，已成为传统康复医学用来防治疾病的重要原则。"治未病"思想，主要体现在未病先防和已病防变两个方面。

"未病先防"，是指在疾病还未发生之前，采取一定的预防措施避免其发生。在这方面，古代医家有许多行之有效的方法和经验，如汉代医家华佗创造了"五禽戏"，通过对动物动作的模仿来锻炼身体。此外，人们还用太极拳、八段锦等健身方法锻炼身体，以增强体质，提高抵抗疾病的能力。

"已病防变"，是指患病之后特别是患病最初的时候，针对疾病发展过程中可能出现的病情加重及已萌芽的先兆症状，尽早采取有效的治疗措施加以干预，阻止并扭转病情的发展与传变，使疾病朝着痊愈的方向转变。《金匮要略》云："适中经络，未流传脏腑，即医治之。四肢才觉重滞，即导引、吐纳、针灸、膏摩，勿令九窍闭塞。"这说明，经络在最开始受邪时，趁邪气尚未深入脏腑，及早治疗，四肢刚感觉重着不适时，用导引、吐纳、针灸、膏摩等方法使机体气血通畅，达到提高抗病能力的目的。中医传统康复学"治未病"理论和现代康复"三级预防"理论不谋而合，都具有极其重要的科学价值和实践意义。

三、中医康复学的主要康复疗法

中医传统康复疗法是传统康复医学的重要组成部分之一，以中医基础理论为核心，以整体观念和辨证论治为康复特点，对残疾者应用中医传统疗法进行康复治疗活动，是我国人民在长期与疾病做斗争过程中的独创性发明。经过历代医家的不断总结和提高，日趋完善，具有完整的理论和治疗体系。这些独特疗法在保障人民健康、增强体质方面发挥了独特作用。

（一）中药疗法

中药疗法是指在疾病康复过程中，采用制成各种剂型的中药进行内服、外用，以减轻或消除患者形神功能障碍，促进其身心康复的方法，是中医传统康复疗法中最常用、内容最丰富的方法之一。临床中药多为植物药，也有动物药、矿物药及部分化学、生物制品类药物，多制成中药材、中药饮片、中成药等使用。中药疗法在康复医学中的应用，主要体现在疾病的预防、疾病过程中脏腑功能失调的调理及疾病后期功能障碍的改善等方面。中药疗法分为内治法和外治法，内服的药物通过消化道吸收，而外服的药物则是通过体表的渗透作用吸收。二者都是以中医理论为指导，通过选择合适的药物和服用方式，达到调理阴阳、协调脏腑功能，促进机体功能障碍恢复，实现康复的目的。

（二）针灸疗法

针灸是中医针法和灸法的总称，是中医学的宝贵遗产。针法是指在中医理论指导下把针具（通常指毫针）按照一定的角度刺入患者体表穴位，运用捻转、提插等手法对人体穴位进行刺激，从而激发经气、疏通经络、调和阴阳，以达到治疗疾病的目的。临床常用的有体针、头皮针、电针、三棱针、梅花针、皮肤针、火针等。灸法是指用艾绒或其他药物放置在人体的穴位皮肤上进行烧灼、温熨，借助艾火的温热作用和（或）药物作用，发挥温经通络、散寒除湿、升阳举陷、扶阳固脱、消肿散结等功效，达到防治疾病的目的。临床常用的方法有艾炷灸、艾条灸、温针灸、温灸器灸、天灸等。针灸疗法作用于人体的经络或腧穴，通过针刺、艾灸的刺激调节，可产生兴奋与抑制效应。这两种效应可双向调节人体各种功能，最终达到发挥康复治疗的作用。

（三）推拿（按摩）疗法

推拿又称"按摩"，是以中医学脏腑、经络学说为理论基础，是通过手法刺激机体体表的一定部位或者穴位达到治疗疾病目的的一种方法。推拿疗法针对不同病情，运用不同的手法，调整人体阴阳、调和营卫、疏通经络、活动关节，起到整骨复位、活血化瘀、消肿止痛、松解粘连、通利关节等作用。因其安全、有效、舒适、无害，无副作用，且不需要用药和特殊的医疗器械、设备，仅凭医生的双手即可起到治疗作用，因而被广泛接受。推拿的基本手法有㨰法、揉法、摩法、擦法、推法、搓法、拿法、捏法、点法、抖法、拍法、摇法、扳法等。

（四）拔罐疗法

拔罐疗法古称角法，是以罐为工具，借助热力排除其中的空气，造成负压，使之吸附于腧穴或应拔部位的体表产生刺激，使局部皮肤充血、瘀血，以达到治疗某种疾病的目的。中医学认为，拔罐有抵抗外邪、保卫机体、活血化瘀、疏通经络、调整气血、平衡阴阳的作用。拔罐时罐内空气热胀，随之冷却，罐内压力下降，形成负压，产生一定的吸引力，从而使局部组织高度充血，甚至局部毛细血管破裂，从而产生瘀血，起到一种良性刺激作用。这种刺激可使该部位皮肤组织代谢旺盛，吞噬作用增强，有利于机体功能的恢复，促使疾病好转。

（五）传统运动疗法

传统运动疗法，古时称为导引术。传统运动疗法以中医理论为指导，根据患者的病情，运用传统运动形式，如太极拳、八段锦、易筋经、五禽戏等运动健身术，强调意念锻炼和引导呼吸、引导肢体活动和锻炼，以活动筋骨、疏通气血、调节气息，达到治病强身的方法。常用方法有气功、五禽戏、八段锦、太极拳等。这些疗法在防治疾病方面具有一定的价值，并已成为国内外广泛采用的一种治疗手段，是康复的重要措施之一。

1. 气功 是呼吸、意念、姿势相结合的练气、练意、练身的一种功夫，患者通过意识不断地调整呼吸及姿势，以意引气、循经运行、增强元气、调和气血与脏腑功能，恢复机体的阴阳平衡，从而达到身心健康，疾病康复。几千年来，各家气功流派的练功方法可以概括为"调身、调息、调心"，从而达到"内练精、气、神"，"外练筋、骨、皮"的健身祛病方法。气功作为一项有益于身心健康，整体、系统的调整人体内外环境平衡的锻炼技术，被越来越多的人认识和接受，并且气功与现代心理疗法、运动疗法、自然疗法等均有着密切的联系和相似之处，气功是这些疗法的综合运用，故在康复医学中能发挥其独特作用。

2. 太极拳 太极拳是我国传统的健身拳术之一，是以"太极"哲理为依据，以太极图形组编动作的一种拳法。太极拳强调整体观念，要求身心合一，以意领气，气随意行，意到气到。由于其动作舒展轻柔，动中有静，连贯徐缓，形气相随，故久练太极拳外可活动筋骨，内可调畅气机，调和脏腑，可达到调整阴阳、疏通经络、强身健体、延年益寿的目的，并且有助于智力开发，使记忆力、反应力和判断力均能得到提高，深受广大群众的喜爱，是一种行之有效的传统运动疗法之一，其中二十四式简化太极拳因易于掌握而被推广。

3. 五禽戏、八段锦和易筋经 五禽戏，是指模仿虎、鹿、熊、猿、鸟五种禽兽的动作，组编而成的一套锻炼身体的功法。五禽戏要求形、神、气三者有机结合，具有通经络、调气血、柔筋骨、利关节、益脏腑的作用，有助于慢性疾病的康复，如失眠、慢性胃炎、慢性支气管炎、慢性疲劳综合征等。八段锦属于古代导引法的一种，是形体活动与呼吸运动相结合的健身法。八段锦由八种不同的动作组成，术式简单，运动量适中，无场地环境限制，年老体弱及慢性病患者均可选择锻炼。易筋经，源于我国导引术，是以中医阴阳气血理论为指导，通过手足的屈伸开合和脊柱的旋转俯仰，带动内脏和四肢的运动，使全身经络通畅、气血流通而达到强筋健骨的目的。

五禽戏、八段锦和易筋经都具有健骨柔筋、壮力养气、活血行气、调和脏腑的功能，男女老幼皆宜。现代研究证实，五禽戏和八段锦可以改善神经体液的调节功能，加强血液的循环，对神经、心血管、消化、呼吸及运动器官有良好的调节作用。此两种功法不仅有强身健体、舒筋活络的作用，对疾病也有一定的治疗作用。

传统功法强调心神宜静，而形体则宜动。然而实质上，心神宜静与形体宜动是紧密联系，不可分割的，只有动静兼修、动静结合，即肢体运动与调神养心相结合、形与神共养，才符合生命的运动规律，才能保持身心健康，从而做到强身和防病之功也有利于疾病的恢复。

第五章 康复医学学科内容与工作方式

第一节 康复医学的学科组成

康复医学学科主要由康复基础学、康复评定学、康复治疗学、临床康复学、康复工程学、社区康复、传统康复学等二级学科组成。

一、康复基础学

康复基础学是研究康复医学理论基础的一门学科，主要包括与康复功能训练，特别是与主动训练相关的运动学、人体发育学、神经学、残疾学、生理学、解剖学等，以及与患者生活、社会活动密切相关的环境改造学等，相关知识已在第四章进行介绍。

二、康复评定学

（一）概念与分类

康复评定学以康复功能评定为主，是一门主要研究患者身体、心理、社会及其所处环境相关功能状况的康复学科，是康复治疗学最主要的专业基础课程之一。康复功能评定是指在临床检查基础上，对病、伤、残者的功能状况及其水平进行客观、定性和（或）定量的描述，并对结果做出合理解释的过程，简称康复评定。康复医学的工作内容包括康复预防、康复评定和康复治疗三方面，其中的核心是康复评定和康复治疗。正确的康复治疗必须立足于正确的康复评定。在康复治疗过程中，需要对患者的功能状况和潜在能力进行全面评价，设计合理的康复目标，制定行之有效的康复治疗计划，采用切实可行的康复手段，以达到预期的康复效果。同时，通过对评定结果量化分析，可以指导、制定和修改康复治疗计划，并对康复治疗效果做出客观评价，为患者重返社会做出评价。康复治疗始于评定，止于评定，康复评定贯穿康复治疗的全过程。

康复评定应根据 WHO 对障碍不同层次的分类进行障碍判断，目前多以 2001 年 WHO 修订发布的 ICF 作为分类依据。ICF 强调个体的功能或残疾是健康状态变化（疾病、损伤、创伤、障碍等）与背景性因素之间动态的相互作用和复杂联系的结果，这种作用或联系是双向的，在某一水平上进行干预可以使其他因素发生变化。据此，康复评定包括功能障碍评定、能力障碍评定和社会性障碍评定 3 个层次，这 3 个层次的评定是实现全面康复的前提和基础。具体内容见表 5-1。

NOTE

表 5-1   康复评定的层次与内容

评定层次	评定内容
功能障碍评定	身体形态、关节活动度、肌力、肌张力、运动发育、平衡与运动协调性、上下肢运动功能、感觉、认知、呼吸及循环系统的评定等
能力障碍评定	作业活动能力，日常生活活动、职业活动、休闲活动等
社会障碍评定	职业评定、各种自然环境和社会人文环境的评定等

康复治疗中主要进行功能障碍和能力障碍评定，并配合社会工作者完成社会性障碍评定。因此，康复评定是综合的、跨学科的评定。

康复评定不同于临床诊断，两者之间有明显区别。临床诊断着眼于疾病，是对疾病或外伤确定病名并做出定性诊断的过程。康复评定重在功能，是对功能障碍做出定性、定量判断的过程。医学诊断确立之后，康复医师必须查明疾病的功能性后果。要想获得恰当的评定结果就要求检查者必须对疾病、身体功能、活动受限和参与受限的区别有清晰的认识。由此可见，康复评定与临床诊断着眼点不同，不可相互替代。

（二）基本原则

康复功能评定的方法很多，无论选择哪种评定方法，均应遵循和符合信度、效度、灵敏度和统一性等原则，才能在临床上推广应用。

1. 信度   又称可靠性，是指康复功能评定方法的可重复性和稳定性。评定结果是否可靠、是否具有参考价值，取决于评定时选用的指标是否适当、测量的方法是否正确、评估的分级是否合理。这种可信性包括组内、组间的可信度。首先，对于同一对象，同一评定者在 1 周内或 1 个月内连续评定多次，每次结果必然不同，但相差不能太大，要求相关系数达 0.9，定量资料有 90% 的重复性。其次，是组间比较，将受评对象的活动摄成录像片，重放后让多人评分，要求相关系数在 0.8 以上，若在 0.6 以下则不可信。

2. 效度   又称有效性，是指一种康复功能评定方法所测试的结果与其希望测量对象结果的近似程度。康复功能评定以后的记分，能够有效地确定患者的功能有无障碍及其功能障碍的轻重程度。为了保证评定有效，必须对大量的群体资料进行统计分析，确定正常范围、正常与异常的界限、评定的假阳性率和假阴性率等。

3. 灵敏度   又称敏感度，是指当测试对象发生变化时，选择的康复功能评定方法的测试结果对变化做出反应的敏感程度。评定的方法和结果应该充分反映病情的变化，灵敏度要高，让患者能够看到自己的点滴进步，增强患者及家属战胜疾病的信心和勇气，保证康复治疗计划能够顺利实施。

4. 统一性   是指康复功能评定的内容和方法要有固定的标准。每个康复中心都可以有自己的评定项目和量表，但为了保证康复数据的可比性、可交换、有利于学术交流和科学研究，需要保证康复功能评定方法的统一性。所以，要尽量使用经科研证实的指数、量表与分类法，任何评定标准都要经过特定的统计学方法检验后才能推广。

三、康复治疗学

康复治疗学是康复医学的重要组成部分，是应用各种康复治疗方法，减轻或消除患者的功能障碍，弥补或重建功能缺失，设法改善和提高各方面功能的医学学科。康复治疗是帮助残疾人获得知识和技能，最大程度获得躯体、精神和社会功能的一个主动的、动态的过程。完整的康复治疗方案应包括有机、协调、综合地运用各种治疗手段，最大可能地恢复患者的功能活动，将残疾与残障降低到最低程度，从而促进活动能力和参与能力。康复治疗学分类主要包括物理治疗、作业治疗、言语治疗、心理治疗、康复工程、中国传统康复治疗、文体治疗和康复护理等内容（具体内容见本章第二节）。

四、临床康复学

临床康复学是综合采用各种康复治疗手段，对各类病、伤、残者的病理、生理异常及相应的功能障碍进行相应的康复医疗实践，并根据对临床各专科各类病、残、伤所致功能障碍的特点进行有针对性的康复评定和康复治疗的一门学科。随着康复医学的迅速发展，康复已渗透到养生保健领域及临床医疗的全部过程。专科康复的开展，促进了与临床专科相应的临床康复学的发展。近几年来，在一些国家出现了临床专科康复医师，如神经康复医师、骨科康复医师、内科康复医师、儿科康复医师等。临床康复学在专科康复学和专科康复医师队伍发展的推动下已深入临床，体现了康复医学与临床治疗的密切关系。临床医师既是临床专科医师，也可以通过学习成为该专科的康复医师。临床康复学已成为康复医学的重要组成部分，是康复医学和临床治疗医学密切结合的学科，并受到康复医师和临床医师的重视。临床康复学的基本领域主要包括以下几方面。

1. 神经康复学（neurological rehabilitation）　是一门研究神经系统疾患所致的功能障碍，并进行相关的康复预防、康复评定和康复治疗的学科。神经康复学的核心指导思想是功能的恢复和重建。神经康复的治疗方法主要有神经生理学和神经发育学方法、脑功能重建方法和相关临床方法。神经康复的目标是采用以功能训练为主的多种有效措施加快神经功能恢复的进程，消除或减轻神经系统病损后所导致的功能障碍，使患者回归家庭和社会，提高患者的生活质量。神经康复已成为神经系统疾患临床治疗不可分割的重要组成部分。

2. 骨科康复学（orthopaedic rehabilitation）　是一门研究由骨与关节、肌肉和软组织损伤、畸形、疾病所致的功能障碍及康复处理的学科。康复治疗手段包括必要的手术治疗、手术前后的功能训练、物理因子治疗、假肢和矫形器的装配等。骨科康复的原则是使用综合的、循序渐进的训练程序，注重对日常生活能力的恢复。

3. 心脏康复学　通过采用综合的康复治疗措施消除或减轻因心脏疾病引起的体力和心理限制，减轻症状，提高功能水平，使患者身体、心理和社会活动等方面恢复正常或接近正常，即最大限度地恢复生活和工作能力。

4. 儿科康复学　是以研究儿童残疾的发生、残疾原因、残疾预防和康复治疗为主的临床康复学科。

5. 老年病康复学　是研究老年病致残的康复处理的学科。

6. 肿瘤康复学　是以研究肿瘤康复治疗与养生为主的临床康复学科。因肿瘤患者常残留不同程度的健康损害、功能障碍、心理障碍，因此，不仅需要对患者提供支持性康复，而且也要提供预防性和功能性康复，以延长存活时间，改善功能，消除心理障碍，从而提高生活质量。

7. 精神病康复学　是研究通过采取各种措施，改善精神病患者功能，侧重心理和社会功能训练，改善或维持现有的功能水平，从而提高精神病患者的生活质量的一门学科。

五、康复工程学

康复工程学是在康复医学临床实践中，利用工程学的原理和手段，通过功能代偿和适应的途径来矫治畸形，弥补功能缺陷和预防功能进一步退化，使患者能最大限度地实现生活自理和回归社会的一门学科。

康复工程学是工程技术与现代康复医学相结合的新兴交叉学科，其宗旨是研究人体功能康复的工程原理和方法。康复工程为康复医学提供了技术和工程方法，解决了一些原来康复医学范围内无法解决的问题。康复工程的主要任务是研究康复评定、康复治疗、康复训练和功能代偿所需要康复工程产品的原理、设计方法及其临床应用。康复工程也是一种有别于临床医学的康复治疗方法。随着康复工程的不断发展，工程学在康复医学临床中的应用范围也越来越大。对于脑卒中、脊髓损伤和意外等造成的肢体伤残者，借助工程手段是主要的，有时甚至是唯一的康复方法。因此，康复工程在康复医学中有不可代替的作用。从这个意义上讲，康复医学水平高低与康复工程技术发展水平密切相关。

六、社区康复

1981 年，WHO 康复专家委员会对社区康复所下的定义是：在社区层次上采取的康复措施，这些措施是利用和依靠社区人力资源而进行的，包括依靠有残损、残疾、残障的人员本身，以及他们的家庭和社会。1994 年，世界卫生组织、联合国教科文组织、国际劳工组织联合发表的《CBR 联合意见书》对社区康复所做的定义为：社区康复是社区发展计划中的一项康复策略，其目的是使所有残疾人享有康复服务，实现机会均等、充分参与的目标。社区康复的实施要依靠残疾人、残疾人亲友、残疾人所在的社区，以及卫生、教育、劳动就业、社会保障等相关部门的共同努力。目前我国对社区康复所下的定义为：社区康复是社区建设的重要组成部分，是指在政府领导下，相关部门密切配合，社会力量广泛支持，残疾人及其亲友积极参与，采用社会化方式，使广大残疾人得到全面康复服务，以实现机会均等，充分参与社会生活的目标。

社区康复是"为受伤病人及残疾人实现康复、机会均等，减少贫困和融入社会的一种社区发展战略"，需要"通过病人及残疾人自己、他们的家庭、组织及社区、相关的政府和非政府卫生，教育、职业、社会和其他服务的共同努力"，以促进社区康复项目的完成。社区康复的实施单位是社区，服务对象是社区内患者和残疾人。其次，慢性病患者和老年人也是社区康复的主体。我国社区康复根据康复对象目前采用以下几种模式。

1. 世界卫生组织模式　主要由卫生部门负责，是以社区和家庭为基础，依靠初级卫生保健系统及上级医疗系统，建立社区康复网，通过残疾人/患者家属、社区康复员，采取简单、实用、有效、经济的康复措施。

2. 社区服务模式　主要由民政部门负责，是将社区康复纳入社区服务系列，为残疾人、老年人及生活能力有限的人提供职业康复和社会康复，如开办福利工厂、敬老院、残疾儿童寄托所、工疗站、康复站等社区康复机构。

3. 家庭病床模式　主要由社区卫生部门和医疗康复机构负责。对社区康复对象在家庭

（如家庭病床）进行医疗、预防、保健、护理和康复服务。

4. 特殊类型残疾人的社区康复模式　主要由民政部门与社区卫生部门、社区康复组织负责。专门为特殊类型的残疾人提供社区康复服务，如残疾儿童社区康复中心、脑血管病后遗症社区康复站、精神病人社区康复院等。

社区卫生服务中心开展的社区服务的方式和方法并不是固定的、唯一的模式。社区康复应遵循实事求是的原则，结合当地的实际情况，在既符合国情又符合当地条件的模式下进行工作，最终达到有效的、可持续发展的目的。

七、传统康复学

传统康复学是在中国传统医学理论指导下，形成的一门具有独特的康复理论、技术和方法的应用型学科，是中国传统医学的重要组成部分。传统康复学的目标旨在恢复和提高病、伤、残者的机体功能和潜在能力，获得生理、心理和社会功能的整体康复，提高自理能力和生活质量。中国传统康复医学是康复医学体系的重要组成部分，在临床康复治疗中将传统康复技术和现代康复治疗方法相结合，取得了良好的疗效。

整体观念和辨证论治是中国传统医学理论体系的基本特点，同样这两个特点体现在传统康复学中，即整体康复和辨证康复。在整体观念的指导下，形神并重，形气并重，五脏相关，成为传统康复的基本原则。同时，辨证康复的原则要求传统康复学通过观察和分析患者的综合证候，寻找引起功能障碍的原因，并针对这些原因采取相应的传统康复治疗措施或训练方法。

与现代康复评定的内涵和方法不同，四诊技术和辨证方法是传统康复学评定的主要内容。而传统康复技术是传统康复医学体系中所应用的具体康复手段和方法，包括针灸、推拿、中药及太极拳、气功、八段锦等传统康复技术与方法。

第二节　康复医学的工作内容

一、康复预防

康复预防又称残疾预防，旨在利用综合措施预防各种原因引起的可逆的或不可逆的身、心和社会功能障碍。康复预防是康复医学的重要内容及重要指导思想，与康复治疗相互补充。康复治疗常常面对一些复杂的可逆或不可逆的功能障碍，即使经过系统科学的康复医学干预，仍难以恢复到理想水平。因此，在功能障碍出现前或出现早期，应采取积极有效的措施进行干预，预防残疾的出现或减轻其严重程度。例如，脑卒中患者肢体功能处于弛缓阶段时，就应考虑到患者此期可能会出现的并发功能障碍如肌肉萎缩、关节挛缩，此时采取电刺激、主被动活动等康复措施可有效避免或减轻患者肌肉萎缩及关节挛缩的严重程度，如若等到这些问题已经出现再进行干预，疗效明显不如早期预防，甚至会造成不可逆性功能障碍。根据预防医学的三级预防原则，残疾的预防应在国家、地区、社区及家庭不同层次进行开展，即残疾的三级预防，相关内容已在第二章第四节中进行介绍。

二、康复评定

康复评定既是康复目标得以实现和康复治疗得以实施的前提条件，又是康复治疗结束（阶段性治疗或全程治疗）后判断康复效果的重要手段。由于康复医学的对象是各种功能障碍的患者，康复治疗的目的是最大限度地恢复、重建或代偿其功能，故评定的重点不是寻找疾病的病因和诊断，而是客观、准确地评定功能障碍的性质、部位、范围、严重程度、发展趋势、预后和转归，分析功能障碍所造成的后果对日常生活和社会活动的影响，进而为制定康复目标和治疗计划打下坚实的科学基础。康复评定至少应在治疗的前、中、后各进行一次，根据评定结果，制定或修改治疗计划，并对康复治疗效果和预后做出客观的评价。可以说，康复治疗始于评定，止于评定。

（一）评定的目的和意义

1. 了解功能障碍的性质、部位、严重程度、发展趋势及预后，确定残存的功能并挖掘潜在的功能。

2. 为制定康复治疗计划提供客观的依据。

3. 动态观察功能障碍的发展变化。

4. 评价康复治疗的效果。

5. 开发新的更有效的康复治疗手段。

（二）评定人员

康复功能评定的实施可由康复专业人员独立完成或由康复治疗小组共同完成。参与评估的人员包括康复医师、物理治疗师、临床医师、言语治疗师、心理治疗师、假肢及矫形器师、职业治疗师、文体治疗师、康复护师和社会工作者等。

（三）评定方法

1. 观察法 是观察者凭借感觉器官或其他辅助工具，对患者进行有目的、有计划的考察的一种方法。例如，步态分析中，评定者通过在不同角度观察患者步行时的节律、稳定性、流畅性、对称性、重心偏移、手臂摆动、关节姿态及患者神态与表情等内容，分析判断步态异常的环节。观察法属于定性分析法，因而具有一定的主观性。为了弥补肉眼观察之不足，可用摄像机将观察内容记录下来，以便反复观察和进行再次评定时的比较，如步态分析、平衡和协调能力的评定。

2. 调查法 是以提出问题的形式收集被检查者的有关资料的一种方法。根据回答问题的形式是否预先设计，可分为结构性调查和非结构性调查。调查的方式可分为问卷法和谈话法，如功能性活动能力的评定、生活质量的评定及情绪障碍的测验等。

3. 量表法 是运用标准化的量表对患者的功能进行测定的方法。

4. 测量法 是借助各种仪器设备对受试者的某一生物或功能性变量（如关节活动度、最大吸氧量等）进行实际、客观的直接测量而获得绝对的量化记录的方法。这种方法主要用于器官或系统损伤引起的功能障碍检查，如关节活动度评定、静态与动态平衡功能评定、步态分析、心肺运动负荷测验等。

康复评定的方法必须标准化、定量化，具有可重复性，只有这样才能保证每次康复评定的结果具有科学性、准确性、可靠性和可比性。康复评定的结果常使用量表的方式进行记录。康复评定一般在康复治疗的前、中、后进行三期评定，而且依据具体情况，中期评定可进行多次，根据每次评定的结果，制定、修改下一步的康复治疗计划，并对前一段康复治疗效果做出客观的评价。

（四）评定内容

康复的范畴涉及医疗、教育、职业、社会等诸多领域，因此，康复评定的内容十分广泛。在康复治疗过程中，常用的功能评定内容包括以下 4 类。

1. 躯体功能评定　包括人体形态评定、姿势与反射评定、发育评定、关节功能评定、肌力与肌张力评定、感觉与知觉评定、平衡与协调功能评定、步态分析、心肺功能评定、上肢与手功能评定、下肢功能评定、脊柱功能评定、日常生活活动能力和神经电生理评定等。

2. 语言与吞咽功能评定　包括失语症评定、构音障碍评定、言语失用评定、语言发育迟缓评定、实际语言交流能力和吞咽功能评定等。

3. 认知心理评定　包括智力评定、认知功能评定、情绪评定、残疾后心理评定和痴呆评定等。

4. 能力和社会性评定　包括生活质量评定、职业能力评定和环境评定等。

（五）评定过程

康复功能评定的过程可以分为 3 个阶段，即收集资料、分析研究、确立康复目标和制定康复计划。

1. 收集资料　收集资料的目的是为了了解患者的病史、治疗经过和目前的功能状况，主要包含以下几个方面的内容。

（1）一般情况　主要包括姓名、性别、年龄、婚姻、职业、工作单位、病历号、入院日期、诊断及主管医师等。

（2）临床资料　本次发病情况、治疗经过、有无并发症、注意事项，以及患者的既往史、家族史、功能障碍的发生原因和变化过程等。

（3）器官和系统功能　包括肌肉力量的测定、关节活动度测量、感觉和反射功能的检查、平衡协调功能的评定及心肺功能的测定等。

（4）日常生活活动能力　包括床上活动、体位转移、个人卫生、家务劳动等。

（5）精神状态　包括感知、认知、思维能力、情感、行为及意志力和判断力等。

（6）社会环境状况　包括个人的信仰、价值观、对疾病的态度，以及经济收入、物质条件、家庭关系、住房设施、交通状况和工作单位的情况，亲戚朋友是否给予支持和帮助等。

2. 分析研究　康复功能评定师将以上收集的资料进行综合整理，找出患者存在的主要问题及产生的原因，并逐项进行分析研究，提出改善其功能的可行性建议。

3. 确定康复目标，制定康复治疗计划　通过对收集资料的全面分析，提出治疗后患者可能达到的康复目标，并围绕目标拟订切实可行的康复治疗方案。同时，根据患者病情的变化及不同的治疗阶段，不断地修改和调整康复计划，使治疗和训练能达到预期的康复效果。

康复目标包括近期目标和远期目标两种。近期目标通常是指在短时间内能够解决的问题，根据患者情况而定，一般是在 1～3 周内可以达到的目标。短期目标是实现远期目标的基础，引领康复治疗不断接近并达到目标。同时，还要根据患者的病情变化和治疗阶段，不断调整目标。远期目标是指康复治疗结束后患者所能达到的功能活动水平，或者是回归社会重新再就业所要达到的目标。

（六）评定的分期及流程

在临床康复工作中，常常需要进行多次康复评定，主要分为初期评定、中期评定和末期评定。

1. 初期评定　是康复治疗开始前的首次评定。初期评定的目的在于掌握功能障碍的情况，寻找存在的问题，判断康复潜力与预后，为制定康复目标与康复方案提供依据。

2. 中期评定　是在经过一段时间的康复治疗后对患者进行的评定。中期评定的目的在于通过比较阶段性康复治疗前后患者功能水平的变化，分析康复疗效，为修订原有康复方案或制定下一阶段康复目标与治疗计划提供依据。

3. 末期评定　是患者康复治疗结束时或出院前的评定。末期评定的目的在于为康复治疗提供最终的疗效评估，为进一步康复处理、回家后的锻炼或重返社会提供依据。随着社区康复、家庭远程监控康复的发展，越来越多的伤残患者可以在社区或家庭获得长期甚至是"终生"的康复服务与照料，对于这部分患者来说也就不存在绝对意义上的末期评定。

康复评定作为康复治疗工作的重要内容，贯穿于康复治疗的全过程，其流程见图 5-1。

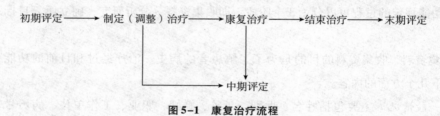

图 5-1　康复治疗流程

（七）注意事项

为了保证康复功能评定的准确性、针对性、完整性，以及评定过程中的安全性，在康复功能评定过程中，应注意以下几点。

1. 康复功能评定前应向患者及家属说明评定的目的、要求和具体的方法，以取得患者和家属的积极配合。

2. 评定时应根据患者的具体情况选择正确的康复功能评定方法，既要全面又要有针对性，同时要注意保证患者评定时的安全。

3. 熟悉康复功能方法，评定的时间要适当，不要让患者有疲劳感。当患者感到疲劳和提出异议时，应休息后再进行，或择日再做评定。

4. 康复功能评定时，一定要将患者的患侧与健侧进行对比。

5. 康复治疗整个过程中应由同一人进行康复功能评定，以确保评定结果的可比性。

6. 手法相关的检查、测定一般需要做 3 次，完成后取平均值。

7. 康复功能评定过程中，如患者出现异常情况，应及时终止评定。

三、康复治疗

康复治疗是最大可能地提高功能及能力，将残疾与残障降低到最低程度，促进和提高活动能力与参与能力。康复评定结束后，应根据评定结果制定康复目标，包括长期和短期要达到的康复目标，然后规划和制定康复治疗方案。全面的康复治疗方案包括协同、合理地使用各种可能的康复治疗手段和措施。康复治疗方法主要包括物理疗法、作业疗法、言语疗法、心理康复、康复工程、中国传统康复治疗、文体治疗和康复护理等。

1. 物理疗法（physiotherapy，physical therapy，PT） 包括物理因子疗法和运动疗法。物理因子疗法是利用电、光、声、磁、水、蜡等人工物理因子进行治疗，对减轻炎症、缓解疼痛、改善肌肉瘫痪、抑制痉挛、防治瘢痕增生、促进伤口愈合及局部血液循环障碍等均有较好的效果。目前，康复及临床中常用的物理因子疗法有电疗法（包括直流电疗法、低频电疗法、中频电疗法和高频电疗法）、光疗法（包括红外线疗法、可见光疗法、紫外线疗法和激光疗法）、超声波疗法、磁场疗法、水疗法、传导热疗法（包括石蜡疗法、泥疗法、沙粒疗法和湿热袋疗法等）、冷疗法和生物反馈疗法等。运动疗法强调力的应用，通过手法操作、器械锻炼和医疗体操等，采用主动的和（或）被动的运动方式达到改善或代偿躯体或脏器功能的治疗方法。常用运动疗法包括肌力和肌肉耐力训练、软组织牵伸训练、关节活动度训练、关节松动术、平衡训练、协调性训练、步行训练、呼吸排痰训练、脊柱牵引、心肺功能训练、神经生理治疗技术（主要包括 Bobath 技术、Brunnstrom 技术、Rood 技术、本体感觉神经肌肉促进技术等）、运动再学习疗法和强制性使用运动疗法等。这些运动疗法技术能有效地恢复患者丧失（或减弱）的运动功能，同时也可预防和治疗各种并发症，如防止肌肉萎缩、关节挛缩、骨质疏松、局部或全身畸形等。另外，运动疗法还可改善不正常的运动模式，增强肌肉力量，改善机体的协调性和平衡性及对运动的耐力等。

2. 作业疗法（occupational therapy，OT） 作业疗法是针对病、伤、残者功能障碍，指导其参与选择性、功能性活动，以最大限度地减轻残疾程度，达到增强独立生活、适应环境及参与社会能力的目标。作业疗法的内容主要包括功能性作业疗法（如编织、木工、陶艺、套圈、砂磨台和硅胶土作业等）、日常生活活动训练（如进食、洗漱、穿衣、转移、如厕和洗澡等）、认知与感知作业治疗（如改善记忆、注意和思维等认知障碍及失认症和失用症等感知障碍）、心理作业疗法（如娱乐活动和各种集体活动等）、矫形器及自助具的制作与使用、环境改造、就业前评价和就业前训练。有效的作业治疗需要患者主动参与选择性活动，以达到有目的地利用时间、精力进行日常生活活动、工作和娱乐。在患者进行选择性活动的过程中，达到身体功能、心理社会功能和生活能力的康复。选择性活动不仅包括那些可以达到治疗目标的活动，而且还包括对患者适应环境和适应工作有帮助的活动。最终通过选择性、功能性作业活动及利用环境改造，使病、伤、残者学习和获得新的技能或减轻残疾，以达到提高日常生活活动能力及参与能力，改善生活质量的目标。

3. 言语疗法（speech therapy，ST） 是对脑卒中、颅脑外伤、头颈部肿瘤、小儿脑瘫及一些先天语言缺陷等引起语言交流障碍的患者进行评价、言语或语言矫治的康复方法。常见言语障碍的种类有：听觉障碍（获得语言之后或之前）、语言发语迟缓、失语症、言语失用、构音障碍、发音障碍和口吃。通过评价，鉴别言语（如构音障碍、言语异常或流畅度异常）或语言障碍（如失语症）的类型，给予针对性的练习，如发音器官练习、构音练习、单音刺激、物品命名练习、读字练习、情景会话练习等方法，恢复或改善患者的交流能力。针对重度患者，可依据其语言或非语言水平进行言语代偿交流方法的训练，如交流板、交流册和电脑等增强交流能力。

NOTE

近年来，神经系统损害导致的吞咽功能障碍越来越引起康复医学界的重视。吞咽障碍的康复评定和治疗也纳入言语治疗的范畴。通过对吞咽障碍患者口腔、咽喉和食管的运动能力评定，对患者进行针对性的训练，如口腔、面部运动能力训练及摄食训练、摄食－吞咽障碍综合训练，最终达到改善患者吞咽功能，提高摄食能力的目的。

4. 心理治疗（psychological therapy）　大多数身体残疾的患者常有心理创伤而存在种种异常心理状态，因而需要心理治疗参与到康复治疗工作中来。心理治疗师通过观察、试验、谈话和心理测试（性格、智力、意欲、人格、神经心理和心理适应能力等）对患者进行心理学评价、心理咨询和心理治疗。常用的心理治疗有精神支持疗法、暗示疗法、催眠疗法、行为疗法、松弛疗法、音乐疗法等。通过心理治疗的干预，改善患者精神心理状态，增强患者康复意识及信心，以心理康复促进全面康复。

5. 康复工程（rehabilitation engineering）　康复工程是医学与工程技术相结合的一门学科，为达到康复目的的所有功能评定、诊断、代偿、训练、护理等设施的原理研究和设备开发均属于康复工程学的范畴。通过应用现代工程学的原理和方法，为残疾人设计与制作假肢、矫形器、自助具和进行无障碍环境的改造等，以恢复、代偿或重建患者的功能，为回归社会创造条件。假肢是使截肢者重新获得功能和正常外表形象的装置，是为弥补肢体缺损而制造装配的人工肢体。矫形器是在人体生物力学基础上，作用于人体四肢或躯干，以预防、矫正肢体畸形，治疗骨、关节、肌肉疾病及功能代偿的体外装置。自助具是为不能独立完成日常生活活动、学习或工作的患者而设计制作的专门器具。

凡是能帮助患者、残疾人恢复独立生活、学习、工作、回归社会和参与社会的能力而开发、设计制作或改制的特殊产品，都是康复工程产品。康复工程产品按使用目的可分为两大类：一类是康复评定、康复治疗设备及用具。另一类是各种辅助技术装置，又称辅助器具，如个人医疗的辅助用具，技能训练辅助器具，假肢与矫形器，生活自理和防护辅助设备，个人移动辅助器，家务管理辅助器具，家庭及其他场所使用的家具及适配件，通信、信息、信号类辅助器具产品及物品管理辅助具，用于环境改善的辅助器具和设备、工具及机器，休闲娱乐辅助器具。

6. 中国传统康复治疗（traditional Chinese medicine）　中国传统康复治疗是在中医理论指导下，运用针灸、推拿、气功、中药、太极拳等方法，以保存、改善和恢复患者身心功能，提高生活质量为目的方法。这些治疗方法在调节机体整体功能、缓解疼痛、改善身体平衡与协调功能，以及运动与养生等方面具有独特作用。中西医结合的康复治疗在全球范围越来越受到重视和推崇。

7. 文体治疗（recreational therapy，RT）　体育和文娱活动不但可以增强肌力和耐力，改善平衡和运动协调能力，还能增强患者的信心，使其得到娱乐，从而改善患者的心理状态。

8. 康复护理（rehabilitation nursing）　在康复治疗科，康复医师对患者的治疗是有限的。因此，以病房为主要康复环境的康复护理工作越来越受到重视。康复护理不同于一般的治疗护理，是在一般的治疗护理基础上，采用与日常生活活动有关的物理疗法、运动疗法、作业疗法，提高患者的生活自理能力，如在病房中训练患者利用自助具进行穿衣、梳洗、如厕，做关节的主动、被动活动等，许多内容是一般治疗和护理工作中所没有的。康复护理为患者提供良好的康复环境，避免并发症和继发残疾，创造和利用各种条件将功能训练内容与日常生活活动相结合，在提高患者的生活自理能力等方面发挥了积极作用。

第三节　康复医学的工作方法

康复医学的服务对象是存在各种复杂问题的残疾人或伴有各种功能障碍的患者，这就要求康复医学提供全面的、综合性的康复服务。因此，康复医疗工作中需要多个学科、多个专业人员的共同参与，以康复治疗组（或协作组）的形式，通过学科内及学科间的团结协作，对患者进行康复诊断、康复功能评估、康复治疗及训练。下面分别介绍康复医学的工作方式、康复医学专业人员的职责及学科内和学科间的合作。

一、康复工作方式

康复医学跨专业、跨学科的特点决定了康复工作需要多学科、多专业人员共同参与并组成康复团队，以治疗组（team work）的形式开展。康复医师为小组负责人，成员包括物理治疗师（士）、作业治疗师（士）、言语治疗师（士）、心理治疗师、假肢及矫形器师、文体活动治疗师、康复护士和社会工作者等。近些年来，康复医学发展迅速，康复专业治疗组又出现了以下一些专业人员，包括音乐治疗师、舞蹈治疗师、园艺治疗师、儿童生活指导专家和康复营养师等。此外，参与康复治疗的除了康复专业人员及相关医护人员，还应包括患者本人及其家属，以便根据患者的需求更合理地制定康复目标及康复计划（图5-2）。

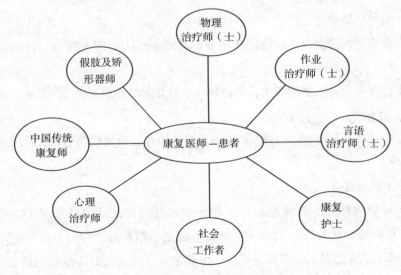

图5-2　康复治疗组的组成

与国外康复专业人员构成相比较，我国医疗康复机构专业人员的结构组成有两个特点：一是配备有中国传统康复医疗的专业人员，即中医师、针灸师、推拿按摩师，统称为传统康复师，他们为患者提供具有中国特色的传统康复治疗；二是没有分科过细的治疗师（尤其是基层康复机构），提倡培训一专多能的康复治疗师。因此，康复治疗组的人员组成要结

NOTE

合我国实际情况，人数可适当精简，尽可能做到一专多能。康复治疗组基本上以"康复医师、物理治疗师、作业治疗师和康复护士"为主体，如有中枢神经系统疾病患者，再加入言语治疗师；如有骨科患者，再加入假肢和矫形器技师；如有心理障碍者，则应加入心理治疗师；如缺乏作业治疗师，可由物理治疗师替代；社会工作者可由管理人员暂时负责等。如有特殊情况，可根据实际需要，再邀请康复医学科以外的相关专业人员参与。小组人员的组成是动态的，并非在康复治疗的进程中一成不变，应根据康复治疗各阶段患者的不同需求而适时调整。

二、康复医学专业人员的职责

近年来，我国康复医学专业人才培养数量逐年递增，康复医疗队伍不断发展壮大，各类康复医疗人员的职责正逐步明确。现参考国内外一些发展成熟的康复中心（医院）及综合医院康复医学科建立的岗位责任制度，结合临床经验，综合介绍康复医疗人员的职责。其中部分类别的专业人员我国尚未设置，其职责内容来自国外资料。

（一）康复医师

康复医师（rehabilitation doctor，RD）担任治疗组组长的角色，负责患者的诊断、确定关键的功能障碍及制定康复目标和治疗计划。主要职责包括以下几方面。

1. 接诊患者，采集病历及进行体格检查。经过功能评估后，列出患者存在的有待康复的问题，制定进一步检查、观察及康复治疗计划。

2. 对住院患者负责查房或会诊，及时开出临床医嘱或做出康复处理。对门诊患者进行复诊及康复处理。

3. 指导、监督、协调各部门的康复治疗工作。

4. 主持开展病例讨论会及出院前的评定分析总结会（决定能不能出院及出院后的继续康复计划）。

5. 资深康复医师主持康复治疗组，负责领导本专业领域的康复医疗、科研、教学工作。

（二）康复护士

康复护士（rehabilitation nurse，RN）在康复病区工作，负责住院患者的临床康复护理。主要职责包括：

1. 执行基本护理任务。

2. 执行康复护理任务，具体包括：①体位护理并协助患者做体位转移。②膀胱护理。③肠道护理（控制排便训练等）。④压疮护理。⑤康复心理护理。⑥配合康复治疗部门，在病区为患者进行床上或床边基本的理疗、体疗、作业治疗（尤其是日常生活活动能力训练），对有言语能力障碍者鼓励对话。⑦指导患者使用轮椅、假肢、矫形器及自助器具等训练。

3. 对患者及其家属进行康复知识宣传教育。

4. 从事医学社会工作者的工作，成为患者与家属之间、患者与工作单位之间、患者与社区之间的桥梁，向相关人员反映患者的思想情绪、困难和要求。

5. 重视病房环境管理，保持病区整齐、清洁、安静，保证患者有良好的生理和心理康复环境。

（三）　物理治疗师

物理治疗师（physical therapist，PT）主要负责躯体和肢体运动功能的评估和训练，特别是对神经、肌肉、骨关节和心肺功能的评估与训练。经评估后制定和执行体疗理疗计划。主要职责包括以下几方面。

1. 进行运动功能评估，如对肌力、关节活动范围、平衡能力、体位转移能力、步行能力及步态的评估。

2. 指导患者进行增强肌力、耐力的练习。

3. 指导患者进行增加关节活动范围的训练。

4. 指导患者进行平衡功能、转移及步行训练，提高步行能力，纠正异常步态。

5. 指导患者进行各种矫正体操、医疗体操，提高神经、肌肉及骨关节等的运动功能，并调整内脏功能和精神心理状态。

6. 为患者进行牵引治疗、手法治疗和推拿治疗。

7. 指导患者进行健身跑、太极拳、八段锦、医疗气功等，以增强体质、调整内脏功能、促进康复。

8. 为患者进行电疗、水疗、光疗、超声治疗、热疗、冷疗、磁疗等物理因子治疗及生物反馈治疗。

9. 对患者进行有关保持和发展运动功能的健康教育。

（四）　作业治疗师

作业治疗师（occupational therapist，OT）主要指导患者通过进行有目的的作业活动，恢复或改善生活自理、学习和职业工作能力。对永久性残障患者，教会其使用各种辅助器具，或调整家居和工作环境，以弥补功能的不足。主要职责包括以下几方面。

1. 功能检查及评估：包括日常生活活动能力、感觉及知觉、认知能力、家务活动能力等。

2. 指导患者进行日常生活活动能力训练。

3. 指导患者进行感觉、知觉训练。

4. 指导患者进行家务活动能力训练，包括简化操作、减少体力消耗、避免劳累等。

5. 指导患者使用生活辅助器具、轮椅、假肢和各种支具。

6. 指导患者进行工艺品制作，如编织、泥塑、手工艺品制作等。

7. 指导患者在职业训练车间进行职业劳动训练（木工、纺织、机械等，也可由技工指导）。

8. 指导患者进行认知功能训练。

9. 单独或配合职业咨询师，对需改变职业工种的患者进行职业能力、兴趣的评估，并做职业前咨询指导。

10. 了解及评价患者家居房屋的建筑设施条件，如有对患者构成障碍及不便之处，提出装修改造的建议。

（五）　言语治疗师

言语治疗师（speech therapist，ST）对有言语障碍的患者进行训练，以改善其言语沟通能力，主要职责包括以下几方面。

1. 对言语能力进行检查评估，如对构音能力、失语症、听力及吞咽功能等进行评定。

2. 对由神经系统病损、缺陷引起的言语交流障碍（如失语症、口吃等）进行言语训练。

3. 发音、构音训练。

4. 无喉语言训练（食管音、人工喉发音）。

5. 喉切除、舌切除手术前相关言语功能的咨询指导。

6. 对由口腔缺陷（舌切除后、腭切除后）引起的语言交流障碍进行训练，改善构音能力。

7. 指导患者使用非语音性言语沟通器具。

8. 对有吞咽功能障碍患者进行治疗和处理。

9. 对患者及其家人进行有关言语交流及吞咽问题的康复教育。

（六）　假肢及矫形器师

假肢及矫形器师（prosthetist & orthotist，P&O）在假肢及矫形器科（室）专科门诊中工作，接受康复医师或矫形外科医师介绍来诊的患者。主要职责包括以下几方面。

1. 假肢/矫形器制作前，对患者进行肢体测量及功能检查，确定制作处方。

2. 根据制作处方制作假肢/矫形器。

3. 指导患者试穿做好的假肢/矫形器，并做检查，进一步修整，直至合适为止。

4. 指导患者正确保养和使用假肢/矫形器。

5. 根据穿戴使用复查结果，对不合适或破损的假肢/矫形器进行修整或修补。

（七）　心理治疗师（临床心理工作者）

心理治疗师（psychologist）在康复治疗组内配合其他人员为患者进行必要的临床心理测验，提供心理咨询及必要的心理治疗，帮助治疗组和患者本人恰当地确定康复目标，以便以心理康复促进患者的全面康复。主要职责包括以下几方面。

1. 进行临床心理测验和评定，如精神状态测定（焦虑症、抑郁症等）、人格测验、智力测验、职业适应性测验等。

2. 根据心理测验结果，从心理学角度对患者总的功能评估及治疗计划提供诊断和治疗意见。

3. 对患者进行心理咨询服务，特别是对如何对待残疾、处理婚恋家庭问题和职业问题等提供咨询。

4. 对患者进行心理治疗。

（八）　文体活动治疗师

文体活动治疗师（recreation therapist，RT）通过组织患者（特别是老人、儿童残疾者）参加适当的文体活动，促进身心康复并重返社会。主要职责包括以下几方面。

1. 了解和评定患者的生活方式、业余爱好、兴趣、社交能力、情绪行为等特点。

2. 根据诊断及上述评定，制定患者的文体活动治疗计划。

3. 组织患者参加对身心功能有治疗意义的文体活动，如游戏、文艺表演、音乐欣赏、电影欣赏、室内球类活动（台球、保龄球等）。

4. 组织患者参加治疗性体育运动和残疾人适应性体育运动，如乒乓球、轮椅篮球、游泳、羽毛球、划船等。

5. 组织患者走向社会，到医院外参加有趣或有意义的社交活动，如到购物中心购物、进行参观、参加夏令营活动、社区俱乐部活动、节日庆祝活动，促进患者与社会的有机融合。

6. 指导患者建立均衡、健康的生活方式，在如何利用业余、闲暇时间，如何养成健康的消遣习惯上提供咨询。

（九）　音乐治疗师

音乐治疗师（music therapist）的职责包括以下几方面。

1. 训练患者（尤其是有神经肌肉瘫痪的儿童或成人）通过弹奏适宜的乐器，或随着音乐节拍做体操，以改善和发展运动功能，尤其是改善运动的协调性。

2. 指导患者通过听适宜的乐曲，达到松弛、镇静的效果，以控制情绪，减轻焦虑，缓解疼痛。

3. 指导患者（有发音及言语障碍者）通过唱歌进行构音训练和曲调韵律治疗，以改善言语功能。

4. 以音乐疗法作为社会康复和心理治疗手段，组织患者（尤其智能低下或有精神情绪异常者）进行集体的音乐活动（唱歌、乐器弹奏表演等），以改善社交技能，提高自信心和自尊心。

5. 在对晚期癌症或其他慢性病患者进行安抚性医护的工作中，以音乐疗法（唱歌、听曲）为手段，调剂患者的养病生活及改善情绪。

6. 训练某些残疾人（如视力残疾者）学习音乐，帮助他们准备以音乐作为职业。

（十）　舞蹈治疗师

舞蹈治疗师（dance therapist）指导和组织患者练习舞蹈，通过舞蹈活动改善身体和动作的协调性、灵活性，改善情绪及促进社会康复。

（十一）　园艺治疗师

园艺治疗师（horticultural therapist）的职责包括以下几方面。

1. 指导和组织患者栽培花草、制作盆景及花园设计，以改善其身心功能。

2. 对某些残疾人进行园艺职业的训练，帮助他们准备以园艺为职业。

3. 应用琴、棋、书、画等技艺帮助患者获取一定的技能，并进行整体治疗。

（十二）　医学社会工作者

医学社会工作者（social worker）负责与患者家属和社区联络，评定患者的家居、家庭收入情况、就业情况、生活方式，协调患者的治疗费用，为患者做出院安排，为患者家属排忧解难。主要职责包括以下几方面。

1. 了解患者的生活方式、家庭情况、经济情况及在社会中的处境，评估其在回归社会的过程中有待解决的问题。

2. 向患者征询意见，了解其愿望和要求，共同探讨在出院后准备如何适应家庭生活和回归社会。若有思想和态度障碍情况，须向患者家属做同样的征询意见和解释说服工作。

3. 帮助患者与其家庭、工作单位、街道（乡镇）政府福利部门和有关社会团体联系，争取得到支持以解决一些困难问题，为患者回归社会创造条件。

（十三）　职业咨询师

职业咨询师（vocational counselor，VC）作为促进患者职业康复的工作人员，在康复中心（医院）的职责包括以下几方面。

1. 了解和评估患者的职业兴趣、基础和能力。

2. 对新就业和需改变职业的患者提供咨询。

3. 组织集体或个别的求职技能训练，如开设讲座、培训患者如何写求职信和参加求职面试。

4. 帮助患者与职业培训中心、民政福利与劳动人事部门等联系，提供就业信息。

（十四） 中国传统康复师

中国传统康复师（traditional Chinese physician）为我国康复医疗机构特有的专业工作人员。传统康复师参与康复治疗组的工作能使康复医疗贯彻中西医结合的原则，更好地发挥中医学的优势。主要职责包括以下几方面。

1. 参加治疗组病例讨论（评价）会，从中医学角度对制定患者总体康复计划提出建议。

2. 负责院内和治疗组内的中医会诊，及时对需使用中医学方法以促进康复的患者开出医嘱、处方。

3. 在治疗组中或根据医师转诊要求，经诊察后对患者采用相应的中医传统康复技术（针灸、推拿、导引等）进行治疗，促进患者身心康复。

三、学科内合作

与以疾病为中心的临床医学不同，康复医学以带有功能障碍的人为中心，其工作核心是功能和功能障碍，始终以提高病、伤、残者的功能水平为主线。在实际工作中，康复医学面对患者的功能障碍往往不是单一的，而是多种障碍同时存在，且相互影响，错综复杂。康复临床中较为常见的功能障碍包括运动障碍、感觉障碍、言语障碍、认知障碍及心理障碍等。为了提高患者的整体功能水平，往往需要多种康复专业人员通力合作，发挥各自的专业特长，使患者的功能水平得到最大程度的恢复，生活质量不断提高。例如，物理治疗师擅长运动功能的康复；作业治疗师擅长认知功能和个体生活能力的康复；言语治疗师擅长言语功能的康复；假肢及矫形器技师擅长假肢、矫形器及自助具的设计、制作和装配，对患者缺失或减弱的功能进行补偿；康复护士除完成一般护理工作，可以在病区指导患者康复训练，对患者及其家属进行康复宣教。总之，为了促进患者的"全面康复"，各个相关康复专业人员，尤其是治疗师群体需围绕共同的康复目标，团结协作，充分发挥各自专业特长，全面评估患者的功能，制定综合的康复治疗计划并分头实施。

四、学科间合作

康复工作中的学科间合作主要包括两方面：一方面是康复医学作为独立的一个医学分支，与预防医学、保健医学和临床医学（或称为治疗医学）三大医学分支的合作。康复医学与预防医学、保健医学和临床医学既相互区别又紧密联系，相互渗透、相互补充，共同构成全面医学。康复医学与预防医学相结合形成康复预防；与保健医学相结合形成康复保健；与临床医学相结合形成临床康复学。其中尤以与临床医学的结合更为紧密，目前正在形成神经康复、骨骼肌肉康复、心肺康复、儿童康复和疼痛康复等临床康复亚专科。康复医学科患者的功能障碍主要是由临床相关专科伤病引起，故在诊断、评定和进行康复决策的过程中必须要有相关临床学科专业人员的参与。与康复医学结合较为紧密的临床学科包括神经内科、神经外科、骨科、心胸外科、呼吸科、心血管科、疼痛科、老年医学科、内分泌科和风湿科等。另一方面体现在与非医学学科间的合作，如心理学、工程学、教育学和社会学等。康复医学与这些学科相互联系、相互渗透、相互合作，形成了许多新学科。例如，康复医学与心理学结合形成康复心理学，与工程学结合形成康复工程学，与教育学结合形成特殊教育，与社会学结合形成社区康复学等。总之，为了实现整体康复和全面康复的最高目标，康复医学与诸多学科团结协作，努力提高病、伤、残者的独立生活能力，使病、伤、残者得以回归家庭，回归社会。

第四节　康复医学的工作形式

目前，康复服务的形式主要有3种，即机构康复、社区康复和家庭康复。

一、机构康复

（一）机构康复的概念

机构康复（institution-based rehabilitation，IBR）又称专业康复，是指患者在具有专门的康复场地、专业的康复人才、规范的康复治疗技术、先进的康复医疗设备的医疗机构内进行的康复治疗。

机构康复以进行整体康复为基本原则，具有较高的专业技术水平，能解决病、伤、残等各种康复问题。所谓整体康复，就是从躯体上、心理上、职业教育上和社会交往能力等方面，对病、伤、残者进行全面而综合性的康复，康复的着眼点不仅是遭受损害的功能障碍的器官或肢体，更重要的是将残疾患者作为和健全人平等看待的整体"人"，最终使其能进行正常的家庭和社会生活，从事适宜的工作和劳动。

（二）机构康复的形式

我国是一个发展中国家，也是世界上人口最多、残疾人数量最大的国家。目前，根据患者的康复需求和客观环境条件，现代康复医疗可以在不同水平和不同形式的机构中进行。机构康复大致可分为以下5种形式。

1. 康复医院　康复医院是独立的康复机构，有较完善的康复设施，包括系统的功能测试设备和各种康复治疗科室、护理部门等。可为患者提供专业的、综合的康复治疗，并具备相关疾病的一般诊疗、处置能力和急诊急救能力。按其规模和性质又可分为综合性康复中心和专科性康复中心。

（1）综合性康复中心　独立的康复医学机构，拥有完善的康复评估和治疗设备，康复疗法科室齐全，一般设有门诊、病房、治疗室等，由各专业康复医师、相关学科的临床医师、康复护师、物理治疗师、作业治疗师、心理治疗师、言语治疗师、假肢矫形师、中医师等专业技术人员组成康复治疗组，为患者进行临床诊断、功能评定，制定康复计划，进行综合的康复治疗和必要的临床治疗，同时进行康复医学相关的科研工作（图5-3）。目前我国最大的康复治疗中心为中国康复研究中心（博爱医院）。

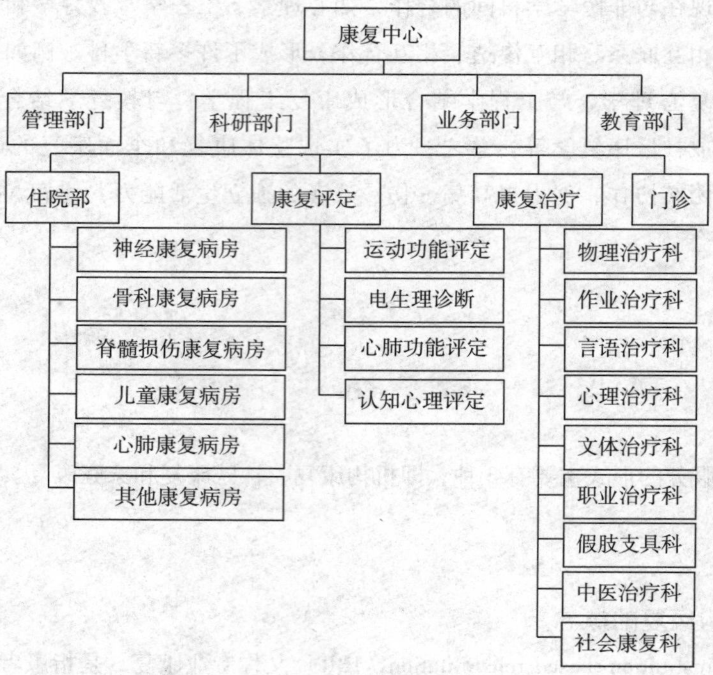

图 5-3 综合性康复中心组织结构图

（2）专科性康复中心 以收治某一专科功能障碍患者为主。在我国，最常见专科康复中心包括脊髓损伤康复中心、儿童脑性瘫痪康复中心、老年病康复中心、运动创伤康复中心、心血管疾病康复中心、精神创伤康复中心、肢体伤残康复中心、工伤康复中心等。

2. 康复医学科 康复医学科为综合性或专科性临床医院的一个独立临床科室。综合医院康复医学科的任务，是与相关临床科室密切协作，重点为急性期、恢复早期各种功能障碍的患者提供早期康复医学服务，同时也为恢复期需要康复的患者提供康复医学服务，并为所在社区的残疾人康复工作提供康复培训和技术指导，发挥区域辐射带动作用。

综合医院的康复医学科作为一个独立科室，一般设有康复门诊、康复病房、康复评定室、物理治疗室、作业治疗室、言语治疗室、康复工程室、心理治疗室、传统康复治疗室等，为门诊患者或从临床各科转诊患者提供康复诊疗服务。康复专业人员可通过会诊的形式主动深入其他临床科室，开展早期康复治疗，避免一些暂时性残疾因护理不当或康复开展过晚转化为永久性残疾，提高整体治疗效果，为患者后期转入专业康复机构或回归社区、回归家庭做好准备。

3. 康复门诊 康复门诊是单独设立的康复诊疗机构，是多学科合作式门诊，只为门诊患者提供康复服务，称为康复门诊或康复诊所。康复门诊设有康复诊断和康复治疗科室等，一般开展的治疗包括体疗、理疗及传统康复治疗等。

4. 疗养院 利用疗养的自然环境，按照康复的原则把疗养因素和康复手段结合起来，促进慢性病者、老年病者、手术后患者及其他伤残者的康复。

5. 不完全康复型（准康复型）机构 某些助残养老机构，它们仅向住在该处的人群提供不同程度的护理和少量物理治疗，有时根据病情需要请院外医师会诊，处理一些医疗情况。国内常见的这类机构包括以下几种。

（1）长期留治中心 收治一些永久性残疾患者，他们已无康复潜力，故只给予支持性康复治疗和护理，如一些荣军疗养院属于此类。

（2）病残护理院　收治从康复中心出院，但仍有残疾或慢性病功能障碍不能在家生活的患者，有熟练的护理人员进行医疗护理，并提供少量的康复治疗服务。多由一些集体或个人开办。

（3）儿童福利院（特殊学校）　弱智、盲聋哑、脑瘫、各种先天性缺陷被遗弃者，由政府收容，开展教育与康复相结合的服务。

（4）老人养护院　主要收治体弱多病、有功能障碍或残疾的老年人，提供基本的护理和物理治疗。老人养护院具有开放性和产业化的特点，近年来逐渐受到人们的关注。

二、社区康复

社区康复（community-based rehabilitation，CBR）最先是由 WHO 在 1976 年提出，这是一种新的、有效的、经济的康复服务途径。1978 年，初级医疗保健国际大会《阿拉木图宣言》提出"应该在社区层次上为残疾人提供保健、预防、治疗和康复"。我国的社区康复于 1986 年起步，已经历了 30 多年，目前已经进入快速发展时期。将社区康复服务纳入社区服务规划中，可以充分利用社区服务设施，对残疾人、老年人和慢性病患者开展医疗、保健、康复服务，对残疾人进行职业培训和就业安置，还可以设立残疾人活动中心、残疾儿童幼儿园等，创造条件使残疾人获得参与社区生活的机会。

（一）社区康复的产生和发展

1. 国际社区康复的产生和发展　任何学科的产生和发展都起源于社会的需要，社区康复同样遵循了这一客观规律。

第二次世界大战后形成了较完整的康复概念，现代康复疗法也逐渐系统化，出现了 3 种比较有代表性的康复模式，即美国的高科技型、欧洲的高福利型、日本集高科技与高福利一体型。这些康复服务方式虽可以解决较复杂的残疾问题，但是费用较高、周转率偏低、覆盖面小，而且残疾人长期被限制在康复机构内，不能参加正常的家庭生活与社会活动，反而阻碍了残疾人重返社会。

20 世纪 70 年代初，一些发达国家发现，定位在家庭与社区水平的康复服务，可以有效弥补机构式康复的许多不足。

1976 年，WHO 提出一种新的、有效的、经济的康复服务途径，即社区康复，以扩大康复服务覆盖面。

1978 年，WHO 在国际初级卫生保健大会后发表了《阿拉木图宣言》，确定在初级卫生保健中应该包括保健、预防、治疗和康复，为达到 WHO "人人享有健康"的目标，要求在社区层次上为包括残疾人在内的居民提供疾病的预防、治疗和康复服务。

1979 年，WHO 初步规划出社区康复模式。

1981 年，联合国确定的残疾人年，制定残疾人 10 年（1983—1992）社区康复全球发展规划。

1983 年，WHO 全面管理社区康复并得到联合国多个组织支持。

1985 年，英国伦敦大学开设"社区康复计划与培训"课程，全球性培训、地区性培训迅速开展。

1989 年，WHO 出版了《社区训练残疾人》，以便为社区康复项目和项目发起人提供指导和支持。

1992 年，WHO 对全球社区康复发展进行评估，并指出社区康复虽然有所发展，但从整体上讲，仍落后于保健、预防和治疗的发展水平。

1993 年，在联合国开发计划署任职的海兰德博士（E. Helander）出版了《偏见与尊严——社区康复介绍》一书，书中指出"社区康复仍是一个学习的过程，还没有一个现成的蓝图"。

1994 年，国际劳工组织（ILO）、联合国教科文组织（UNESCO）、WHO 发表了《社区康复的联合意见书》，进一步明确社区康复的目标、概念和实施方法。"社区康复的实施，有赖于残疾人自己及其家属、所在社区以及卫生、教育、劳动就业与社会服务等部门的共同努力"；"社区康复可持续发展的关键是务实、灵活、支持、协作"。

1999 年，《偏见与尊严——社区康复介绍》一书再版，更新的观念对全球残疾发生情况、康复需求情况、社区康复的定义、管理框架、技术要素、监测评估以及未来发展预测等方面进行了全面阐述。"社区康复通过改善提供服务的方式，使所有需要的人都能得到这种服务，通过提供更多平等的机会和增进与保护残疾人的权利，从而改善残疾人的生活质量"。

2003 年，在赫尔辛基召开的国际社区康复回顾与咨询大会，提出了很多重要建议，以促进社区康复项目的完成，并对社区康复进行重新定义，共同修订了《2004 社区康复联合意见书》。

2004 年 11 月，ILO、UNESCO、WHO 邀请 65 位社区康复及残疾、发育方面的专家开始制定《社区康复指南》。

2006 年，WHO 制定了《残疾康复行动计划》（2006—2011），编写了《世界残疾报告》，采用《国际功能、残疾和健康分类（ICF）》作为理论构架，收集残疾方面的可靠资料和政策建议。

2010 年 5 月，《社区康复指南》出版，预计有效期可到 2020 年。

2. 我国社区康复的产生和发展   随着我国经济发展和人民生活水平的提高，对康复服务的需求发生了很多变化，这也促进了社区康复的快速发展。我国自 20 世纪 50 年代开展的家庭病床，60～70 年代推进的赤脚医生制度、医疗队，80 年代倡导的社区服务等医疗及社会保障服务，都包含了社区康复服务的性质与内容。我国在 1986 年正式开展社区康复工作，几十年来，取得了较大成绩。我国的社区康复在经历了 4 个发展阶段后，已进入一个多元化、快速发展的新阶段。

起步阶段（1986—1990）：1986 年，WHO 在中国香港和菲律宾举办了"现代康复原则、计划与管理"研讨班，为我国培养了 10 余名社区康复骨干；同年底，卫生部在内蒙古、吉林、山东、广东四省（区）开展了社区康复试点，取得了示范性的经验。其中广州中山医科大学在广州金花街道进行的试点较为成功，影响广泛。1989 年，我国专业人员将 WHO 编写的《社区训练残疾人手册》翻译成中文并出版发行。1990 年，颁布实施《中华人民共和国残疾人保障法》，使社区康复有了法律保障。

试点阶段（1991—1995）：《社区康复实施方案》作为一项独立方案纳入《中国残疾人事业"八五"计划纲要》，《中国康复医学事业"八五"规划要点》也明确规定了在此期间要逐步推广社区康复，把康复医疗落实到基层。"八五"期间，全国 62 个区县进行了社区康复示范工作，示范区域残疾人康复服务覆盖率超过75%。

推广阶段（1996—2000）：自"九五"开始，我国的社区康复工作进入了采取社会化方式推进的阶段。确定康复工作的目标是：完善社会化的康复服务体系，以社区和家庭为重点，广泛开展康复训练，使残疾人普遍得到康复服务；同时，实施了一批重点工程，使300万残疾人得到不同程度的康复；开发供应一批急需、适用的特殊用品和辅助用具，帮助他们补偿功能，增加能力。

发展阶段（2001年至今）："十五"期间，制定了《中国残疾人事业"十五"计划纲要》和《社区康复"十五"实施方案》，使我国社区康复进入了全面发展阶段。

2002年8月，国务院办公厅转发《关于进一步加强残疾人康复工作意见》的通知，其中就包括了要积极推进社区康复，把康复引入家庭。

"十一五"（2006—2010）期间，制定了《中国残疾人事业"十一五"发展纲要》，全国开展社区康复的市辖区达到了807个，开展社区康复服务的市（县）为1569个，分别占全国市辖区总数和市（县）总数的90.50%和68.9%，使社区康复迈入一个新的发展阶段。

2008年，中共中央 国务院印发《关于促进残疾人事业发展的意见》，提出"大力开展社区康复，推进康复进社区、服务到家庭"。

"十二五"（20112015）期间，《中国残疾人事业"十二五"发展纲要》针对康复提出的主要任务是：全面开展社区康复服务；实施重点康复工程，帮助1300万残疾人得到不同程度的康复。依托各级各类医疗、康复、教育机构，充分利用社区资源，加强社区康复服务能力建设，制定社区康复服务质量标准，开展规范化社区康复服务，实现康复进社区、服务到家庭，为残疾人提供基本康复服务。

2011年9月，华中科技大学同济医院、世界卫生组织康复培训与研究合作中心（武汉）、中山大学附属第一医院，世界卫生组织康复合作中心（广州）、香港复康会、世界卫生组织复康协作中心（香港）联合行动，组织人员翻译出版《社区康复指南》中文版。

回顾社区康复发展历史可以看出，社区康复是以城乡社区为基地，以解决广大残疾人的康复需求为前提，以政府支持和社会各界为保障，以实用康复技术为训练手段，积极动员残疾人及其家属参与的一种重要康复手段。

（二） 社区康复的基本原则

在最新版《社区康复指南（CBR Guidelines2010）》中指出，社区康复的原则是基于《残疾人权利公约》提出的，它们是：尊重残疾人的尊严和个人自主权利，包括有自我选择和个人独立的自由；没有歧视；在社会中完全和有效地参与和融入；尊重差别，将残疾人作为人的多样性和人类的一部分予以接受；平等的权利；可获得权；男女平等；尊重残疾儿童能力的进步/变化，尊重残疾儿童的身份受保护的权利；此外，还有两项原则也被进一步提出，即包含有自我主张的赋权原则和可持续性原则。

不论采取何种模式，这些原则应该用于指导社区康复工作的以下各个方面。

1. 社会化 政府职能部门各司其职，密切合作，挖掘和利用社会资源，发动和组织社会力量，共同推进工作，主要体现在以下5个方面：①成立由政府领导负责，卫生、教育、民政等多个部门参加的社区康复服务组织，制定政策、编制规划、统筹安排、监督实施，使社区康复服务计划能够顺利、健康实施。②政府各个相关职能部门应该将社区康复服务的有关内容纳入本部门的行业职能中，共同承担社区康复服务计划的落实。③广泛动员社会力量，充分利用各种传统的和新兴的传播媒介，动员和宣传社会团体、民间组织、慈善机构、志愿者积极参与社区康复服务，在技术、资金、科研、服务等各方面提供支持。④创造良好的社会氛围，宣传和发扬助人为乐、无私奉献的精神，为残疾人和其他康复对象提供积极的服务。⑤充分挖掘和利用康复资源，在设施、设备、人力、财力等方面打破部门界限，实现资源共享，为康复对象提供全面的服务。

2. 以社区为本　社区康复服务的生存与发展必须从社会实际出发，适应社区特点，满足社区需要，立足于社区内部力量，使社区康复服务做到社区组织、社区参与、社区支持、社区受益。主要体现在以下几个方面：①根据社区残疾人的康复需求提供服务，每个社区的康复对象不同，需求也不尽相同，只有根据社区内康复对象的具体需求制定的社区康复服务计划，才是切实可行的。②社区政府应当把社区康复服务纳入社区建设和发展之中，政府统筹规划，加强领导，协调相关职能部门各司其职。③充分利用社区内部资源，实现资源利用一体化，要打破部门、行业界限，实现社区资源共享，这是使社区康复持久发展的主要物质基础。④社区内所有人员积极参与，包括残疾人和家属。⑤根据本社区病、伤、残的特点及康复问题，有针对性地开展诊断、治疗、预防、保健、康复等一系列康复教育，并普及相关知识，使社区人群素质不断提高。

3. 低成本、广覆盖　以较少的人力、物力、财力投入，使大多数服务对象能够享有服务，即获得较大的服务覆盖面。具体来说，在社区康复服务中，以较少投入，保障康复对象的基本康复需求，使大多数康复对象享有康复服务。坚持低成本、广覆盖原则的意义。我国尚处于社会主义初级阶段，不能盲目追求康复机构在规模和数量上的发展，而是要加强康复资源的有效利用，提高康复服务质量，走低成本、广覆盖、低投入、高效益的道路。由于经济状况的限制和康复机构中床位数量、周转要求的限制，残疾人不可能长期住院治疗。社区康复服务可以就地、就近，甚至在家庭中开展训练，不受疗程的限制而长期进行，少量的经济投入就可以满足训练的设备要求。

4. 因地制宜，分类指导　不同地区在经济发展水平、文化习俗、康复技术及资源、康复对象的康复需求等方面有很大的差异，只有根据实际情况，因地制宜地采取适合本地区的社区康复服务模式，才能解决当地的康复问题。例如，在经济发达地区，可以设置专门的训练场所，现代化的康复评定、康复治疗和康复训练等设备；以专业人员、全科医师、护士为康复对象提供服务为主，以家庭指导康复训练为辅。欠发达地区社区可利用现有场所或采取一室多用的方式提供康复服务；在设备方面，以自制的简便训练器具为主；采取以家庭训练为重点，在康复人员的指导下，康复对象进行自我训练，同样能够提高残疾人的生活质量。

5. 技术实用　要想使大多数康复对象享有康复服务，必须使大多数残疾人及其亲属、护理人员掌握康复技术，这就要求康复技术必须易懂、易学、易会。因此，康复技术应该进行适当的转化，使机构康复技术向基层社区、家庭方向转化；复杂康复技术向简单、实用化方向转化；城市康复技术向广大农村方向转化；外来的康复技术向适用于本地的传统技术转化。

6. 康复对象主动参与　社区康复服务的重要特点之一就是康复对象角色的改变，即由被动参与、接受服务变为主动积极参与，康复对象及其亲属应该参与康复计划的制定、目标的确定、训练的开展及回归社会等全部康复过程。康复对象要积极配合康复训练，树立自我康复意识，尽可能地参与社区康复服务工作，根据自身恢复情况及残存功能学习掌握新的劳动技能，争取自食其力，贡献社会。

（三）社区康复的特点和工作内容

1. 社区康复的特点 尽管各个国家的国情不同，不同地区的经济发展状况不同，但社区康复的发展具有以下几个方面的特点。

（1）以社区为基础 社区康复的生产与发展一定要从社会实际出发，必须立足于社区内部的经济条件，充分利用当地社区资源，把社区康复纳入当地经济与社会发展的计划中，使社区康复服务做到社区组织、社区参与、社区支持、社区受益，依靠社区的人力、物力、财力资源开展。

（2）投入少，覆盖广 加强康复资源有效利用，提高康复服务质量，走广覆盖、低投入、高效益的道路。有国外文献报道，机构式康复人均费用约为100美元，只能覆盖20%的康复对象，而社区康复人均仅9美元，却可覆盖80%的康复对象。社区康复使得更多的残疾人能够得到康复，有利于提高康复的整体效果，是实现"人人享有康复服务"的重要方法。

（3）全员参与 应成立由政府领导牵头，卫生、教育、民政等多个部门参与的社区康复协调组织，制定政策、规划、方案，并监督实施状况，相关的职能部门应将社区康复服务纳入本部门的行业职能和业务领域之中，实现资源共享，共同承担社区康复服务计划的落实。同时残疾人本人、残疾人家庭也要积极共同参与，在整个康复服务中发挥各自的职能和作用。

（4）技术实用，方便易学 在社区开展的康复项目必须是大多数康复人员、康复对象及其家属或护理人员能够掌握的。这些康复技术必须易懂、易学、易会，器材可因陋就简，技术要实用有效，不一定追求最新的方法，要有利于患者长期康复。

（5）重视全面康复 社区康复的目标，是使残疾人重返家庭，重返社会，提高生活自理能力或职业能力，康复治疗不应该局限于某一具体的功能障碍，应该遵循全面康复的方针，为残疾人提供医疗、教育、心理、职业、社会等方面的康复服务，促进残疾人回归社会，融入社会。

2. 社区康复的工作内容 社区康复应贯彻全面康复的原则，包括残疾的预防、普查、医学康复、教育康复、职业康复、心理康复、社会康复等各个方面。根据WHO建议的模式和我国一些地区的工作经验，社区康复应包括以下内容。

（1）残疾预防 依靠社区的力量，落实有关残疾预防的措施，如开展康复咨询，健康知识讲座，给儿童服用预防急性脊髓灰质炎的糖丸，进行其他预防接种，发放普及读物，增强残疾预防和康复意识，开展环境卫生、精神卫生、营养卫生、保健咨询、安全防护措施及卫生宣传教育等工作，预防残疾的发生。

（2）残疾普查 动员社区的力量，在社区范围普查残疾情况，了解残疾人员分布，做好详细的统计，包括残疾人总数、残疾种类、残疾原因，为制定残疾预防和康复计划提供资料。

（3）医学康复 在社区康复站，对有康复需求的残疾人，包括肢体残疾、智力残疾、视力残疾、听力残疾、言语残疾、精神残疾等，提供诊断、康复评定，制定康复目标和康复计划，开展必要的、可行的功能训练，如步行训练、平衡能力训练、生活自理训练、语言沟通训练、康复护理等。对复杂的、疑难或病情加重的患者需要转诊到上级医院或康复中心进行诊治。

NOTE

（4）教育康复 依靠社区的力量，帮助残疾儿童和其他有教育需求的残疾人解决教育问题，或组织社区内的残疾人进行特殊教育。

（5）职业康复 依靠社区的力量，对社区内有一定劳动能力、有就业潜力的残疾人，进行就业前评估，提供就业咨询和辅导，给予必要的职业培训，指导残疾人学会自谋生计的本领和方法，并尽可能安排在社区开办的工厂、车间、商店、公司等单位。

（6）社会康复 组织社区内残疾人和非残疾人一起参与文娱和体育活动；建设、改造和维护社区无障碍环境，方便残疾人生活。帮助残疾人解决医疗、住房、交通等方面的困难；进行宣传教育，消除社区内健全人对残疾人的歧视，帮助残疾人融入社会生活中。

（7）心理疏导服务 通过调查，掌握存在心理障碍的残疾人群，分析其心理障碍的原因，如是器质性病变、家庭经济情况、家庭成员间关系不佳、担心社会歧视等原因所致，有针对性地采用劝说、鼓励和指导等方法，从残疾人本身及其周围的人和环境入手，帮助残疾人树立康复信心，正确面对自身残疾，从心理上克服残疾所致的不利影响。

（8）辅助器具服务 根据残疾需要，提供残疾人士辅助器具信息，可以开展代购、租赁服务，并进行使用指导。

（9）转介服务 转介服务是指根据患者的病情变化或恢复情况，向医疗、教育、就业、养老等机构转送康复对象的过程。转介服务是维持社区康复生存和发展不可缺少的内容，是社区康复能够进行良性循环的基本保证。

（四）《社区康复指南》中文版

根据 2011 年 6 月 WHO 正式公布的《世界残疾报告》，世界人口中至少有 15% 的人带有残疾，他们对康复的需求殷切，机构康复及延伸服务，远远不能满足其需求。1978 年，WHO 国际初级卫生保健大会及阿拉木图宣言之后，提倡社区康复，作为一种策略，在发展中国家促使广大残疾人得到康复服务。在过去 30 年，其范围已得到相当大的扩展。1994 年，国际劳工组织、联合国教科文组织及 WHO 共同制定了《社区康复联合意见书》，并于 2003 年及 2004 先后又共同进行了修订。在 2004 年 11 月，3 个国际组织邀请 65 位社区康复及残疾、发育问题方面的专家开始制定《社区康复指南》（简称《指南》），广泛收集资料，有 150 多位作者为该指南撰稿，并得到 29 个国家的广泛认可，共有 300 多位完成社区康复的项目人对草稿提供了反馈。《指南》于 2010 年 5 月 19 日被批准出版。预计有效期到 2020 年。《指南》受到《残疾人权利公约》的深刻影响，是贯彻执行公约的具体体现。

鉴于《指南》的重要性，2011 年 9 月，华中科技大学同济医院、世界卫生组织康复培训与研究合作中心（武汉）、中山大学附属第一医院、世界卫生组织康复合作中心（广州）、香港复康会、世界卫生组织康复协作中心（香港）联合行动，组织人员翻译出版其中文版，以供大家参考。

《指南》中文版包括导论、管理、健康篇、教育篇、谋生篇、社会篇、赋能篇几个篇章，提供如何发起与加强社区康复的指导，开展与共同文件及《残疾人权利公约》原则相一致的社区康复项目的建议和思路。主张将促进社区康复作为社区包容性发展策略，以帮助残疾人主流化发展，尤其是减轻贫困。提出支持有关方面满足残疾人的基本需求，使残疾人能获得健康、教育、谋生及社会层面的机会，以提高残疾人及其家庭的生活质量。同时，鼓励社区康复项目人通过促进残疾人融入、参与社区康复项目的决策过程，来促进残疾人及其家庭提高社会地位。其主要读者是社区康复管理者，同时还包括社区康复工作人员、初级卫生工作者、学校教师、社会工作者及其他社会发展工作者、残疾人及其家庭成员、残疾人组织、与残疾人项目相关的政府官员及非政府机构、研究者及学术人员。

三、家庭康复

家庭康复（home-based rehabilitation，HBR）是以家庭为基地进行康复的一种措施。帮助患者具有适应家庭生活环境的能力，参加家庭生活和家务劳动，以家庭一员的身份与家庭其他成员相处，使家庭康复成为康复医疗整体服务中的一个组成部分。在专业人员的指导下由家庭训练员（患者家属）负责。主要开展家庭康复训练，内容有疾病知识介绍和防治处理方法，简易康复器材的使用，康复性医疗体育训练，家务活动训练、环境改造等。近年来随着互联网技术的发展，远程康复也成为家庭康复的一个重要组成部分。

（一）家庭康复的重要性

家庭康复是机构康复、社区康复的补充和完善，同时由于其本身的特点也决定了家庭康复具有不可取代的位置。家庭康复的重要性包括以下几方面。

1. 很多患者的疾病是慢性的、长期的，如脑卒中或脑外伤后遗症不可能在短期内治愈，患者本身的经济状况和康复机构床位周转要求，都决定了患者不可能长期在医院住院。因此，对许多患者来说，家庭康复是势在必行。

2. 家庭中的康复生活一般与患者病前生活习惯较为接近，熟悉而适宜的居家环境、家庭温情，家属与患者间的感情较为融洽，照顾也周到，患者容易安心康复，可减少其对医院、对疾病的恐惧感，减轻思想负担，对患者的康复疗效往往会产生较好的影响。

3. 在家庭中进行的一些康复项目更具有针对性，更贴近患者的实际生活需要。

4. 患者在家里康复，可以避免医院病房的交叉感染。

5. 饮食调理是康复医疗的重要部分，家庭饮食更容易满足患者的个人口味。

（二）家庭康复的内容

家庭康复包含的内容应该全面、详尽、可行，一般要包括以下内容。

1. 制定一份作息表　何时起床、服药、进餐、做康复训练、休息、娱乐、睡觉等，生活和训练要有规律，要坚持。

2. 适当改造家庭环境　注意室内行走的通道有无易绊物，如卷边凸起的地毯、不用的电线；保持地面及浴室的干燥，以防跌倒；在阳台、厨房及浴室安装把手，方便患者休息及支撑。

3. 家人的心理支持　训练及康复的过程痛苦而漫长，患者情绪低落或急躁易怒，甚至消沉，家人要关爱患者并给予鼓励与心理支持。

4. 康复功能训练　①适当的体位，包括卧位、坐位和站位的平衡等。②上肢功能训练操，如用健手带动患手做上举、前伸的动作及肩关节的耸肩动作等。③下肢功能训练操，如床上的被动和主动伸膝屈膝动作、足背伸动作、下肢外展内收动作、直腿抬高动作等。④躯干平衡训练，如双膝或单膝屈曲，抬高臀部及躯干的"桥式运动"等。⑤轮椅的控制和体位的转移训练，如坐位到站位的转移、从床边到轮椅或椅子的转移等。⑥日常生活能力训练，如穿衣、洗脸、刷牙、梳头、进餐、如厕、洗澡等。⑦力所能及的家务劳动，如剥豆、拣菜等。⑧兴趣爱好及娱乐活动，如画画、书法、弹奏乐器等。

NOTE

5. 控制危险因素预防再发　除了肢体的功能训练以外，要针对患者原发病进行针对性的预防，如脑卒中患者尤其强调要控制危险因素以防再发；糖尿病、高血压、房颤、冠心病等患者，应按时服药，改变生活方式，包括清淡饮食、精神情绪的调节及适当的运动。

第五节　康复工作流程

一、康复病房工作流程

康复病房一般拥有人员分工较细、专业技术水平较高、康复诊疗实力较强的康复团队。患者入院后，应首先接受相关临床检查，再结合临床症状、体征及检查检验结果对患者进行初次功能评定，确定其主要的功能障碍、残存的功能障碍及康复潜力，拟定康复治疗计划和康复目标，预测康复结局，然后开始实施康复计划。治疗一段时间后进行中期评定，判断治疗效果，必要时调整治疗项目并继续治疗，中期评定可多次进行。患者达到预期目标后安排出院，患者病情如有变化可根据需要安排转科（图5-4）。

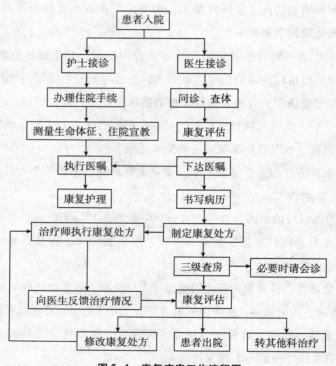

图5-4　康复病房工作流程图

二、康复门诊工作流程

康复门诊的对象可简单概括为两类：一类是病情相对较重或病情较为复杂的患者，不适合门诊治疗，可安排住院；另一类大多是功能障碍较轻或病情较为稳定的患者，不需要住院，或是经过住院治疗病情有所好转患者，拟继续康复治疗。门诊患者康复流程与住院患者基本相同（图5-5）。

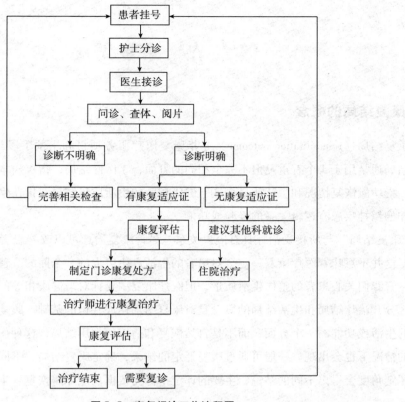

图 5-5 康复门诊工作流程图

三、社区康复工作流程

社区康复的对象主要是残疾人、老年人、有功能障碍的慢性病患者、残疾儿童等。社区康复工作需要多部门各司其职、密切配合、共同推进。社区康复工作流程见图 5-6。

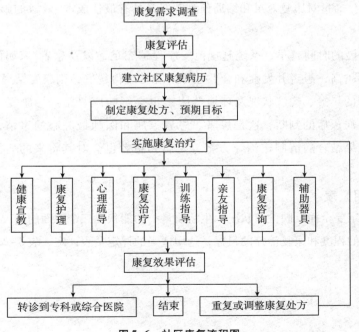

图 5-6 社区康复流程图

第六节　康复结局

一、康复结局的概念

康复结局（rehabilitation outcome）是指康复医疗服务项目和干预手段给患者带来的结果。康复结局通常用于 3 个有重复但不完全相同的方面：①医疗结局，指疾病本身的结果。②生活结局，指功能恢复情况和生活质量。③与健康相关的生活质量结局，指在生活方面与躯体健康或已知的精神疾患有逻辑关系的经验或功能。

"康复结局"与所接受治疗具有因果关系。尽管康复治疗可以改善患者生活质量的某些方面，但这并不意味着医疗康复一定会对患者的生活产生巨大的、全面的改善或承担这方面的责任，尽管我们关心患者的整体生活质量，但医疗康复主要针对与健康相关的生活质量部分。因此，区分开治疗结局和生活结局的概念是对康复结局达成共识的基础。康复结局是与康复治疗有关的生活或功能的一个方面，而不是自然恢复和适应的作用结局，这种作用在没有专业康复医疗的情况下也会出现。一般可通过康复评定的结果，确定康复结局。不同的评定方法、评定者及评定角度会得出不同的结论，主要的评定指标要依据功能障碍恢复、生活自理及回归社会的情况。

二、康复结局的评定

康复结局评定（rehabilitation outcome measure）是指对患者经过康复治疗后的功能、活动和社会参与能力的评定或预测。康复结局评定从 20 世纪 80 年代开始作为专业术语一直为康复领域文献所沿用，是残障者在某一康复阶段内计划或达到的功能或健康状态的改变，也指治疗方案的疗效评价。通过对康复效果和结局预测，选择具有最佳成本-效益的康复医疗，避免不必要的医疗投入。

康复治疗开展的时间越早、系统越规范、疗程越充足，以及患者/家属配合康复治疗的主动性、依从性越高，患者并发症和合并症预防和处理得越好，则康复结局越好。另外，疾病的种类，患者的年龄、经济状况及环境等因素也会影响康复结局。康复结局的评定决定着医师对康复结局预后的判断，这是患者、患者家属和医师最关心的事情，医师可根据康复结局的评定结果结合病情制定治疗方案，家属和患者也会对其将来的病情如何做到心中有数。

（一）常用量表

康复结局评定要全面反映健康状况、生活质量、功能状况三个方面的情况。应根据患者的病情、功能障碍的程度和康复治疗的目标，选用适当的评定量表评定。表 5-2 分类举例的项目可供参考。

表 5-2 康复治疗结局评估常用量表

健康状况	生活质量	功能状况
疾病影响量表（SIP）	生存质量评估	功能独立性评定量表（FIM）
简明调查表-36（MOS-SF36）	安康生活质量表（QWB）	Barthel 指数（BI）
健康影响评估	生活满意度量表（SWLS）	改良 Barthel 指数（MBI）
		Fugl-Meyer 量表
		ASIA 评价表

（二）评定的时间

为了使评定结果更精确，符合患者的实际情况，应在以下的时间进行评定。

1. 治疗的结果处于长时间不变的状态，可在这段时间内进行评测。

2. 在整个治疗结束后进行评测，并和治疗前评定结果对比，其结果能说明是由康复治疗得到的。

（三）评定的目的和作用

1. 有助于制定临床决策。

2. 明确康复效果。

3. 评估康复方案的合理性。

4. 有利于相关部门和人员间的交流。

5. 总结经验教训，提高康复医疗质量。

6. 作为宣传介绍推广康复医疗服务之用。

7. 可作为进一步研究康复医疗成本-效益的参考。

8. 为改造环境提供依据。

9. 为残疾等级划分提供依据。

（四）影响评定的因素

1. 个体因素的影响 康复的对象是由疾病导致的功能障碍者，不同疾病的恢复具有各自的特点。相对而言，脑外伤患者预后较脑卒中患者为佳，脑出血患者通常较脑梗死患者结局要好。另外，患者的功能障碍可能是多方面的，包括身体、心理和社会生活等方面。因此，康复结局与个人状况如年龄、教育程度、心理状态、职业、经济状况、其他伴发疾病或基础疾病等有直接关系，状况不同，结局千差万别。

2. 康复目标的影响 康复目标与结局评估密切相关，各阶段各种治疗结局评估的标准不一致，影响康复计划的实施，也导致康复过程中各种康复治疗手段混乱。评估中标准常常采用残留功能的改善或残疾的恢复，残留功能的改善与残疾的恢复的康复措施是有区别的，因而两者的目标常难统一。

3. 评估工具的影响 评估结局的工具往往是各种评定量表，带有一定的主观性，不同评定者、不同的评定时间，评定结果会有一定差异，影响结局评估。

（五）康复疗效评定

康复医学的对象是日常生活活动能力或就业能力部分或完全丧失的患者，很难用临床治愈的标准来衡量。目前普遍应用的是功能独立性测定量表（FIM）。

1. 疗效标准　疗效标准根据治疗前、治疗后的功能独立状态变化情况决定。功能独立状态则根据日常生活活动能力评定中能够完全独立的项目占总项目的百分比来决定，评定的标准如下。

（1）完全恢复　治疗后的功能独立状态达到完全独立水平，日常生活活动能力达到完全独立水平。

（2）显著有效　治疗后的功能独立状态虽然达不到完全独立水平，但其级别较治疗前进步 2 级或 2 级以上，或者进步虽未达到 2 级，单项已达到 FIM 评定中的有条件的独立的水平。

（3）有效　治疗后的功能独立水平较治疗前仅进步 1 级，且达不到有条件的独立水平。

（4）稍好　治疗后日常生活活动能力评分虽有增加，但功能独立级别达不到晋级水平。

（5）无效　治疗后的功能独立水平较治疗前比较无变化。

（6）恶化　治疗后的功能独立水平较治疗前下降。

（7）死亡　治疗失败，患者死亡。

2. 疗效评定依据　根据患者独立的条件和需要帮助的程度进行划分。

（1）完全独立　所有活动均能规范、安全地在护理实践内完成，不需要他人帮助，也不需要辅助设备、药品或用品。

（2）有条件的独立　所有活动均能独立完成，但需要应用辅助设备或药物，或需要比正常长的实践完成活动，或有安全方面的顾虑。

（3）需要不接触身体的独立　患者基本上能独立完成互动，但出于安全考虑，需由一人给予监护、提示或指导，或需要有人帮助患者准备或传递必要的用品，但帮助者与患者没有身体接触。

（4）需要接触身体的辅助　患者所需要的帮助不多于轻触（身体接触），在完成活动中患者能付出 3/4 以上的努力。

（5）需要中度的辅助　患者所需的帮助超出轻触，在完成活动中患者自己付出 1/2 ~ 3/4 以上的努力。

（6）需要大量的辅助　通过康复训练，患者功能仍难达到独立，在所有活动中，患者自己付出的努力仅占 1/4 ~ 1/2。

（7）完全依赖　患者所有活动完全依赖他人，自己付出的努力不到 1/4。

第六章　康复医学科设置和常用设备

我国目前正处于老龄化阶段，我国老龄人口已突破 2 亿，老年病的发病率与日俱增，同时，我国还有约 8300 万残疾人和 3 亿多慢性病患者。随着社会发展和人民生活水平的不断提高，患者对功能障碍恢复要求的不断提高与康复医学发展间的矛盾日益显现。因此，大力发展康复医学事业，进一步完善康复医学科的建设是提高人类健康和生活质量的重要途径。

第一节　康复医学科的设置

我国的康复医学起步较晚，但经过 30 多年的发展，已逐渐形成具有中国特色的康复医疗体系，即将现代康复医学理论、治疗技术与中国传统特色康复治疗有机结合起来。从最初 1949 年荣军疗养院和荣军康复院等的设立，到 2011 年原卫生部颁布《综合医院康复医学科建设与管理指南》和《综合医院康复医学科基本标准（试行）》，我国康复医学科经历了从无到有，从小到大，从大到全的发展过程。根据国务院印发的《"十三五"加快残疾人小康进程规划纲要》，中国残联、国家卫生计生委、民政部、教育部、人力资源社会保障部联合制定了《残疾人康复服务"十三五"实施方案》，方案中明确指出：加强康复医院、康复医学科规范化建设，在城市二级医院资源丰富的地方，支持二级综合医院在符合区域医疗机构设置规划的前提下，转型建立以康复医疗为主的综合医院或康复医院。合理界定医疗机构、康复机构和社区康复的功能定位，健全分级负责、双向转介的合作机制。支持医疗机构与康复机构开展管理、服务、技术等合作。建立专业康复机构对社区、家庭康复服务指导支持的机制。

一、康复医学科的功能与作用

（一）综合医院康复医学科

1. 康复重点和服务形式　综合医院应当根据医院级别和功能提供康复医疗服务，以疾病、损伤急性期与恢复期早期的临床康复为重点，与其他临床科室建立密切协作的团队工作模式，选派康复医师和治疗师深入其他临床科室，提供早期、专业的康复医疗服务，提高患者整体治疗效果，为患者转入专业康复医疗机构或回归社区、家庭做好准备。同时，综合医院应当与专业康复机构或者社区卫生服务机构建立双向转诊关系，实现分层级医疗，分阶段康复，使患者在疾病的各个阶段均能得到适宜的康复医疗服务，提高医疗资源的利用率。

2. 康复诊疗活动　综合医院康复医学科应该采取适当技术开展以下康复诊疗活动：①疾病诊断与康复评定：包括伤病诊断，肢体运动功能评定、活动和参与能力评定、生存质量评定、运动及步态分析、平衡测试、作业分析评定、言语及吞咽功能评定、心肺功能评定、心理

NOTE

测验、认知感知评定、肌电图与临床神经电生理学检查等。②临床治疗：针对功能障碍以及其他临床问题，由康复医师实施的医疗技术和药物治疗等。③康复治疗：在康复医师组织下，由康复治疗师、康复护士、康复工程师等专业人员实施的康复专业技术服务，包括物理治疗、作业治疗、言语治疗、认知治疗、传统康复治疗、康复工程、心理治疗等。

3. 注重创新和人才培养　1988 年，首个《中国残疾人事业五年工作纲要》将康复医疗机构建设工作正式纳入国家发展规划，并提出"有计划地改造和建立一些骨干康复机构，进行科研、临床实践、技术指导和人员培训，逐步在现有医院开设康复部（科、室）"。因此，除了为患者提供全面康复诊疗服务外，康复医学科还具有科研、技术指导和人员培训的功能和作用。科研创新是提高临床诊疗水平的关键，科研创新离不开临床实践，康复医学科的发展和建设离不开科研创新。康复医学科作为区域性康复资源中心要为所在社区卫生服务网络提供康复医学技术咨询和培训，以提高该行业医护人员的整体专业水平。此外，康复医学是一门应用性和实践性极强的临床专业，与其他临床科室一样，康复医学科承担着培养康复医学生临床实践的教学任务，是培养康复医学人才的重要基地。

（二） 其他康复服务体系

1. 社区卫生服务中心（站）、有条件的乡镇卫生院和村卫生室开展基本医疗康复服务、残疾预防及相关健康教育，为残疾人提供签约服务。发挥社会服务组织、残疾人协会、残疾人亲友等作用，利用社区服务设施，就近就便为精神、智力、肢体等残疾人提供日间照料、生活自理能力训练等服务。广泛开展残疾儿童家长、残疾人及亲友培训、心理疏导，对家庭康复和残疾人互助康复给予支持。

2. 省（区、市）、市（地、州、盟）普遍建立残疾人康复中心、听力语言康复中心、残疾人辅助器具中心，完善服务功能。县（市、区）普遍建立残疾人康复服务中心，开展康复咨询、评估、转介、社区康复指导、辅助器具展示及适配等服务。支持有条件的县残疾人康复服务中心开展残疾儿童康复及成年残疾人日间照料、生活自理能力训练、职业康复等服务。

二、康复医学科设置的基本原则

根据 1994 年原卫生部《医疗机构诊疗科目名录》，康复医学科设置为一级诊疗科目，不设二级专业分科。

根据 2011 年原卫生部《综合医院康复医学科建设与管理指南》，二级以上（含二级）综合医院应当按照《综合医院康复医学科基本标准》独立设置科室开展康复医疗服务，科室名称统一为康复医学科。鼓励有条件的综合医院开展心理康复咨询工作。

根据 2016 年《残疾人康复服务"十三五"实施方案》，构建与经济社会发展相协调、与残疾人康复需求相适应的多元化康复服务体系、多层次康复保障制度，普遍满足城乡残疾人的基本康复服务需求。到 2020 年，有需求的残疾儿童和持证残疾人接受基本康复服务的比例将达 80% 以上。

三、康复医学科的组成部分

2011 年，原卫生部制定《综合医院康复医学科基本标准（试行）》，对我国三级和二级综合医院康复医学科的科室组成和病房床位设定提出基本要求。

（一）　三级综合医院康复医学科

1. 科室组成　独立设置的门诊和病区门诊包括普通医生门诊室、护士分诊台、康复功能评定室、物理治疗室、作业治疗室、言语治疗室、传统康复治疗室、康复工程室等；病房包括医生办公室、护士站、物理治疗室、作业治疗室、言语治疗室、传统康复治疗室等。有条件者可增设功能评定室、认知治疗室、心理治疗室、文体治疗室等，以更好地为患者提供全面的康复治疗。

2. 病房床位设置　根据需求和当地康复医疗服务网络设定床位，应为医院总床位数的2%～5%。以收治神经科、骨科疾病患者为主或向康复医院转型的三级综合医院，其康复医学科床位数不受上述规定限制。

（二）　二级综合医院康复医学科

1. 科室组成　独立门诊和病房至少设置具备临床康复评定功能的物理治疗室、作业治疗室、言语治疗室、传统康复治疗室、康复工程室等。

2. 病房床位设置　至少为医院床位数的2.5%，但不得少于10张床。

（三）　其他康复服务体系

社区卫生服务中心（站）、乡镇卫生院、村卫生室的康复科室和残疾人康复服务机构等康复服务体系可根据自身发展情况设置治疗室，有条件的可以设置多个不同的治疗室，条件有限的可一室多用。

四、康复医学科的人员组成

（一）　人员构成

1. 国外康复医学科人员构成　康复医学是一门多学科和跨学科的专业，需要协同多种专业人员组成康复专业协作团队对患者进行康复诊疗服务。在康复医学发达的欧美国家，康复专业协作团队覆盖更为规范，主要包括康复医师、康复护士、物理治疗师、作业治疗师、言语治疗师、心理治疗师、假肢及矫形器师、社会工作者、文娱治疗师、职业咨询师、特殊教育工作者等。但随着社会进步和康复医学发展，其他专业人员如音乐治疗师、园艺治疗师、舞蹈治疗师、康复营养师、儿童生活指导专家等也参与到康复专业协作团队中，共同为患者提供最全面、最佳的康复诊疗服务。

2. 我国康复医学科人员构成　相对于康复医学发达的欧美国家，我国康复医学事业起步较晚，康复医学科人员的构成具有两个特点：一是康复治疗师一专多能，并未专业化细分；二是有中医师的参与，为患者提供具有中医特色的传统康复治疗，如中药、针灸、推拿等。因此，在我国大多数综合医院中，康复医学科的人员主要由康复医师、康复护士、康复治疗师、中医师、支具及矫形器师组成。但根据我国卫生部制定的综合医院分级管理标准，三级综合医院康复医学科应配备康复医师、康复护士、物理治疗师、言语治疗师、作业治疗师和中医师等，在规模较大的康复医学科或康复中心还可配备假肢及矫形器师、心理治疗师、文娱治疗师和社会工作者等；二级综合医院康复医学科应配备康复医师、中医师和康复治疗师（士），这些康复治疗师（士）一专多能，不仅做物理治疗，还能兼做一些作业治疗和简单的言语矫治的工作；有条件的社区卫生服务中心（站）、乡镇卫生院、村卫生室和残疾人专门康复服务机构等可配备康复医师或经过康复医学培训的全科医师、康复治疗师（士）、护士，对于条件有

NOTE

限的社区卫生服务中心（站）、乡镇卫生院、村卫生室可不配备固定的康复医师，但应配备经过培训的社区康复协调员和体疗理疗士或康复治疗士。

（二）人员比例

1. 三级综合医院康复医学科　①每床至少配备0.25名医师，其中至少有2名具有副高以上专业技术职务任职资格的医师、1名具备中医类别执业资格的执业医师。②每床至少配备0.5名康复治疗师。③每个康复医学科病床至少配备0.3名护士。

2. 二级综合医院康复医学科　①每床至少配备0.25名医师，其中至少有1名具有副高以上专业技术职务任职资格的医师、1名具备中医类别执业资格的执业医师。②每床至少配备0.5名康复治疗师。③每床至少配备0.3名护士。④病房床位设定：至少为医院床位数的2.5%，但不得少于10张床。对于规模较小而未设置病房的康复医学科至少应有1～2名康复医师和2～4名康复治疗师，才能更好地配合开展康复医学诊疗工作。

3. 其他康复服务体系　社区卫生服务中心（站）、乡镇卫生院、村卫生室的康复科室和残疾人康复服务机构等康复服务体系可根据自身发展情况，配备不同比例的康复医师、康复治疗师（士）和护士，但对于条件有限的社区卫生服务中心（站）、乡镇卫生院、村卫生室至少应配备1名经过培训的社区康复协调员和1～2名体疗理疗士或康复治疗士。

（三）人员资质与职责

1. 康复医师　①资质：取得《医师资格证书》后，经注册具有康复医学专业执业范围的《医师执业证书》。②职责：接诊患者，采集病历和体格检查，功能评定后列出患者存在的问题，制定进一步检查和康复治疗计划；对住院患者负责查房或会诊，及时开出临床康复医嘱；对门诊患者进行复诊及处理；高年资康复医师主持康复专业协作组，负责领导本专业的康复教研工作，并指导和协调各小组成员的康复治疗工作。

2. 康复治疗师（士）　①资质：通过全国专业技术资格考试取得康复治疗师（士）资格证，并注册。②职责：物理治疗师主要负责患者肢体运动功能训练，特别是对神经、肌肉、骨关节和心肺功能的训练，执行康复医师制定的相应体疗理疗计划；作业治疗师主要指导患者通过有目的的作业活动，恢复或改善生活自理、学习和职业工作能力，对于永久性残障患者，则教会其使用各种器具，或调整家居和工作环境的条件，以弥补功能的不足；言语治疗师主要是对有言语障碍的患者进行康复训练，改善其言语功能障碍。

3. 康复护士　①资质：经执业注册取得《护士执业证》，有条件的应该接受康复医学的专业培训或继续教育学习。②职责：负责康复病区住院患者的临床康复护理。

4. 中医医师或中医助理医师　①资质：取得中医类《医师资格证书》后，经注册具有中医执业范围的《医师执业证书》或取得中医类《执业助理医师证书》。②职责：具有处方权的中医医师，可运用中医基础理论对患者辨证论治，制定相应的中医康复治疗方案，如方药、针灸、推拿等。中医助理医师须在中医医师的指导下对患者进行针灸、推拿等治疗。

5. 假肢及矫形器师　①资质：经全国假肢制作师或者矫形器（辅助器具）制作师执业资格考试合格，并取得国务院人事部门和民政部门共同颁发的《假肢制作师执业资格证书》或者《矫形器制作师执业资格证书》。②职责：为患者制作合适的假肢或矫形器，并指导患者使用和保养；定期检查患者假肢或矫形器穿戴使用情况，根据检查结果进行修整。

6. 心理治疗师　①资质：具有国家人力资源和社会保障部颁发的从业资格证书。②职责：

为患者进行临床心理测试，提供心理咨询和心理治疗，帮助患者确定适当的治疗目标，以心理康复促进患者全面康复。

7. 其他治疗师 随着康复医学的飞速发展，越来越多的专业人员参与到康复治疗中，如舞蹈治疗师、康复营养师、音乐治疗师等，但这些人员在从事专业治疗活动时，也必须有相关专业的毕业证书和专业技术资格认证。

五、诊疗场地与设施

（一）面积

根据卫生部《综合医院康复医学科基本标准（试行）》，三级综合医院康复医学科门诊和治疗室总使用面积不少于1000m²；二级综合医院康复医学科门诊和治疗室总使用面积不少于500m²；社区康复的总使用面积可根据本社区发展规划和康复对象的人数而定。

（二）位置

康复医学科和社区康复应设在医院中功能障碍患者容易抵达的处所。

（三）无障碍设计

康复医学科门诊、病区及相关公用场所应当执行国家无障碍设计的相关标准，通行区域和患者经常使用的诊疗室、楼梯、台阶、坡道、走廊、门、电梯、厕所、浴室等主要公共设施应采用无障碍设计和防滑地面，室外走廊或过道应允许轮椅和推车通行无阻，通道走廊的墙壁应装有扶手装置。病房每床使用面积不少于6m²，床间距不少于1.2m，以方便轮椅和推车无障碍通行。

（四）治疗室的装修要求

门诊部和住院部可分别设置治疗室，以利于不同功能障碍患者的治疗，但也可根据医院的实际情况和条件，将门诊和住院部的治疗室共用。治疗室的地板、墙壁、天花板及有关管线应易于康复设备及器械的牢固安装、正常使用和经常检修，部分器械的使用如高频电疗室还应注意绝缘和屏蔽。治疗室还应有良好的通风和室温调节设备，对于不同功能与作用的治疗室应进行一些装饰，色彩的设计与布置应有利于患者的治疗与训练，同时言语治疗室还应采用隔音设施。

第二节 康复医学科的常用设备

康复设备是康复医学发展的重要组成部分，随着电子技术、计算机技术、图像分析技术等在医学领域的日益广泛应用，康复设备也从最初机械化、单一化逐渐转向自动化、数字化、微机化、智能化及多元化。三级综合医院中规模较大的康复医学科应按不同诊室配备康复设备。二级综合医院康复医学科及其他康复服务体系可根据当地的需求和自身条件有选择性和针对性地配备康复设备，其假肢、矫形器及其他辅助器具可由专门制作部门的工程技术人员上门定制与安装使用。

一、设备分类

1. 功能评定设备 包括人体形态、神经系统反射、心肺功能、言语功能、感觉功能、肌张力、肌力、关节活动度、协调与平衡、步态分析、神经电生理等评定的设备。

2. 治疗与训练设备   用于运动治疗、物理因子治疗、作业治疗、传统康复治疗、言语训练、吞咽训练、认知训练、日常生活活动训练等治疗与训练的设备。

3. 康复辅具   用于加强功能障碍患者减弱的功能或代偿其丧失功能的辅助器具。

二、常用设备

（一）功能评定设备

康复功能评定是康复医学的基石，没有康复评定就无法制定康复治疗计划、评定康复治疗的效果。在临床康复中有许多用于评定功能障碍的设备，但不同设备评定的目的各有侧重。因此，详细了解每种评定设备的作用原理、适用范围、禁忌证及操作注意事项等是从事康复评定工作的前提。同时，明确掌握患者功能障碍的部位、性质、类型、程度，才能有针对性地选择康复评定设备，对患者进行科学评定，从而指导康复治疗。

1. 人体形态评定设备   是为了了解生长发育异常及伤病所致的身体形态方面的变化，确定由于形态变化导致的功能障碍及其程度。常用设备有：人体磅秤、身高尺、普通软尺、钢卷尺、生物抗电阻分析仪、三维光子扫描仪等。

2. 神经系统反射评定设备   反射是一切神经活动的基本形式，是随意运动的基础，反射评定设备可辅助康复医师判断评定对象中枢神经系统的发育状况和损害状况，为制定康复治疗方案提供依据。常用设备有：叩诊锤、圆头针、棉签等。

3. 心肺功能评定设备   心肺功能是人体新陈代谢的基础，是维持人体生命不可缺少的重要功能，心肺功能评定设备对心血管疾病和呼吸系统疾病的诊断、了解心肺功能储备和适应能力、制定康复处方及判断预后具有重要的意义。常用设备有：多导联心电图仪、心电血压监测仪、肺功能测定仪器、功率自行车、活动平板等。

4. 认知功能评定设备   大脑损伤后，尤其是右侧大脑半球的损伤，易导致患者认知功能障碍，认知功能评定设备能辅助评定患者对事物是否具有正确的理解、认识和反应。常用设备有：计算机、各类量表、图片、拼图等。

5. 言语和语言功能评定设备   言语和语言功能评定设备能辅助康复医师和言语治疗师判断患者是否有语言障碍（筛选）及语言障碍的性质、程度和类型等问题，然后根据评定结果选择不同的方法进行言语和语言功能障碍的治疗。常用设备有：计算机（语义导航训练软件）、听力计、录音机、手电筒、秒表、鼻镜、图卡、舌板等。

6. 感觉功能评定设备   感觉分为躯体感觉和内脏感觉两大类，躯体感觉功能评定设备是康复评定中最重要和最常用的设备。常用设备有：大头钉、测试管及试管架、棉花、软刷、感觉丧失测量器、不同质地的布等。

7. 肌张力评定设备   肌张力的评定设备对物理治疗师和作业治疗师了解患病部位、制定治疗计划、选择治疗方法具有重要作用。常用设备有：Penny 和 Giles 便携式测力计、电位计、转速计、等速装置、表面肌电图仪等。

8. 肌力评定设备   肌肉功能检查和评价是康复医学中最基本、最重要的内容之一，肌力评定设备通过对肌肉功能的检查能有助于了解患者肌肉、神经的损害程度和范围，可作为康复治疗前的检查，以及评定康复治疗效果、评价康复治疗方案有效性和判断预后的辅助指标。常用设备有：握力计、捏压捏力器、背拉力计、四肢等长肌力测试台、等速肌力测试仪器等。

9. 关节活动度评定设备　关节活动度常用的评定设备包括：各型量角器、带刻度的尺子、电子测角器等。除此之外，还可利用特定的仪器和设备来准确评价关节活动度的变化，但这类设备存在使用不方便、耗时及价格昂贵等缺点，在临床使用并不广泛。

10. 协调与平衡评定设备　能明确有无协调与平衡功能障碍，能评估肌肉或肌群共同完成一种作业或功能活动的能力，以及协调与平衡障碍的程度、类型和原因，能为康复计划的制定与实施提供依据。常用设备有：平衡测试仪（计算机动态姿势图）等。

11. 步态分析评定设备　能对患有神经系统或骨骼肌肉系统疾病而可能影响行走能力的患者进行步态分析，以评定患者是否存在异常步态及步态异常的性质和程度，为分析异常步态的原因和矫正、制定康复治疗方案提供依据，并能辅助评定步态矫治的效果。常用设备有：步态分析仪、秒表、量角器、计步器等。

12. 神经电生理检查设备　神经电生理检查是神经系统检查的延伸，神经电生理检查设备能辅助诊断及评估神经和肌肉病变。常用设备有：针电极肌电图仪、表面肌电图仪、诱发电位检查仪、强度-时间曲线测定仪、脑电图扫描仪等。

（二）运动疗法设备

1. 增加关节活动范围设备　正常各关节的屈伸和旋转均有一定的角度范围，当关节受到不同程度损伤后，其关节活动度会发生改变，不同的治疗设备可辅助物理治疗师改善患者关节活动范围。常用设备有：肩轮、肩梯、体操棒、火棒、肋木、各关节被动训练器、多功能牵引吊架、滑板、滑轮装置、肩关节旋转器、前臂旋转器、腕关节旋转器、腕关节屈伸活动器、髋关节旋转器、踝关节屈伸活动器、站立位踝关节矫正板等。

2. 肌力训练设备　肌力下降是临床常见症状之一，会引起人体各项日常活动障碍，而肌力训练设备能辅助增强患者肌力和肌肉耐力，为以后的平衡、协调、步态等功能训练做准备。常用设备有：悬吊装置、墙壁拉力器、不同重量的沙袋及哑铃、各种弹力带与弹力绳、等速训练器、划船器、功率自行车、股四头肌训练仪、多功能肌力训练器、上下肢智能训练器、四肢联动全身功能训练器等。

3. 平衡、站立、移行训练设备　许多疾病会导致平衡、站立和移行功能障碍，以中枢系统疾病最为常见。平衡、站立、移行训练设备能最直接有效地进行平衡、站立、移行的功能训练。常用设备有：姿势矫正镜、训练用扶梯、平行杆、平衡垫、平衡板、摇晃板、平衡训练球、电动起立床、PT床、多功能治疗床、下肢智能训练器、减重步行训练系统、智能机器人、各种拐杖、各种助行器与轮椅等。

4. 牵引设备　是利用作用力与反作用力的力学原理，使关节面发生一定的分离、关节周围软组织得到适当的牵伸。常用设备有：颈椎牵引装置、腰椎牵引床等。

（三）理疗设备

理疗设备是康复医学必不可少的治疗手段，广泛用于多种功能障碍性疾病的康复治疗。随着科技的发展，理疗设备不断更新换代，与运动治疗、作业治疗、传统中医治疗等联合运用，能提高患者的康复疗效。

1. 电疗设备　根据电流频率的不同，分为直流电疗设备、低频电疗设备（0~1kHz）、中频电疗设备（1~100kHz）、高频电疗设备（100~300kHz）等。常用设备有：①直流电疗设备：直流电疗机。②低频电疗设备：神经肌肉电刺激电疗仪、经皮神经电刺激治疗仪、低频脉冲电疗仪、经颅电刺激仪、肌电生物反馈治疗仪等。③中频电疗设备：音频电疗仪、电脑调制中频治疗仪、立体动态干扰电疗仪等。④高频电疗设备：短波治疗仪、超短波治疗仪、微波治疗仪、厘米波治疗仪、毫米波治疗仪等。

2. 光疗设备　光疗是应用人工光源或日光辐射治疗疾病，主要是利用光的温热效应和化学效应来促进功能的康复。根据波长，光波可分为红外线、可见光和紫外线三部分。常用光疗设备有：①红外线设备：近红外线治疗仪（760nm ~ 1.5μm）、远红外线治疗仪（1.5 ~ 1000μm）。②可见光设备：红-蓝光治疗仪、蓝-紫光治疗仪。③紫外线设备：长波紫外线治疗仪（UVA）、中波紫外线治疗仪（UVB）、短波紫外线治疗仪（UVC）。④激光治疗仪：氦氖激光治疗仪、半导体激光治疗仪、二氧化碳激光治疗仪、氩离子激光治疗仪等。

3. 超声波设备　人耳能听到的频率为 16 ~ 20Hz 的声波，频率高于 20Hz 的声波超过人耳的听阈，即为超声波，常用于物理治疗的超声波设备的频率为 800 ~ 1000kHz。常用设备有：超声波治疗仪、超声药物离子导入治疗仪等。

4. 磁疗设备　磁疗是利用磁场作用于人体穴位或患处，以达到治疗目的。磁场最大的特性之一是吸引体内所有含铁体液，故磁疗设备对所有炎症、感染和溃疡等，以及肠道、子宫等疾病的治疗非常有益。常用设备有：经颅磁刺激治疗仪、旋磁治疗仪、电磁疗机、磁振热治疗仪等。

5. 传导热疗设备　传导热疗是以各种热源为介质，将热直接传导给机体，从而达到治疗疾病目的。常用设备有：蜡疗袋、各种传统与现代的蜡疗机、专用恒温水箱、中药熏蒸仪、电热按摩治疗机等。

6. 其他设备　临床还有许多其他物理因子设备，如生物反馈治疗仪、冲击波治疗仪、压力治疗仪、水疗设备、冷疗机、音乐电疗仪等。

（四）作业治疗设备

作业治疗针对的是日常生活作业功能，包括自我照顾、工作和休闲，故在对不同功能障碍患者选择作业治疗设备前，必须进行全面评定，并设定相应的预期目标。

1. 上肢及手作业设备　此类设备能辅助患者最大程度恢复手的运动和感觉功能，特别是手的功能性应用能力。常用设备有：SW 单丝线、Purdue 钉板、九孔插板、沙磨板、螺栓、变形球、弹力治疗带、分指板、弹力指套和手套、棉花、毛刷、上肢机器人、肌内效贴布，以及各类上肢矫形器等。

2. 工艺治疗用设备　此类设备能防止患者功能障碍或残疾的加重，提高患者生活质量。常用设备有：陶艺制作用具、手工编织工艺用具、绘图用具、剪纸用具、书法用品用具等。

3. 职业技能训练用器材　此类器材的使用旨在使功能障碍者就业或再就业，促进其参与或重新参与社会。常用器材有：电脑、打字机、缝纫机、锁边机、电子元件组装器材、制图用器材、木工器材、机械维修基本工具、纸盒加工器材等。

4. 日常生活活动训练器具　此类器具能协助功能障碍患者练习衣、食、住、行及个人卫生等基本动作和技巧。常用器具有：衣裤袜、餐具、厨房用具、家用电器、梳洗用具、模拟厕所和浴室设备等。

5. 认知训练用具　此类用具能协助作业治疗师帮助患者减少或克服认知与知觉障碍，帮助其重获日常生活及工作所需的技巧及技能，提高生活质量，使患者重新融入社会。常用设备有：不同大小形状的物体、各类照片、图画、卡片、标签、纸张、笔墨、地图、录音机、计算机辅助认知训练系统、智能虚拟现实训练仪等。

6. 辅助器具 作业治疗中辅助器具的使用是为患者的生活自理提供一个有效和重要的帮助，以减少患者对他人的依赖。常用器具有：穿衣钩、穿袜器、魔术贴、万能袖套、腕支具、自动喂食器、轮椅式便池、洗澡椅、长柄刷、防滑垫、翻书器、敲键棒、沟通板、助听器、手杖、轮椅、环境控制系统等。

7. 文娱治疗用具 文娱治疗用具因极具趣味性而深受患者欢迎。常用用具有：乒乓球、篮球、飞镖、琴、棋、书、画、牌、体感游戏机等。

（五） 言语治疗和语言治疗设备

国外发达国家康复机构主要使用计算机及电子设备用于言语障碍和语言障碍的诊断和康复辅助治疗，这类设备的开发与应用能推进言语障碍和语言障碍的开放性远程医疗系统（包括远程诊断、专家会诊、信息服务、在线检查和远程学习等）的发展，能方便患者在家中进行康复训练，为医疗水平不发达地区提供医疗服务。常用设备有：计算机、各类量表、听力计、录音机；评定的实物用具，如图片、纸、笔、矫形镜、交流画板等；吞咽评估与治疗设备，如吞咽肌肉电刺激仪、球囊扩张管等。

（六） 假肢与矫形器

假肢用于弥补截肢患者的肢体残损，代偿其失去的肢体功能。常用假肢有装饰性上肢假肢、索控式上肢假肢、肌电控制式上肢假肢、半足假肢、塞姆假肢、小腿假肢、膝关节离断假肢、大腿假肢和髋关节离断假肢等。矫形器是为了预防或矫正四肢、躯干的畸形，或治疗骨关节及神经肌肉疾病并补偿其功能，分为上肢矫形器、下肢矫形器和脊柱矫形器3类。常见矫形器有：肩肘腕手矫形器、肘腕手矫形器、腕手矫形器、手矫形器、髋膝踝足矫形器、膝矫形器、膝踝足矫形器、踝足矫形器、足矫形器、颈矫形器、胸腰骶矫形器、腰骶矫形器等。

（七） 传统康复设备

常用设备有：毫针、电针治疗仪、针刀、艾条、艾绒、艾灸盒、三棱针、火罐、按摩床、中药粉碎机、脐贴、药浴设备等。

（八） 康复机器人

随着科技的发展和人类对生活质量的不断追求，康复机器人已广泛应用到康复治疗、护理、辅助器具和家庭康复等方面。康复机器人可分为治疗型机器人和辅助型机器人，而治疗型机器人又分为上肢康复机器人和下肢康复机器人，辅助型机器人又分为操作辅助型机器人、移动辅助型机器人和认知辅助型机器人。常见的康复机器人有：MIT-MANUS、步态康复训练机器人、智能轮椅、智能步行辅助机器人等。

NOTE

第七章　康复医学科诊疗工作常规

第一节　康复病历书写

一、康复病历的特点

由于康复医学是以研究功能障碍的预防和治疗为导向的医学专科，因此，康复医学科主要诊治对象是有功能障碍、需要接受全面康复的残疾人和（或）具有功能障碍的慢性病、老年病患者。其工作模式主要是团队协作，最终目标是促进患者尽早重返社会。康复医学病历具有以下特点。

1. 以功能障碍为中心　康复病历是以功能障碍为中心，其他临床专科病历以疾病为中心。康复病历在明确疾病的医学诊断后，更为重视的是疾病所引起的功能障碍，是对功能障碍和康复治疗过程的详细记录。在康复病历中应该反映出功能的水平及其变化，包括功能障碍的部位、性质、程度、诊治经过及治疗效果等。

2. 重视功能评定　一般临床病历重视对临床症状及病理体征的描述，而功能障碍可以表现在身体、精神、社会等各个方面，故康复病历要对运动、感觉、言语、心理、学习、生活、工作等方面开展全面详细的评估，分析患者残余功能及恢复潜能，并进一步制定功能康复计划，提出功能恢复目标。完整的康复病历应当包含三期评定的内容，即初期评定、中期评定和末期评定。三期康复评定的记录可较客观地反映患者的功能状况、治疗经过、康复目标和计划的完成情况、康复治疗效果、患者的去向等。这也是区别于其他临床病历的关键之处。

3. 注重综合评估　康复是让患者的功能综合协同地从医学、社会、教育、职业上得以恢复。因此，康复病历的内容应全面反映出患者的心理状态、生活方式、职业情况、社会生活等资料，并对此进行综合、全面的评估，注意疾病或残疾对患者学习、生活、职业等的影响。同时，由于残疾者往往难于独立而需要依赖他人，因此，对其配偶及其他家人或相关支持者的情况也需要有较详细的记录。此外，部分残疾者在生活中需要借助轮椅、矫形器、假肢等辅助器具，对这些用品用具的使用情况也需加以记录。

4. 强调各专业团队协作和跨学科模式　康复团队各成员通过分工协作，共同对患者心理状况、生活方式、职业能力、社会能力等方面进行全面、综合的评估，为患者重返社会做好各项准备。康复病历是跨学科性的病历，反映各方协同工作情况，需要记录康复医学各功能专科的评定和治疗情况、相关临床科室的诊疗情况、参与康复的患者家属及有关人员的相关情况等。

二、康复病历的分类

1. 按病历性质分类

（1）综合康复病历　主要包括主诉、病史、体格检查、实验室检查、特殊检查、综合评估、诊断、治疗计划等内容，由康复科医师完成书写。

（2）专科康复病历　主要包括基本病情摘要、专科体查、专科功能评估、障碍诊断、康复目标、现存问题、治疗计划及治疗记录等内容，由各专科治疗师（作业治疗师、物理治疗师、言语治疗师等）完成书写。

2. 按医疗部门分类

（1）门诊康复病历　主要由门诊康复医师来完成书写。

（2）住院康复病历　主要由住院部管床康复医师完成书写。

（3）社区康复病历　主要由社区康复医务人员完成书写。

三、康复病历的结构

康复病历的基本结构、内容和书写要求与一般病历并无本质上的区别，但康复病历强调从功能的角度出发，要求在一般病历的基础上突出功能障碍及相关情况。康复病历主要包括一般资料、主诉、病史、体格检查、康复评定、诊断、康复诊疗方案等内容。

1. 一般资料：包括姓名、性别、年龄、籍贯、民族、婚姻、职业、文化程度、住址、工作单位、电话、入院日期、记录日期、病史陈述者（如患者不能自述病史时，还要记录陈述者与患者的关系）、可靠性等。

2. 主诉：患者自述的主要症状、功能障碍及其出现时间，如"右侧肢体活动不利伴吞咽困难5天"。要求重点突出、高度概括、简明扼要，不能用诊断或实验室检查结果代替。通常要求用不超过20个字来描述。

3. 现病史（病残史）：主要包括以下方面。

（1）时间　伤病及其所致功能障碍出现时间、持续时间。

（2）病因和诱因　发病原因是先天、外伤、疾病、手术后遗因素等哪一种，发病有无诱因，需明确记录。

（3）部位和程度　伤病导致功能障碍的部位和程度，是单一障碍，还是复合障碍。

（4）诊治经过　伤病出现后的诊断治疗过程，有无进行过康复治疗。

（5）治疗转归情况　伤病及其所致的功能障碍治疗后出现的情况，如固定不变、逐渐加重、时轻时重、好转、治愈等。

（6）目前状况　入院时的伤病、各种功能状况。

（7）障碍的影响　对日常生活、社会活动、上学、就业等方面的影响。

（8）辅助器具的使用情况　包括矫形器、自助具、轮椅等使用情况。

（9）康复的适应情况　有无康复治疗的禁忌，康复治疗的反应等。

（10）相关的伴随疾病及问题。

4. 既往史：系统描述同普通临床病历，需要特殊记录与本次住院有关的伤病与功能障碍，如以往所患伤病是否遗留功能障碍，以往伤病所致功能障碍与本次伤病所致功能障碍之间的关系，以往功能障碍是否影响此次康复治疗。以往所有的病症都要进行记录。

5. 个人史：主要包括以下方面。

（1）个人生活史　包括生活方式，如生活是否有规律、饮食习惯如何、有无烟酒嗜好、有无业余爱好；居住条件，如居住地区（市区、市郊、农村）、住房楼层、住房条件或居室布置等。

（2）职业史　了解患者文化程度及过往工作经历，为患者重返原工作或从事新工作的职业咨询和指导做好准备。

（3）心理史　包括抑郁、焦虑、自杀倾向等方面的情况。

（4）社会生活史　包括家庭生活情况（婚姻状况、配偶健康情况、夫妻关系、性生活、家庭或个人经济状况），社区情况（有无可提供帮助的邻居、是否经常与亲友来往）等。

（5）月经生育史　女性患者应详细询问并记录其月经史和生育史。

6. 家族史：家族中有无患遗传性或遗传倾向性疾病，家庭成员的健康情况和疾病情况等。

7. 体格检查：一般体检内容和方法同普通临床检查，康复专科体检有以下重点内容。

（1）体态、精神情绪、感觉器官情况　包括身体姿势有无异常（畸形）；神情有无紧张、焦虑、淡漠等；有无近视、远视、复视、视野缺损，患病后所佩戴的眼镜是否合适，以及听力情况。

（2）呼吸系统　有无胸廓畸形，呼吸运动及肺通气能力是否受限，注意咳嗽是否有力、咯痰是否顺利。

（3）心血管系统　按常规体检方法进行。心脏情况与运动锻炼耐受量有关，应检查心脏有无异常，是否存在体位性低血压；此外还要注意末梢循环情况，对穿戴假肢矫形器者，注意肢体局部有无受压影响血液循环，四肢末端皮温是否降低，有无动脉阻塞、静脉曲张等征象。

（4）腹部、泌尿生殖系统　按常规体检方法进行，但要注意在给痉挛性瘫痪患者做腹部检查时，宜先听诊，后触诊和叩诊，以免刺激肠蠕动；对脊髓损伤患者有留置导尿管者，应注意尿道外口有无溃疡；要注意检查肛门括约肌张力。

（5）神经、骨关节、肌肉系统　要特别详细检查肌力、感知觉功能、关节活动度、骨骼关节畸形、步态，以及有关言语、认知功能等。

（6）专科检查　与此次伤病有关的专科检查情况。

8. 康复评定：康复评定是制定和实施康复计划，检验康复效果的重要依据，必须对患者接受的所有康复评定及相关情况进行详细、全面的记录。

9. 辅助检查记录：与本次住院伤病相关的影像学及其他辅助检查结果。

10. 诊断：康复医学的诊断包括临床诊断和功能评定两个部分，由康复医师在综合上述各项信息基础上分析做出。临床诊断以伤病的诊断原则为依据；功能评定一般包括残损、残疾和残障的性质、部位、原因、分类、程度等内容。

11. 康复诊疗方案：康复治疗的过程就是对各种问题进行针对性处理的过程。因此，应详细列出现存的、包括医疗和康复在内的各项问题，根据这些问题确立短期和长期康复目标，并提出具体的诊疗计划。

12. 医师签名及书写日期。

上述内容主要介绍的是对康复住院病历的基本要求。在康复门诊中，门诊病历的项目与住院病历相似，但由于门诊的特殊性，其内容相对简约。

第二节　康复治疗处方与治疗记录

一、康复治疗处方

康复治疗处方是康复医师向康复治疗人员下达的康复治疗医嘱。康复治疗处方应包括诊断、治疗目的和具体实施方法，如治疗部位、治疗项目名称、剂量、时间、次数、强度及注意事项等。治疗处方能为治疗和管理提供永久性记录，为以后的治疗和疗效评定提供参考依据。

（一）　康复治疗处方的内容

康复治疗处方包括患者的一般情况、病史摘要、诊断、康复评定结果、治疗目的、项目种类、部位、方法、剂量、时间、频次、次数、疗程、注意事项、签名及日期等。

（二）　康复治疗处方的种类

康复治疗处方根据康复治疗种类大致可分为运动治疗处方、物理因子治疗处方、作业治疗处方、言语治疗处方、心理治疗处方、传统康复治疗处方、轮椅处方以及假肢、矫形器、支具处方等。

（三）　康复治疗处方的书写

由于康复治疗的种类不同，治疗的目的和要求也不一样。因此，各种治疗处方的具体要求也不同。例如，物理因子治疗处方中的电、光、声、磁、蜡、水等治疗应注明电极大小、电流刺激强度、照射距离、声头位置、磁场强度、温度等。牵引治疗应写明牵引的角度、重量、时间等。运动治疗、作业治疗、言语治疗等也各自有不同的具体要求。

1. 运动治疗处方书写

（1）运动处方概念　由康复医师、物理治疗师、康复治疗师（士）及经过专业培训的体育教师、健身指导员等，根据个体的年龄、性别、健康状况、运动史、伤病的诊断、功能评定结果等，针对运动治疗的对象或健身活动参与者以处方的形式制定的训练计划，包括活动内容、运动量、注意事项等，称为运动处方。

（2）运动处方的分类　按照不同的方法，运动处方有以下不同的分类。

①根据对象分类：可以分为康复治疗性运动处方、预防性运动处方、健身性运动处方3类。

康复治疗性运动处方的对象是经过临床治疗达到基本痊愈、但遗留不同程度身体功能障碍的患者。其运动处方的目的是通过运动治疗帮助患者提高身体功能，恢复肢体功能，尽可能提高患者的生活自理能力和工作能力。

预防性运动处方的对象是身体基本健康或有某些慢性疾病的中老年人以及长期从事脑力劳动、缺乏体育锻炼、处于亚健康状态的人群。其运动处方的主要作用是指导其采取适当的体育活动，以预防某些疾病（如冠心病、高血压、肥胖症等），增强体质，防止过早衰老。

健身性运动处方适用于全民健身运动，指导所有健身运动参与者，使其更有效、更科学地提高健康水平，增强体质。

制定康复治疗性运动处方和预防性运动处方时，必须由临床医师、康复医师、物理治疗师、康复治疗师（士）等共同参与。制定健身性运动处方，可由经过培训的体育教师、健身指导员来完成。

②根据作用分类：目前主要分为增强全身耐力（心肺功能）的运动处方、增强肌肉力量的运动处方、改善关节活动度（ROM）的运动处方等。

增强全身耐力（心肺功能）的运动处方，又称为心脏康复运动处方，最初用于冠心病患者抢救成功后或心脏搭桥手术后，以提高患者的心肺功能为目标。经过系统训练，可以缩短患者的住院时间，更快地恢复工作能力。目前除用于冠心病患者的康复之外，在国外已经广泛用于心血管系统慢性疾病、代谢性疾病、长期卧床引起心肺功能下降等疾病的预防、治疗、康复及健身运动中。

增强肌肉力量的运动处方，主要作用是通过患者主动的肌力训练，使失用性萎缩肌肉的力量得到提高，肌肉横断面和体积加大，达到改善肢体运动功能的目的。适用于因伤病导致肢体长期制动、长期卧床等引起的失用性肌萎缩患者的康复、身体发育畸形的矫正，以及减缓老年人肌肉萎缩的速度、全民健身中的健美运动等。

导致肢体功能下降的另外一个主要原因为关节的活动范围受限。改善 ROM 处方的作用是通过运动治疗中各种主动、被动运动，使受累关节的 ROM 尽量保持、增加或恢复到正常范围；在预防随年龄增长而导致的 ROM 下降、提高身体的柔韧性等方面也起着重要的作用。

此外，步态训练、操纵轮椅训练、身体发育畸形的矫正体操等，也都应有相应的运动处方。

（3）运动处方的实施步骤　①由临床医师诊断、治疗，确定是否为运动疗法的适应证，除去禁忌证后，推荐给康复科。②由康复医师、治疗师（士）对康复治疗对象进行功能评定。③根据功能评定结果制定运动处方。④指导康复对象依照运动处方进行训练。⑤随时监督康复训练情况，定期检查评定康复训练的效果，根据患者的具体情况及时修订运动处方。

（4）运动处方的内容　一个完整的运动处方，除简单记录临床诊断、功能评定结果、运动史，确定康复训练近期、远期目标外，还应包括康复训练的手段和方法、运动量、注意事项等内容。

1）康复训练的手段和方法决定于康复训练的预期目标，如果选择不当，将达不到预期的训练效果。为了提高全身耐力，多选择有氧训练；为增强肌肉力量，则主要采用各种功能练习，以阻力运动为主，辅以主动运动、主动辅助运动、传递冲动性练习等；为改善关节活动度，则采用被动运动、持续牵引、PNF 技术、水中运动等。

2）运动量取决于以下几个方面的因素。

①运动强度：指有氧运动中走或跑的速度、力量训练中阻力负荷的大小等。运动强度是决定运动量大小的各种因素中最重要的一个因素。运动强度制定的是否恰当，关系到训练的效果及康复对象的安全性。一般采用心率、机体耗氧量、代谢当量和主观感觉等指标来确定其大小。

②持续时间：在达到预定的运动强度之后，至少要持续一定训练时间，方可收效。例如，为提高心肺功能，达到预定强度后，至少要持续 20 分钟以上。做静力性肌肉力量练习、持续牵引（加大关节 ROM）时，也需要规定每个练习持续的时间。

③重复次数、完成组数及组间间隔：运用医疗体操、功能练习进行训练时，应规定每节体操或每组练习需重复的次数、共完成几组及组与组之间休息的时间。不同的训练组合方案将收到不同的训练效果。

④频率（即每周或每日的训练次数）：有氧运动和力量训练，常采用的是隔日训练 1 次，或每周训练 3～4 次。改善关节活动度的训练则每天至少需要进行 2 次。

用上述各种因素确定运动量的大小以后，还应当按照康复对象的个人实际情况，规定如何循序渐进地达到规定的运动量，并逐步提高。

3）注意事项：虽然运动疗法适应证较广，但在具体应用时，仍需要注意以下几点。

①掌握好适应证：运动治疗的效果与适应证是否适当有关，对不同的疾病应选择不同的运动治疗方法。例如，心脏病和高血压的患者应以主动运动为主，可采取有氧训练、医疗体操等；肺部疾病（如慢性支气管炎、支气管哮喘、肺气肿）应以呼吸体操为主；肢体瘫痪性疾病，如偏瘫、截瘫、脑瘫、四肢瘫，除了主动运动之外，大多需要给予"一对一"的治疗。

②循序渐进：在实施运动处方时，内容应由少到多，程度由易到难，运动量由小到大，使患者逐渐适应。

③持之以恒：与其他治疗方法（如手术、药物等）不同，大部分的运动治疗项目需要坚持一定时间后才能显示出疗效。因此，在确定了运动治疗方案后，要坚持经常性才能积累治疗效果，切忌操之过急或中途停止。

④个别对待：根据不同的病种、不同的对象，如年龄、性别、文化水平、生活习惯等，制定具体的治疗方案，即因人而异、因病而异。

⑤及时调整：运动处方实施后，还要根据患者的具体实施情况定时评定，了解运动处方是否合适。根据评定的结果，及时调整治疗方案（如内容、持续时间、难易程度等）。然后，再实施、再评定、再调整，如此循环，直至治疗方案结束。一个良好的治疗方案应将评定贯穿于治疗方案之中，即以评定开始，又以评定结束。

2. 作业治疗处方书写

（1）作业治疗处方概念　是作业治疗师根据患者功能障碍评定的结果，以处方的形式制定的作业训练计划。根据患者的性别、年龄、职业、诊断、身心功能评定结果、专长、个人爱好及生活环境，明确作业疗法的目标，选择作业训练的项目和重点，如改善手的精细功能、增强上肢肌力、床与轮椅间转移的训练、职业技能训练等。

（2）治疗剂量　各种作业的强度不同，而作业强度与作业训练时体力劳动和脑力劳动的强度、体位和姿势、作业的材料与用具、技巧、是否加用辅具等多种因素相关。制定处方时必须详细具体规定，并在疗程中根据患者的适应性与治疗反应予以调整。强度的安排与调整必须遵照循序渐进的原则。

（3）治疗时间与频度　治疗时间和频度应根据患者的具体情况和循序渐进的原则进行安排，一般每次 20~40 分钟，每日 1 次。出现疲劳等不良反应时应缩短时间，减少频度。

（4）注意事项　①作业治疗的进行必须使患者主动参与。若患者主动性不强，应及时找出原因，并随时调整治疗处方。②作业治疗内容的选择必须参照患者的体力、病情、兴趣、生活习惯及职业需求，以患者为中心，因人施治。③作业治疗的方式应根据医院、社区、环境、家庭的条件，因地制宜。④定期评定患者功能恢复情况，根据病情的变化及时调整治疗处方。⑤患者具有不同程度的身心障碍，某些作业操作可能带来一些伤害，故进行作业治疗时必须有医务人员或家人监护和指导，以保证安全。⑥作业治疗需与物理治疗、心理治疗、言语治疗、康复工程、药物治疗、中医传统治疗等密切结合，以提高疗效。

3. 言语治疗处方书写

（1）言语治疗处方概念　是言语治疗师根据患者言语功能障碍评定的结果，以处方的形式制定的言语功能训练计划。其目的是通过言语训练来改善患者的言语功能，提高沟通交流能力。

NOTE

（2）治疗次数和时间　每日训练的次数和时间应根据患者的具体情况而定。最初的训练时间应限制在 30 分钟以内，每日 1 次。超过 30 分钟可以安排每日 2 次。如果患者出现疲劳、烦躁等不良反应时应缩短时间，减少频度，无不良反应时可适当延长。

（3）注意事项　①言语训练应遵循循序渐进的原则，由简单到复杂。治疗内容和时间的安排要适当，避免患者疲劳和出现更多的错误。②言语治疗的过程是一种沟通交流的过程，强调患者的主动参与。治疗师和患者之间、患者与家属之间的双向交流是治疗的重要内容。③言语治疗前应进行全面的言语功能评定，了解言语功能障碍的类型及其程度，制定相应治疗方案。治疗过程中要定期评定，了解治疗效果，及时调整治疗方案。

二、康复治疗记录

康复治疗记录是治疗师执行康复医师处方医嘱、实施康复治疗情况的记录。通过康复治疗记录能够客观了解患者接受康复治疗的情况、治疗后的反应、功能恢复的情况及康复进展，同时对科研资料及数据收集有非常重要的作用，并能准确反映治疗师的工作量。康复治疗记录主要内容与要求如下：①治疗执行单上应填写患者基本信息，如姓名、性别、年龄、科室、床号、病历号等信息，以便核对、统计、病案信息查询及归档等使用。②治疗记录的内容主要包括：治疗日期、治疗次数、治疗部位、治疗方法、治疗剂量、治疗持续时间、治疗过程中患者反应情况（如局部肿胀、烫伤、过敏反应，以及心率、呼吸、脉搏、血压等全身反应等）。③治疗过程中和结束时可分别进行中期评定、末期评定，同时可进行一些专项指标的观察与记录。④治疗师签名。⑤治疗记录可附于康复治疗处方的后面或与处方相连，为了便于执行与观察，也可单独一页（参见附录一）。

无论是康复治疗处方书写还是治疗记录书写，目前在国内外尚无统一的书写记录规范格式、表格进行参照。因此，各级医院的康复医学科按照上述要求及内容，根据自身实际情况设计适合自己使用的病历、处方与记录。

第三节　康复医学科工作常规

为了规范康复医学科管理，加强门诊、病房、治疗室工作程序和内容，需制定康复医学科门诊、病房、治疗室的工作规范。

一、门诊接诊工作常规

（一）一般接诊流程

1. 康复医学科门诊医师接待门诊或转诊的患者，应认真询问一般资料、病史，进行相应的体格检查、必要的实验室检查和影像学检查，经过分析做出明确诊断后，确定康复治疗方案，并在门诊病历上书写和记录，包括处置方法和本科室治疗项目，然后填写治疗单，请患者交费后到相应治疗室进行治疗。需要住院的患者予以办理相关手续收入病房，对不适宜进行本科室治疗的患者应介绍其就诊其他相关科室。

2. 康复医学科门诊也接受临床各科医师确诊后需要进行康复治疗的患者，一般由该科医师在门诊病历上写明诊断和转诊意见，嘱患者挂号后到康复医学科就诊，经康复医学科医师接诊，确定康复治疗方案后到相应治疗室治疗。

3. 门诊患者若中途停止治疗1周以上，须经本科室医师复查，确定是否按原方案或重新制定治疗方案进行治疗。

4. 治疗师接到治疗单后做相应的记录，合理安排具体治疗时间，为患者进行治疗。

5. 疗程完成后，治疗师应对治疗效果进行初步评定，并请患者到本科室门诊医师处复查，以决定是否继续进行治疗。

6. 本科室医师应对接受治疗的患者定期复查，了解治疗效果及病情变化，修改治疗方案，记录复查情况。

（二）常见疾病的接诊

不同类型的疾病由于功能障碍的性质不同，在诊疗思路上，尤其是康复评定上有明显的差异。下面以最常见的神经和骨科疾病为例，就有关问题做简要介绍。

1. 神经科康复常见疾病 脑卒中、颅脑外伤、脑性瘫痪、脊髓损伤、周围神经病损等。

（1）脑卒中 康复门诊接诊的主要是早期病情相对稳定和恢复期的脑卒中患者，其主要功能障碍是偏瘫、失语、感知觉障碍、意识障碍等。早期、积极、正确的康复治疗将使绝大多数患者的功能明显改善。

脑卒中的康复评定主要包括昏迷和脑损伤严重程度的评定、运动功能评定、日常生活活动能力（ADL）评定、生存质量评定等。昏迷和脑损伤严重程度的评定主要采用格拉斯哥昏迷量表（GCS）和脑卒中患者临床神经功能缺损程度评分标准（MESSS）。运动功能评定主要采取Brunnstrom法、Bobath法、上田敏法、Fugl-Meyer法、运动评估量表（MAS）等。ADL评定常用功能独立性测量量表（FIM）和Barthel指数评定。生存质量评定常用SF-36、WHO-QOL100、生活满意度量表（SWLS）等。此外，根据实际情况，脑卒中患者还可能需要感觉功能评定、认知功能评定、言语功能评定等。

（2）颅脑损伤 是一种常见的创伤，包括脑震荡、脑挫伤与脑撕裂伤、颅内血肿。单纯脑震荡没有永久性的脑损害，不遗留神经功能障碍。脑挫伤虽有脑损害但脑组织的连续性并未遭到破坏，其神经功能障碍发生率和死亡率比脑震荡高。脑撕裂伤有明显的神经结构损伤，其死亡率可高达50%，存活患者多留有神经功能障碍。颅内血肿是颅脑损伤常见的致命性、继发性损伤，症状和体征在伤后一段时间内逐渐出现，呈进行性发展，未经处理病例几乎100%死亡，即使经过处理，患者的死亡率也非常高，常遗留严重的后遗症。康复门诊主要针对颅脑损伤的后遗症进行处理。

颅脑损伤的康复评定主要有脑损伤严重程度评定、认知功能障碍评定、行为障碍评定、言语障碍评定、运动障碍评定、ADL评定、预后评定、颅脑外伤结局评定等。脑损伤严重程度需在综合GCS、CT检查、年龄、损伤后健忘症持续时间等各方面情况的基础上进行判断。由于患者多伴有认知功能障碍，ADL宜采用功能独立性测定（FIM）。颅脑外伤结局采用格拉斯哥结局量表。其他评定和脑卒中类似。

（3）脑性瘫痪 是自受孕开始至婴儿期非进行性脑损伤和发育缺陷所导致的综合征，主要表现为运动障碍及姿势异常，常伴有智力、语言、视听觉等多种障碍。

脑瘫的康复评定主要有身体发育情况评定、身体功能评定（肌力、肌张力、关节活动度、原始反射或姿势性反射、平衡反应、协调能力、站立和步态)、智力评定、言语功能评定、感知觉功能评定、ADL 评定、心理及行为评定等。

(4) 脊髓损伤　是由各种原因引起的脊髓结构和功能的损害，其主要表现是损伤水平以下运动、感觉、自主神经功能障碍。

脊髓损伤的康复评定包括损伤评定、运动功能评定、感觉功能评定、ADL 评定等。损伤评定有损伤水平评定、损伤程度评定、脊髓休克评定。运动功能评定采用运动评分法 (MS)，还可采用改良 Ashworth 量表了解痉挛程度。感觉功能评定采用感觉指数评分 (SIS)。ADL 评定常用改良 Barthel 指数，四肢瘫患者用四肢功能指数 (QIF)。其他的评定还有神经源性膀胱评定、性功能障碍评定、心肺功能评定、心理障碍评定、功能恢复预测等。

(5) 周围神经病损　一般可分为周围神经损伤和周围神经病两大类，其临床表现主要有运动障碍、感觉障碍、反射障碍、自主神经功能障碍等。

周围神经病损的康复评定主要包括运动功能评定、感觉功能评定、反射检查、自主神经功能检查、ADL 评定、神经电生理检查等。运动功能评定以肌力评定、关节活动度评定、患肢周径测定、运动功能恢复等级评定 (将神经损伤后的运动功能恢复情况分为六级) 等为重点。感觉功能评定包括浅感觉检查、深感觉检查、复合感觉检查，还可以做 Von Frey 单丝压觉试验。反射检查要注意双侧对比，常观察肱二头肌反射、肱三头肌反射、桡骨骨膜反射、膝反射、踝反射等。自主神经功能检查常用发汗试验。ADL 评定常用 Barthel 指数评定。神经电生理检查有直流感应电测定、强度−时间曲线测定、肌电图检查、神经传导速度测定等。

2. 骨科康复常见疾病　骨折、骨性关节炎、人工关节置换术后、颈椎病、肩周炎、腰椎间盘突出症等。

(1) 骨折　骨或骨小梁的完整性和连续性发生断离，称为骨折。骨折愈合分撞击期、诱导期、炎症期、软骨痂期、硬骨痂期、重建期 6 个阶段。骨折的康复评定包括骨折一般情况评定和功能评定两个方面。前者包括骨折对位对线情况、骨痂形成情况、愈合情况 (延迟愈合、未愈合、畸形愈合)、有无并发症 (如感染、血管神经损伤、骨化性肌炎等) 等。功能评定主要有关节活动度评定、肌力评定、肢体长度及周径测定、感觉功能评定、ADL 评定等。

(2) 骨性关节炎　是一种非对称性、非炎症性、无全身性征象的疾病，也称退行性关节病、骨性关节炎或增生性关节炎。骨性关节炎的康复评定主要有严重程度评定、ROM 评定、肌力评定、疼痛评定、15m 步行时间测定、握力测定、畸形分析、ADL 评定等。

(3) 人工关节置换术后　关节置换术是用人工关节替代和置换病伤关节的一种治疗技术。关节置换术后常伴有疼痛及运动功能障碍。人工关节置换术后需要就 ROM、疼痛、肌力、活动及转移能力、关节稳定性等有关情况进行评定。需要指出的是，术前即需对上述情况进行了解，以便确定合理的康复目标。

(4) 颈椎病　是由颈椎椎间盘退行性变及其继发性椎间关节退变所致颈部肌肉、血管、神经、脊髓受累引起的一系列症状及体征，分为颈型、神经根型、脊髓型、椎动脉型、交感神经型和食管压迫型。

颈椎病的康复评定包括一般情况评定和专项评定。前者主要是颈椎活动度评定、肌力评定、感觉和反射评定、疼痛与压痛点评定、神经电生理检查、影像学检查、ADL 评定等。专项评定主要有颈椎稳定性评定、颈椎间盘突出功能损伤评定、脊髓型颈椎病功能评定等。

（5）**肩周炎**　是肩关节内外慢性损伤性炎症，疼痛、活动障碍、局部肌肉萎缩是其主要功能障碍。肩周炎康复评定常用的是肩关节功能评分（constant-murley 法）。

（6）**腰椎间盘突出症**　是因腰椎间盘髓核突出、压迫和刺激相邻神经根所引起的一系列症状和体征，其主要功能障碍是疼痛、感觉障碍、运动功能障碍。

腰椎间盘突出症的康复评定主要围绕症状、体征等来展开，常需进行影像学检查。

二、病房管理工作常规

1. **病房医师接待患者范围**　康复门诊医师收入院患者、临床各科医师确诊需要进行康复治疗的患者和急诊医师收入院患者。

2. **康复医学科出入院流程**　规范康复医学科出入院流程，并告知患者及家属，以方便患者就医，各医院康复医学科可根据科室的具体情况拟定方便、适用的出入院服务流程，一般流程如下。

入院流程：由医生开具入院通知→住院处交费办手续→将入院手续交回办公室护士处→办公室护士安排床位→医生问诊、查体、开医嘱、书写入院病历。

出院流程：由主管医生通知出院并交代相关注意事项→医生开出院证明及相关手续→通知办公室护士完成出院相关事项→到住院处结算住院费用→回病房清点物品，出示发票后离开。

3. **患者入院接待工作**

（1）病房工作人员接到住院处电话有住院患者时，由办公室护士安排床位，并通知主管护士准备床单和患者所需物品。

（2）新患者入院后，由主管护士安排患者到床位休息，尽快通知值班医生进行问诊、查体并开医嘱，完善各项检查，完成住院病历。护士评估患者并给予相应护理措施，做好记录。护士执行医嘱并按《分级护理》及时对患者进行护理。如遇抢救患者，护士应沉着冷静与医生密切配合，操作轻稳准确。如患者的皮肤脏污，应及时清洁并换上患者服装，冬季注意保暖，防止受凉。重症患者应留陪护 1 人，以便询问病史并及时与家属沟通。患者的贵重物品交家属保管。

（3）主管护士观察患者的病情和一般情况，如患者的生命体征稳定，可详细介绍病区环境、有关规章制度，如查房制度、探视和陪护制度、住院须知等；主管医生和护士自我介绍，使患者尽快熟悉环境。填写住院病历及各种卡片，做好入院登记，认真详细地填写各种护理文件。完成患者的护理评估，检测体温、脉搏、呼吸、血压、体重，了解患者病史、健康状况、药物过敏史等，制定护理计划。

4. **患者诊疗工作**在治疗前，通过问诊、查体和初期评定，掌握患者各种功能障碍程度、致残原因和残存功能，以此为依据，预测康复愈后，拟订患者康复的短期、长期目标，制定行之有效的康复治疗计划和方案，进行全面康复治疗。康复治疗到一定阶段（一般为 1 个月）后，进行中期评定，判定治疗效果，调整短期目标及治疗计划，制定新的治疗方案或继续原康复治疗方案，通过反复再评定，确认患者恢复已达最佳状态。治疗结束后，对患者进行末期评定，决定患者今后的去向，为患者出院后康复治疗提供指导性意见，帮助患者尽早回归家庭和社会。

三、治疗室工作常规

（一）治疗室一般工作常规

1. 治疗师应提前做好开诊前准备工作，如备好评定或治疗用的仪器设备、电极、衬垫、用具与材料，打开设备的预热开关等。

2. 治疗前应仔细核对患者姓名、治疗种类、方法、部位、剂量，按照医嘱及治疗要求进行治疗，向患者交代治疗中应有的感觉反应及注意事项，治疗过程中注意观察患者反应，经常巡视，了解情况，发现问题及时处理。

3. 严格执行各种治疗操作常规，防止医疗事故发生。

4. 患者治疗结束后，做好各种记录。

5. 所有患者治疗结束后，应关好仪器设备，切断电源，并注意关好门窗、水电等设施。

6. 对各种仪器与设备、用品、药品应分工负责管理，定期检查、领取、更换、维修与保养、报废等。

（二）各专业治疗室工作常规

1. 物理治疗室工作常规

（1）严格执行查对制度和技术操作规程。治疗前须向患者仔细交代注意事项；治疗中密切观察患者情况，发现异常及时处理；治疗后认真记录。

（2）物理治疗师在每天工作开始前，应做好治疗的准备工作，备好仪器及材料。在使用理疗设备前，须对仪器设备进行仔细检查，如有问题一律不得使用；每天工作结束时，要确保所有设备已被切断电源。

（3）进行高频治疗时，应去除患者身上一切金属物，避免治疗者、患者和治疗仪在治疗时与砖墙、水管或潮湿的地面接触。大型超短波禁用单极法。治疗过程中患者不得随意触摸机器。

（4）爱护仪器设备，轻拿轻放，使用后擦拭，定期检查维修。同一台仪器在两次使用之间应间隔数分钟。

2. 作业治疗室工作常规

（1）严格执行查对制度和技术操作规程。治疗前须向患者仔细交代注意事项；治疗中密切观察患者情况，发现异常及时处理；治疗后认真记录。

（2）作业治疗师在每天工作开始前，应做好治疗的准备工作，备好仪器及材料。

（3）治疗中要针对患者的具体情况确定作业项目，力争收到躯体、心理、社会各方面的综合效果。可结合患者兴趣安排作业项目，但不能迁就，必须以实现康复目标为基本准则。

（4）要注意循序渐进，合理安排时间、强度、次数等，避免意外发生。

（5）每天工作结束时，要关闭仪器设备，将患者使用过的器械按规定整理还原。

3. 言语治疗室工作常规

（1）严格执行查对制度和技术操作规程。治疗前须向患者仔细交代注意事项；治疗中密切观察患者情况，发现异常及时处理；治疗后认真记录。

（2）言语治疗师在每天工作开始前，应做好治疗的准备工作，备好仪器及材料。

（3）在治疗前要充分了解患者言语功能的现状，以确定训练项目。要注意与患者建立良好的信任，促进患者积极参与治疗。要注意发挥家属的作用，使他们在言语治疗中发挥应有的作用。

（4）每天工作结束时，要关闭仪器设备，将患者使用过的器械按规定整理还原。

4. 传统康复治疗室工作常规

（1）严格执行查对制度和技术操作规程。治疗前须向患者仔细交代注意事项；治疗中密切观察患者情况，发现异常及时处理；治疗后认真记录。

（2）严格无菌操作，防止交叉感染。

（3）治疗前要检查器具是否完好，如有不锐利、弯曲、倒钩、破损等应及时修理或更换；要采取必要措施，防止滞针和断针，如有发生，迅速处理。

（4）要注意施术部位的解剖特点，杜绝意外发生。

（5）凡需进行留针、留罐治疗的，医师不得离开岗位，须密切观察患者情况，发现异常及时处理。

（6）使用电针时，应首先检查仪器是否完好，输出是否正常，并根据病情选择适当强度。治疗结束后要关闭仪器，并将输出归至零位。

（7）每天工作结束时，应整理仪器设备和治疗器具，做好消毒工作。

第四节　分层分级管理及转诊

一、分层分级管理

（一）分层管理

一般分为三层管理，即综合医院的康复医学科管理、康复中心管理、社区康复管理。

1. 康复医学科管理　康复医学科为综合医院或专科医院的一个独立的临床科室，设置中应有康复病房、康复治疗室和康复门诊，任务是接收转诊患者，如来自临床各科室和社区的患者，康复门诊也随访康复病房出院患者。

综合医院中的康复医学科主要治疗对象是急性伤病后住院期间的患者。当急性伤病或术后患者的生命体征平稳时，应及时开展早期康复，故康复医学科的主要工作是开展急性伤病的早期康复。康复医学科一方面将符合指征的患者收入康复医学科病房，另一方面与其他临床各科合作，派出康复医学治疗组到其他科病房开展早期康复治疗。

康复医学科开展评定与治疗，应具有较完善的功能评定设备和功能训练设施。康复医学科与康复医疗中心、社区卫生服务中心建立康复医学网络，及时把完成早期康复的患者转送出去，使患者能继续得到康复服务。

康复医学科既要承担教学、科研的各项任务，还要负责指导和培训康复医疗中心和社区卫生服务中心的康复医学工作人员。

2. 康复中心管理　康复中心为独立的康复治疗机构，设有康复病床，附属有康复医学门诊部。康复中心一般建于自然条件较好的地方，有较完善的康复设施，包括系统的功能测试设备和各种康复治疗科室。由康复医师、有关学科的临床医师、物理治疗、作业治疗、心理治疗、言语治疗、康复工程等专业技术人员组成康复治疗组，为患者进行临床诊断、功能评定、制定康复计划、综合的康复治疗。部分康复医疗中心也承担康复医学的教学和科研任务。

康复中心可以是综合性的，兼收各科康复患者；也可以是专科性的，如脑瘫康复中心、骨科康复中心、心血管康复中心、脊髓损伤康复中心、盆底产后康复中心、精神病康复中心等。

康复医疗中心常与一些急症医院和社区内的卫生服务中心保持联系。多数住院康复患者来自这些急症医院，部分患者来自社区卫生服务中心。经康复医疗中心康复的患者有些可以回归家庭，有些则需转诊社区卫生服务中心，继续进行康复治疗。

3. 社区康复管理　社区是指患者居住地区，如农村的乡镇、村二级地区，城市中的街道、居委会。社区康复是指在社区层面上采取的康复措施，这些措施是利用和依靠社区的人力资源而实施的，包括依靠有病损、弱能、残障的人员本身，以及他们所在的家庭和社区。无论是急诊医院或是康复医疗中心出院的大部分患者，还是社区内需要康复的对象，都需要社区层次的继续康复治疗的指导。

（二）分级康复

1. 一级康复（疾病的早期康复）　是指患者早期在医院急诊室或相关科室的常规治疗及早期康复治疗。例如脑卒中发病后急性期治疗按照治疗指南进行。在急性期预防脑卒中再发和并发症是最重要的，鼓励患者建立信心，重新开始自理活动。初期评定侧重病情严重程度的评价，并发症的评价和预防，功能残疾的评价等。详见图7-1（以脑卒中为例）。

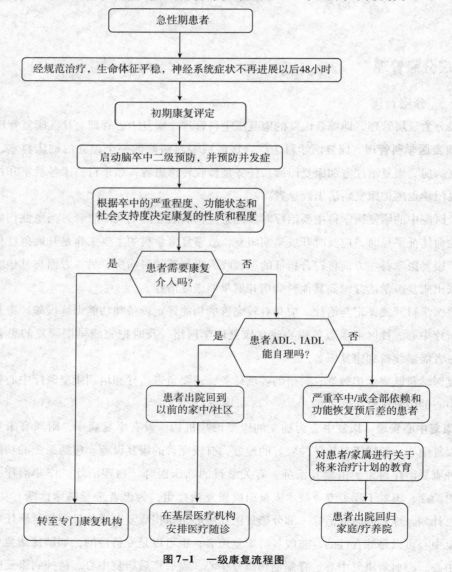

图 7-1　一级康复流程图

[引自张通《中国康复理论与实践》，2012，18（4）：303]

2. 二级康复（恢复期的康复）　　是指患者在综合医院的康复医学科或康复中心进行的康复治疗。患者转入综合医院的康复医学科和康复中心后，最初由康复医生采集病史，对患者进行全身检查和功能评价，对运动、感觉、交流、认知、ADL 等进行筛查。依据筛查结果，决定康复小组成员。康复小组成员各行其责对患者进行检查，然后召开康复小组评定会，根据患者的整体情况，制定康复计划并开始实施治疗。详见图 7-2（以脑卒中为例）。

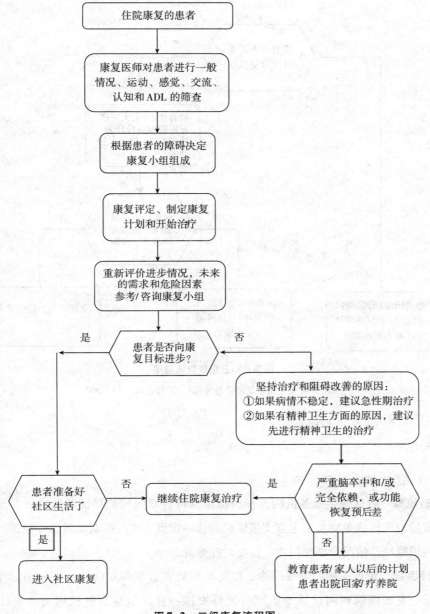

图 7-2　二级康复流程图

［引自张通《中国康复理论与实践》，2012，18（4）：303］

3. 三级康复（社区康复）　　是指在社区或家庭中的继续康复治疗。患者经过一段时间专业康复后，如果可以进行社区生活，就可以考虑让患者出院。在条件允许情况下，社区康复医生亲自参加专业康复后的末期评价，康复医生应对患者诊治经过有一个总结和评价，明确出院后的康复治疗计划。社区康复医生在二级康复的基础上，根据患者居住环境条件制定康复计划并负责实施治疗。如果患者功能恢复到平台期，可以对患者及其家属进行康复宣教，保证患者在家中进行常规的锻炼以维持功能。如果患者功能仍有改善的空间，建议再次评价患者的功能，制定新的康复计划并继续康复治疗。详见图7-3（以脑卒中为例）。

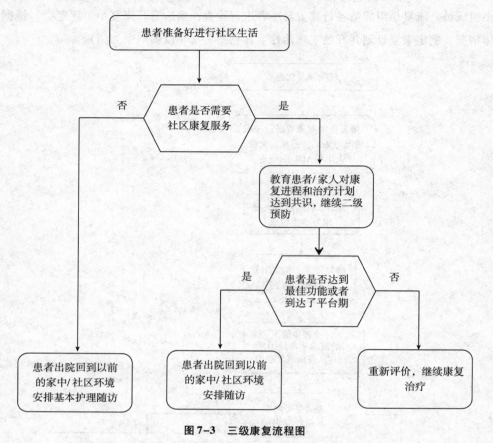

图7-3 三级康复流程图

［引自张通《中国康复理论与实践》，2012，18（4）：304］

二、转诊

（一）转诊基本流程

1. 上转流程　社区卫生服务机构责任医师接诊符合双向转诊指征的患者，并开具双向转诊单→患者持双向转诊单到指定定点支援医院就诊→定点支援医院双向转诊专职部门安排相关医师接诊→根据接诊情况分别按门诊、住院对症处置。

2. 下转流程　定点支援医院按门诊、住院对症处置后填写双向转诊下转单，并提出治疗意见与建议→支援医院双向转诊专职部门进行安排→社区卫生服务机构安排责任医师负责接诊。

（二）转诊过程中的主要问题

1. 社区康复服务知晓率低　社区居民康复知识匮乏，对于社区康复医疗服务认知程度低，故各社区和社区卫生服务站要利用自身优势，加强宣传，并充分利用宣传日聘请有关康复专家在辖区内开展相关康复知识讲座及健康教育，以扩大影响，提高社区居民知晓率。

2. 康复网络信息共享平台及健康咨询平台缺乏　各社区应充分利用网络信息化进程，积极构建康复网络信息共享平台及健康咨询平台。康复网络信息共享平台既有助于各社区卫生服务中心和社区卫生服务站对辖区内的患者进行疾病分类管理、流行病学调查、健康宣教等，也有助于进行各康复医疗机构之间的实时信息交流、远程会诊、疑难病例讨论等，为快速进行疾病诊断及制定合理的治疗方案，提高专业人员的知识水平及双向转诊创造了便利条件。健康咨询平台的建立，将有助于相关专业康复人员与患者进行互动交流，可以有效简化患者的就诊程序，减少患者转移至大医院的交通成本，提高便利性，减低医疗费用，特别是对于生活在农村地区的有康复需求人群尤为重要，百姓可以获得有用的健康相关知识，加强自我管理。

第八章　康复治疗师的角色与基本素质

康复医学的服务方式以团队工作为特色。在康复医学团队中，康复治疗师占有重要地位，其工作对康复治疗的效果起着决定性作用。如何取得康复治疗师资质，并成长为优秀的康复治疗师。

第一节　康复治疗师的角色

一、康复治疗计划制定的主要参与者

康复治疗计划是由康复治疗团队共同制定的有关治疗的指令性医疗文件，是患者、家属和治疗师及其他专业人员检验预后和预期结果的工具。一个完整的康复治疗计划包括患者的一般信息、诊断、主要功能障碍、康复目标、康复方案和治疗过程中的注意事项。在康复治疗计划中，康复治疗团队需明确康复目标、清楚治疗方法，各个职责岗位的目标和手段一致而不至于互相误解。

康复治疗计划往往比较概略，医师给出的治疗方法也仅是原则性的，治疗师应充分发挥自己的专业技能，制定详尽的康复治疗计划。治疗前，对患者肢体运动功能进行评估，如肌力、肌张力、肌肉柔韧性、关节运动范围、平衡能力、体位转移能力、步行能力和步态及身体姿势等的评估，并根据评估结果，制定功能训练计划；对患者有关日常作业能力进行评估，如日常生活活动能力、认知能力、职业能力及社会生活能力等，并根据评估结果制定作业治疗计划，并与医师和患者合作，运用恰当的康复手段和治疗方法，取得较好的康复效果。

康复治疗实施过程中，康复治疗计划不是一成不变的，应根据康复目标的完成情况进行动态变化。康复医师和治疗师必须不断交流，共同确定患者的康复目标、康复方案。康复医师负责主导方向，治疗师进行具体操作，并将在治疗中遇到的问题随时反馈给康复医师，以便及时更改治疗方案。可以说，康复治疗师是康复治疗计划制定的主要参与者。

二、康复治疗的直接执行者

康复治疗师的主要职责是在综合的康复治疗中，为患者进行物理治疗和作业治疗，促进其康复。康复治疗主要以使用身体运动和各种物理因子（电、光、热、冷、水、磁、力等）作为治疗手段，进行神经肌肉和骨关节运动功能的评估与治疗训练以及减轻疼痛；并且通过日常生活活动训练、手工艺治疗、认知训练等作业治疗手段对患者进行细致功能、认知

功能、家居及社会生活能力等的评估和治疗训练，促进身心康复，重返社会，改善生活质量。

康复治疗师要求具备：①指导患者进行各种运动功能锻炼、为患者进行手法治疗及物理因子治疗等方面的物理治疗能力。②指导患者进行日常生活活动训练、感知觉训练以及职业性的活动练习等方面的作业治疗能力。③能对言语吞咽功能障碍患者进行相关言语吞咽功能训练的能力。④能对患者进行简单的心理治疗。⑤能配合假肢和矫形器专业人员，指导患者使用假肢和矫形器并进行相应的训练。⑥具有一定的指导社区康复工作的能力。康复治疗师需要具备这些康复治疗技术，直接指导患者的康复治疗。

康复治疗是一个团队协作的过程，康复治疗师与患者接触的时间长，能够多方面交流，对患者情况的了解更为详实，是康复治疗工作的直接执行者。在工作中，康复治疗师还需要同团队成员间甚至在临床科室之间直接进行沟通，以便能够全面了解患者病情，熟悉治疗方案，还要把患者的病情变化情况及时反馈给团队各成员，并对康复计划进行及时调整，促进康复治疗取得更好疗效。因此，康复治疗师又是团队成员间的桥梁和纽带。康复治疗师是康复服务能力建设的基础性力量，也是康复机构核心竞争力所在。

三、健康生活的促进者和教育者

康复医学强调患者主动参与，通过调动患者的主观能动性，最大限度地挖掘患者的潜能，故许多时候需要康复治疗师给予引导教育，或从旁督促。有些患者的康复过程历时较长，需要患者家属的共同参与，如脑瘫及脑卒中患者的康复，康复治疗师除了指导患者进行康复训练之外，还要对患者家属进行宣教，以使者回归家庭和社会后也能保持康复训练的效果。

康复医学强调共同参与，医患双方都处于平等的地位，是一种朋友般相互依存和相互作用的关系。康复计划能够顺利实施，前提条件是医患双方之间关系和谐、交流顺畅。康复治疗师对患者要有极大的同情心和耐心，充分了解患者的痛苦，理解其面临的实际困难，并设法提供最大帮助，鼓励其充分发挥潜能，促进功能康复。

近年来，随着我国社会经济水平的提高及生活方式的改变，社会老龄化、癌症发病率增高、职场人员的亚健康（如颈腰痛、免疫力低下等）等越来越受到关注。因此，康复治疗师在治疗过程中，还要将一些有针对性的预防知识传播给患者，担当宣教者的角色。

作为健康生活的促进者和教育者，康复治疗师要具备以下能力：①能够改善患者的日常生活活动能力，并进行提高生活质量的保健康复宣传教育。②能为患者进行有关保持和提高身体运动能力的保健康复宣传教育。③关注并指导患者在社区和家庭中的康复。④了解各类康复相关的资源及信息，为患者提供有益的帮助。

第二节　康复治疗师必备的基本素质

康复治疗师是在康复医疗机构工作的临床相关人员，是为患者提供康复治疗的专业技术人才。与医师和护士不同，康复治疗师主要负责执行具体的康复治疗任务。在工作中，康复治疗师需要具备以下基本素质。

一、职业道德

职业道德是人们在一定的职业活动范围内所遵守的思想品质和言行规范的总和。医疗工作的特殊性决定了临床医务人员必须时刻自觉地以高尚的医德标准来严格要求自己。康复治疗师对每个与患者有关的细微环节都应该认真负责、严肃对待，时时都应自觉地以医德规范来求自己。对新入院的患者，病史采集时，要做到系统全面、重点深入；康复评定时，要认真细致，不漏掉任何重要体征，并仔细推敲客观检查结果的准确性，力求为临床提供最可靠的资料；制定康复治疗计划时，需仔细考虑如何最有效地解决患者存在的问题；一旦发现疗效不明显时，要及时修正；进行康复治疗操作时，要注意操作的准确性，尽量减轻患者的痛苦。

康复治疗师应热爱自己所从事的康复事业，尊重患者的生命价值和人格，尊重患者平等就医的权利。对所有患者均应一视同仁，在任何情况下，不以任何手段轻视和侮辱患者。同时，需对患者热情体贴、认真负责，做好各项康复治疗工作。还要注意多运用语言激励，在精神上给患者安慰和支持，帮助患者保持良好心理状态。康复治疗师还应坚持康复团队合作原则，同事间相互尊重和互助，主动与团队的其他成员团结协作，共同完成各项康复治疗任务。康复治疗师在治疗过程中还要注意仪表端庄、言行稳重、服装整洁、主动热情，在单独操作时，不论有无监督，不做有损于患者利益的事，保护患者隐私。

高尚的医德应是康复治疗师的灵魂，是康复治疗师在各项康复治疗工作过程中贯彻始终的指导思想和行为准则。

二、医学科学基础知识

接受康复治疗的患者由于其病情特点，康复过程往往历时较长。在具体的操作过程中，康复治疗师占据主导地位，直接影响着康复疗效。现代康复治疗师在具备康复专业知识、技能整合能力的同时，还要有康复临床思维和较强的分析判断能力。因此，治疗师应扎实掌握医学科学基础知识。

1. 康复治疗专业基础学科的基本理论知识（人体解剖学、运动学、生理学、人体发育学等），掌握人体各系统结构和功能、组织学特点、人体生理基本知识，人体基本物质代谢、免疫调节和免疫反应的基本理论，以及物理学和化学基本理论在人体中的作用。

2. 康复医学及现代康复治疗学的基本理论知识，并且较系统和深入地掌握物理治疗学和作业治疗学的基本理论。掌握体格检查、各种相关理化检查等多种诊断方法和技巧；掌握与康复相关的内科、神经科、骨科、外科常见病的临床基本知识；熟悉老年医学、运动医学、全科医学和预防医学等相关知识。

3. 中医内科学基本理论和诊疗原则，中医骨伤科学的基本理论和操作，以及中医养生康复学理论。

4. 中医学理论的基本知识，较系统地掌握中医康复治疗（如推拿手法、针灸、太极拳等）的基本理论。

5. 言语治疗学、心理治疗学、假肢及矫形器应用等的基本知识。

6. 社会医学、医学伦理学、残疾学的基本知识。

7. 与运动功能障碍、日常生活活动障碍、认知障碍等有关的功能评定的基本理论知识。

8. 相关的人文社会科学和自然科学的基本理论和原理；熟悉医疗机构的工作流程和医疗制度；了解医学科学研究的基本方法和医学科技论文写作的基本格式。

9. 文献检索及医用统计学的基本方法，具有一定的科学研究和实际工作能力，有参与现代医学科学技术竞争的基本素质和发展潜力。

10. 能够熟练运用现代信息技术，并具有进一步自主获取知识的能力；具有一定的英语听、说、读、写能力，以及借助工具书阅读专业英语文献的能力，能够了解康复医学的理论前沿和应用前景。

11. 熟悉相关的医学法规和行政政策知识，如《医疗机构管理条例》《医疗事故处理条例》《综合医院康复医学科管理规范》等法规或行业规范。

三、康复治疗技能

作为康复治疗计划的制定者和主要实施者，康复治疗师应具备包括物理治疗、作业治疗、言语治疗等方面的康复治疗专业技能，具体内容参见第五章第三节相关内容。

四、交流与沟通技能

沟通是心灵的交流、情感的交融和知识的互动，是思想和情感连续流动的过程。古希腊医学家希波克拉底说过：有两样东西能治病，一是语言，二是药物。医患之间的良好沟通是提供高质量医疗服务的基础，是建立良好医患关系的前提。

医患关系是围绕促进人类健康为目的而建立起来的一种特殊的人际关系。医患沟通是对医学理解的一种信息传递过程，是为患者的健康需要而进行的，它使医患双方能充分、有效地表达对医疗活动的理解、意愿和要求。良好的医患沟通，有助于医务人员调整医患双方的观念，也有助于医患双方的相互理解，建立良好协调的关系，保证医疗活动的顺利进行。

如何与患者沟通既是一门人际关系的艺术，也是公共关系学的一个科学组成部分。同时，良好的人际沟通是一种适宜的心理护理，可以消除患者内心的疑虑、减轻心理压力，从而促进患者全身心的康复。康复治疗师在工作中与患者沟通，除了应掌握沟通的一般技巧，如与患者的间隔距离、眼神、身体语言等，还需要心理学、社会学等方面的知识，以了解患者更多信息，如患者的情绪、对工作的敬业精神、人格素质及自爱程度等。

沟通极易受个人感情、思想和行为倾向的影响，因此，服务态度充分体现了医务人员的人文素质和道德情操。尽管患者因生病可能导致躯体残疾、情绪低落甚至心理精神障碍，但医患间的人格仍然是平等的。体现良好沟通态度的关键之一，是医务人员情感的适时恰当的"输出"。情感是有回报的，同样，态度也是有回报的，真诚、平和、关切的态度，回报的是患者的信任。因此，医务人员的沟通愿望和沟通态度往往是决定医患沟通成败或效果的关键。在临床工作中，康复治疗师应做到：对患者坦诚相待，切忌做作；对患者要有充分的耐心，努力调动患者的积极性，耐心倾听患者的心声；语言沟通时要充分考虑患者的身份和地位，勿使患者患病后感觉落差太大；心态平和，多采用征询的口吻，切忌用命令式口气，忌说过头话；与患者交谈时不要东张西望，让患者感到不被关注。充满自信、言行举止得体的康复治疗师，是患者心目中的"白衣天使"，而被患者信任，是康复治疗师与患者沟通的有利条件。

社会文化背景不同的患者，对医疗活动的理解和医疗服务的需求，也存在着差异。康复治疗师应根据患者的不同年龄、性别、职业、文化素质及病情的轻重，选择适宜的措辞。比如小孩子可哄逗一下，老年人要多表扬、鼓励，如"您老好福气呀"；"不要紧的，人上了年纪难免会有些小毛病"。对文化素质高的患者可用些医学术语，以便患者能够准确理解；对文化程度低的患者语言则要通俗一些。总之，通过询问，尽量使患者对自己产生亲切感和信任感，这样有利于患者配合治疗。

社会分配的原因决定了医疗活动中医患角色的不对称，特别在对医学的理解和相关知识的拥有上优劣势明显。因此，回答患者的问题时须注重技巧性，既不能为隐瞒病情而说谎，这样反而会引起患者的疑心，结果适得其反；也不能直截了当地介绍病情的严重程度，徒然增加患者的精神压力。

另外，语言对患者心理具有重要影响。在患者心目中，康复治疗师是康复治疗的实施者，决定其能否恢复身心健康。因此，他们对治疗师的每一句话都很重视。除声音语言之外，体态语言也非常重要。体态语言包含面部表情、眼神、手势、外表姿态等，体态语言是配合言谈发生的，具有丰富内涵。医务人员体态语言的微小变化，会对患者产生微妙的心理或情绪的影响。把握好沟通时的体态语言，严谨又充满温情、愉悦但不夸张，可以恰到好处地传达信息和情感。医患沟通时，还要注意患者的接受心理和审美感受，这样可使沟通更富有生气和感染力，增强沟通效果。

医患沟通在临床工作中具有十分重要的作用。沟通是一门艺术，也是一种能力，只有在工作中不断用心观察体会，才能真正理解患者的需求，用真诚去感染患者，用渊博的知识和熟练的技术使患者产生信任，在医患交流中化解矛盾，营造和谐，进而提高康复治疗效果。因此，交流与沟通能力是一名合格的康复治疗师所必须具备的基本素质。

五、良好的人文素养

《辞海》对于"医学人文"解释为关于医学的文化现象。现代理解中，"医学人文"的核心是以人为本，集中体现为对生命的关爱、敬畏，对弱者的同情和悲悯。医学不同于其他的自然科学，它的工作和研究对象是人和人群。人不同于其他动物，不仅具有生物属性，还具有社会属性。我们若以简单机械的技术主义对待患者即违背了事物运行的规律，不符合医学工作的性质。

20世纪以来，特别是五六十年代以后，人类疾病谱发生了很大的变化，由社会因素、心理因素、环境因素及行为因素诱发的心脑血管病、精神疾病、肿瘤等非传染疾病的发病率明显增加，人们对健康的定义也发生了很大改变。医学模式已由传统的生物医学模式向生物-心理-社会医学模式转变，这就对医药卫生人才的整体素质，尤其是人文素质提出新的要求。医学教育要顺应医学模式的转变，加强医学生的人文素质教育，这也是医学人文性复归的客观要求。哲学、心理学、社会学，甚至经济、文化方面的人文知识，都成为新医学模式对康复治疗师提出的更高层次的素质要求。

医疗过程并不仅仅是面对"疾病"的过程，更是一个医患互动的过程，是人与人之间的交流过程。在这个过程中，我们绝不能忽略患者"人"的属性。只有达成与患者情感与精神世界的互融，才能使医患达到一种相互理解、彼此信赖的良好关系，从而使医疗效果达到最大化。

对于康复治疗师而言，构建合理的人文素质体系，需要熟悉相应的人文社会科学课程，包括文、史、哲、音、美、心理学等。这是建立对人、社会、自然和自身的正确认识、树立科学的世界观、培养道德情操和人文素养的要求。同时还需要了解人文社会科学及医学边缘学科知识，如医学哲学、医学心理学、医学伦理学、医学社会学、医学史、卫生法学、医患沟通学等。通过学习人文素养相关知识，学会尊重生命及其发展规律，正确认识生命与健康的价值，同时尊重人和人的权利，培养运用人文社会科学的理论方法认识与解决医学问题的能力，正确处理医患关系。

康复治疗师的人文素质包含以下部分。

1. 正确的专业思想　对本专业的性质、作用和价值有较明确和深刻的认识，愿意以专业知识和技能为人民服务，提高群众的健康水平，促进患者康复。

2. 人文关怀精神　遵守行业的道德行为规范，有良好的医患关系。

3. 务实、严谨的科学态度　对工作负责，有计划有条理，精益求精，对人对事正直、诚实。

4. 良好的心理素质　对患者有同情心和耐心，充分理解患者的痛苦和困难，设法帮助改善，鼓励其充分发挥潜能，促进康复。对工作中的困难和问题有创新精神，为解决康复治疗中的难题不断钻研，进行技术革新。能与同事合作共事，发挥团队协作精神。

5. 较强的法纪意识　遵纪守法，能遵守有关医疗工作及康复治疗有关制度和法规。

六、康复治疗的基本礼仪

康复治疗师在工作岗位上，需遵守一定的专业行为规范和基本的医疗礼仪。

1. 仪表规范

（1）**仪容简洁**　精神饱满，工作服应合体大方、熨烫平整，保持衣扣完备，无破损、无污迹，并按规定佩戴手表、胸卡，口袋放置康复评定工具。

（2）**面带微笑**　自然、真诚、友好、亲切的微笑，应该是发自内心的、由衷的，而不只是程式化的笑容。

（3）**态度可亲**　用谦和、礼貌的态度，给人以亲切感，使人容易接近；为患者进行康复治疗时给人以认真、负责感。

（4）**修饰得体**　女性康复治疗师发型一般为短发或盘发，长发上挽并加以固定，不涂指甲油；男性康复治疗师头发整洁，不留长发。不戴耳钉、戒指等金属类首饰，以免影响治疗或伤及患者。

（5）**精神焕发**　精神振作，情绪饱满，不把工作外的情绪带进工作中。

2. 语言规范

（1）**电话语言规范**　①电话铃响，应尽快去接。②拿起电话，首先问候对方，然后自报科室与姓名（接者）。应使用"您好，某科室（部门）"；"请稍候"；"对不起，他不在"；"请过会打来"；"您打错了"等用语。③转接电话前说"请稍候"；尽量给人方便，如"很抱歉，他不在，请问需要转告吗"；"请问，您需要留言吗"。④接到打错的电话也需要礼貌应对，"对不起，您好像打错电话了"。应在对方挂电话后再挂电话。⑤从拿起电话筒起，就不要再与他人交谈，更不要随便说笑；使用合适的语音语调；寒暄和礼貌语言，开始时说"您好"，"早上好"；结束时说"谢谢"；"再见"；为了表示自己在专心倾听并理解了对方的意见，需要用一些简单的字，如"好""是""噢""嗯"，作为礼貌的反馈。⑥认真倾听，必要时记录。

（2）首次接诊语言规范　①首次接诊患者时，主动说"您好，我来扶/推（车）您进治疗室"。②主动做自我介绍，如"我是……是您的治疗师，接下来将由我为您做治疗"。③为患者做康复评定时说"来，我先为您做一下评定，请躺/坐下"；评定结束时说"好了，谢谢您的配合"。

（3）与患者交谈语言规范　①声调：亲和、声调高低有度、快慢有节，以对方能听清楚为准。②表情和手势：必须自然、大方，适可而止，恰到好处。③姿态：保持良好的姿态，交流时双方应保持恰当距离，一般在50～100cm之间。④眼神：与人交谈时，眼神通常应注视对方，注视对方的眼神应自然、柔和，注视的区域通常是对方肩膀、额头以下的部位。也可以在注视对方与不注视对方之间交替。目光交替通常有两种方式：一是在注视对方一会儿以后目光移开，看着别处，过一会儿再注视对方；二是交谈双方非常默契地交替着注视对方。一般情况是讲的人看着别处（前方或眼前），听的一方注视着对方。目光交替避免了长时间注视对方及眼神互相对视时所引起的尴尬。

3. 行为规范

（1）建立良好的医患关系　①处理好康复治疗师与患者的关系，以一切为了患者、一切服务患者为原则，处处为患者着想，尽可能取得患者的信任。②处理好与临床医生之间的关系，与临床医生共同制定康复治疗方案，及时反馈患者治疗进展，做到相互支持、相互理解。

（2）治疗规范　为患者治疗时，轻声说"您好，我来为您做治疗"，尽量避免接、打电话，有必须要接的电话时，须向患者说明情况后再接听，避免吵到同房间的其他患者，并取得其他患者的谅解。

（3）保持治疗区安静、卫生和清洁　以便患者创造一个安静舒适的治疗环境。

七、确保治疗环境安全

为保护患者在康复活动中的合法权益及医务人员的正当行医权利，最大限度地减少医疗差错事故，提高康复治疗效果，根据国务院颁布的《医疗事故处理条例》，康复治疗师须知晓相关风险防范制度，并具备保证治疗环境安全的能力。

1. 患者的安全　尊重患者的知情同意权。应当用患者能够理解的语言，将相关康复措施、风险等如实告知患者或家属，及时解答其咨询，并避免对患者产生不利后果。要让患者对所进行治疗项目及某些非常规治疗项目的风险了解清楚，并于治疗前履行患者知情同意的签字手续。

2. 康复治疗师的安全　定期组织风险管理培训讨论会，通过学习相关的规章制度及分析讨论，提高康复治疗师风险防范和持续质量改进的意识和能力。康复治疗师还应加强康复技能的学习，增强自身健康的保护意识，在避免自身职业损伤的同时，提高康复诊疗质量，保障康复诊疗安全。

另外，康复治疗师在康复医疗活动中，应严格遵守医疗卫生法律、行政法规、部门规章和康复诊疗规范、常规，恪守医疗服务职业道德。严格执行岗位责任制度、查对制度、交接班制度、消毒隔离制度及请示报告制度等有关规定，一旦发生医疗争议，需立即通知上级主管治疗师和科室主任，同时报告主管部门，不得隐瞒，并要积极采取补救措施，避免或减轻对患者身体健康的进一步损害。

3. 治疗器械安全 定期检查、维护各类康复器械、仪器设备；定期检查和维护电源插座，避免安全隐患；定期检查、维护抢救设备及药品并有记录，使其处于备用正常运行状态。

八、其他能力

1. 有较好的语言沟通技巧 能倾听别人意见，并有效地表达个人意见，进行交流讨论、启发教育或征询意见。

2. 有较好的社会工作能力

（1）能着眼患者的全面康复，结合岗位任务，发挥相当于一个社会工作者的作用，帮助患者重返社会。

（2）能关心患者的社区康复和家庭康复，注意收集相关的社会信息，指导患者康复。

3. 有一定的组织管理能力 工作有计划、有条理，懂得有序地安排患者的康复治疗，组织患者小组的康复治疗活动，并在其他相关管理工作方面具有一定的能力。

4. 有一定的教学辅导和参与科研能力 懂得如何示范治疗操作和进行讲解，熟悉康复治疗临床实用性研究的基本方法，能在指导下协助收集资料，进行试验性治疗等。

第三节 康复治疗师的培养与职业规划

一、国内外的培养现状

（一）国外康复治疗师培养

国外的康复医学发展已经有 70 余年的历史，形成了一套比较成熟的教育、培训、就业体系，无论在学历教育还是行业准入方面均已较完善，其毕业生大多为大学本科（四年）学制，毕业授予理学学士学位。

美国物理治疗教育与临床医学专业一样，采取的是研究生教育，学制为 6 年，即就读者必须先完成大学本科教育才可以申请物理治疗专业。美国有两种形式的物理治疗学历教育，一是物理治疗博士学位（doctor of physical therapy，DPT），学制一般是 3 年；二是物理治疗硕士（master of physical therapy，MPT）或者物理治疗科研硕士学位（master of science in physical therapy，MSPT）。目前总体的发展趋势是全部向博士教育转变，从 2014 年以后，美国已不再设置物理治疗硕士专业。在美国从业的物理治疗师，必须从美国物理治疗教育认证委员会认证的物理治疗学专业毕业，并且通过国家物理治疗师执业资格考试（NPTE）。毕业后可以继续学习取得美国物理治疗专业执照委员会（American Board of Physical Therapy Specialties，ABPTS）

NOTE

授予的专业资格证书，成为在某一领域有专长的专科物理治疗师，执业范围包括：心肺康复、临床电生理、老年康复、神经康复、骨科康复、儿童康复、运动康复、女性康复。言语治疗师分为言语病理学家和听力治疗医生两种。其中，言语病理学家有两种课程，分别为硕士和博士课程。而听力治疗医生仅为博士课程，完成相应课程后获得美国言语听力协会和美国听力学委员会颁发的学习证书。

精细的专业分支也是国外康复医学发展的特征之一。国外康复专业团队比较健全，康复治疗师可分为物理治疗师、作业疗法师、言语治疗师、假肢矫形师、呼吸治疗师、康复咨询师等，还有管理经理、营养师、宗教师、社会工作者。国外康复治疗教育已经非常成熟，具有专门的 PT 学院、OT 学院、ST 学院等，对学生的培养侧重专业化、精细化，就业方向十分明确。

日本有两类治疗师学校，一类是 3 年制专科学校，还有一类是 4 年制本科大学。日本的国立和公立大学一般只设立物理治疗和作业治疗两个康复专业，私立大学（如国际医疗福祉大学）还设立了言语听觉治疗学和视力治疗学。日本的大学设置了与康复相关的多种专业，从本科到硕士再到博士课程，从课程的安排到实习的内容设置再到学术研究开发，专业的各个方面经过较长时间的发展均已形成一套成熟的系统。不同的学校有不同的特色。例如，京都大学物理治疗学在本科第四年除了毕业研究外还开设了大量的研讨会，首都大学设置了康复管理课程。此外，日本的物理治疗、作业治疗、言语听觉治疗、视力治疗各专业划分十分清楚明确，既减轻了学生的负担，又促进了学生在特定专业的学术研究等纵深发展。设有康复专业的日本大学都会设置符合康复治疗师理论知识体系形成和专业技能培养要求的硕博课程，并且研究方向众多，满足了不同学生的研究兴趣，向临床和科研机构输送了大量不同类型的康复人才。

日本康复相关专业的课程除了涉及最基本的内科、脑卒中、脑瘫、截瘫、失语症等疾病外，同时又十分重视精神疾病、整形、老年疾病等的康复课程，一种疾病的康复内容往往被安排成一门独立的课程；治疗师有专用的教材，并且种类多、范围广、专业化程度高，学生通过多种专业教材的阅读，拓宽知识面，弥补知识体系中的薄弱环节。另一方面，核心专业课程会独立安排练习课程，并且每一年都会安排实习课程，提高了学生的临床技能，为将来走上临床岗位奠定了基础。

（二）国内康复治疗师培养

据国家卫计委估计，我国康复治疗师的需求至少为 30 万人。为了满足巨大的社会需求，从 2001 年教育部开设第一个康复治疗本科专业以来，现今已有 80 多所本科院校相继开设了康复治疗学专业，为临床输送了大量康复治疗专业人才，在一定程度上缓解了康复专业人才紧缺的局面。学生毕业后通过就业再分化为物理治疗师、作业治疗师、言语治疗师等专业方向。

目前国内的一些院校已经开始尝试与国际接轨，走亚专业分化的道路，并取得了世界物理治疗师联盟（WCPT）或世界作业治疗联盟（WFOT）的课程认证。以首都医科大学、昆明医科大学、中山大学医学院为代表的医学院校，完全借鉴国外成熟教育模式，以培养高级物理治疗师及作业治疗师为目标，并在培养目标、课程设置等方面与国际接轨，按照世界作业治疗师联盟和世界物理治疗师联盟的教育标准，制定了与世界接轨的课程设置。

以成都中医药大学、上海中医药大学等为代表的中医药院校，结合国内对康复治疗学专业的人才需求特点，在培养目标上不分专业方向，课程设置上加大中医传统康复疗法课程比例，从而突出中西医结合的培养特点。

首都医科大学、昆明医科大学、南京医科大学分物理治疗师和作业治疗师两个方向进行培养，中山大学以物理治疗师方向为主，福建医科大学设置 5 年制康复医师、4 年制康复治疗师专业，而其他院校则根据实际人才需求，培养掌握各种康复技能的康复治疗师。随着社会发展和国际交流的日益深入，康复治疗师的培养将会以分专业培养为发展方向。

目前国内大多数康复治疗专业的学历教育主要以本科为主（四年制），取得理学学士学位。高职、中职院校还设置有康复治疗技术类大专、中专专业，能够攻读硕士、博士的治疗师很少。国内目前还未设置康复治疗师硕士研究生的学位授权点，只设有康复医学与理疗学等临床医学专业研究生学位授权点，研究生导师多以康复医师为主，主要为康复医学方向，招收的硕士、博士也以临床医学生居多，不仅不利于帮助康复治疗师建立所应具备的理论知识体系，而且削弱了其专业技能。因此，非常有必要增加康复治疗师硕士、博士层次的学位授权点，并逐年扩大培养规模，以提高治疗师队伍的综合素质和学位层次。

香港地区的人才培养模式是与国际同步接轨的。在康复本科教育上，亚专业的细化直接影响着毕业生未来的就业方向。在基础科目和治疗科目完成后，学生可选择更加细化的专业科目，最终获得物理治疗学或职业治疗学的理学学士学位。台湾地区学术体系分为 3 个阶段，大学本科 4 年，硕士研究生 3 年，博士生 3 年及以上。复健医学专业分科比大陆要细，通常主要分为物理治疗、职能治疗专业，有些高校还设置言语治疗和呼吸治疗专业。台湾、香港地区的康复治疗博士、硕士教育体系也发展得较为完善，涌现出许多康复治疗领域的高端人才。

国内各院校康复治疗学教育的教学目标、教学计划和课程设置等有待进一步统一并规范化、国际化。未来的方向应按社会需求培养不同层次的康复治疗师，有条件的院校应开展物理治疗师、作业治疗师、言语治疗师等不同方向的专业细化培养，着重培养毕业生的实践能力和研究能力，加强康复治疗专业的本科学历教育，积极开办研究生及更高层次的教育；在符合我国国情的基础上力争与国际康复治疗专业教育接轨。

二、康复治疗师的职业规划

2011 年 4 月，原卫生部关于《综合医院康复医学科基本标准》中要求每床至少配备 0.5 名康复治疗师。因此，我国康复人才缺口巨大。我国康复治疗师需求缺口最大的是在二级医院和社区卫生服务中心。

康复治疗专业学生毕业时授予理学学士学位，毕业后可选择在综合性医院、康复机构、保健机构、疗养院、社区等从事康复治疗师工作。康复治疗师资格考试每年一次，临床医学、康复医学及康复治疗专业的中专、大专及本科毕业生在工作一年后均可报考。康复专业人员的职称发展有康复医学、康复医学治疗技术两个专业方向，康复治疗人员的晋升挂靠在医疗技术系列，从治疗师、主管治疗师、副主任治疗师到主任治疗师，报考资格与学历或工作年限有关。

康复医学自 20 世纪 80 年代引入我国，从那时起，康复治疗专业以一个新角色进入了医疗行业。经过 30 多年发展，康复治疗专业已从一个综合学科细分为物理治疗、作业治疗、言语治疗、心理治疗、文体治疗、音乐治疗、职业康复、社会康复等多个专业方向，目前康复医学涉及的领域已不仅局限在残疾康复方面，更是覆盖到心血管、呼吸、肾病等慢性疾病康复及老年康复学科。

康复治疗师真正步入临床时，其相关专业理论知识与技能都是不够的，继续教育对其今后在专业上的发展至关重要。通过远程网络平台和毕业后教育部门实施在岗培训、在线培训和远程会诊，康复治疗师可选择自己感兴趣的方向发展，完成培训。目前我国康复治疗技术专业人才提高的方式除进修与参加短期培训班外，最缺乏的、也是学生最想获得的就是硕士、博士学历教育。我国接收治疗师研究生教育的硕士点较少，能培养的硕士治疗师人数有限。因此，有志深造的治疗师可选择出国留学，学习国外更为先进的康复治疗学相关知识，美国、日本、香港地区等都是理想的选择（康复治疗师资格考试介绍，详见附录二）。

第九章　康复医学中的科学研究

第一节　康复医学新进展

康复医学诞生后的几十年间，其理论和技术蓬勃发展，日新月异。同时，康复医学在发展过程中，善于将最新的科技成果应用于自身发展的各个领域，尽一切可能改善患者的功能障碍，为提高患者的生活质量做出了巨大贡献。近年来，科技进展在康复医学领域的应用突出表现在再生医学、康复机器人和3D打印技术等方面。

一、再生医学

再生医学（regenerative medicine）的概念有广义和狭义之分。广义的再生医学是指体内组织再生的理论、技术和方法，是一门研究如何促进创伤导致组织器官缺损的生理性修复，以及如何进行组织器官再生与功能重建的学科。通过研究机体的正常组织特征与功能、创伤修复与再生机制及干细胞分化机理，寻找有效的生物治疗方法，促进机体自我修复与再生，或构建新的组织与器官以维持、修复、再生或改善损伤组织和器官的功能。狭义的再生医学是指应用临床医学、生命科学、材料科学、计算机科学和工程学等学科的原理和方法，研究和开发用于替代、修复、重建或再生人体各种组织器官的理论和技术的新型学科和前沿交叉领域。

再生医学的诞生标志着医学将步入重建、再生、制造、替代组织器官的新时代，也为人类面临的大多数医学难题带来新的希望，如心血管疾病、自身免疫性疾病、糖尿病、恶性肿瘤、阿尔兹海默病、帕金森病、先天性遗传缺陷等疾病和各种组织器官损伤的治疗。再生医学的内涵已不断扩大，包括组织工程、细胞和细胞因子治疗、基因治疗和微生态治疗等。国际再生医学基金会已明确把组织工程确定为再生医学的分支学科。随着组织工程概念的不断扩展，凡是能引导组织再生的各种方法和技术均被列入组织工程范畴，因此在一般情况下，组织工程和再生医学并无严格区分。

目前，再生医学领域正在探索的三大策略包括：通过移植细胞悬浮体或聚合体来替代受损组织；实验室生产的能够替代天然组织的生物化人工组织或器官的植入；通过药物手段，对损伤组织部分进行再生诱导。但截至目前，尚无任何一种策略取得完全令人满意的结果。

世界上第一位提出"组织工程学"术语的是美籍华裔科学家冯元桢教授。组织工程学的基本原理是从机体获取少量活组织的功能细胞，与可降解或吸收的三维支架材料按一定比例混合，植入人体的病损部位，最后形成所需要的组织或器官，以达到创伤修复和功能重建的目的。组织工程的科学意义不仅在于提出了一种新的治疗手段，更主要的是提出了复制组织、器官的新理念，使再生医学面临重大机遇与挑战。

目前学术界普遍认为，凡是能引导组织再生的各种方法和技术均可被列入组织工程范畴，

NOTE

如干细胞、细胞因子和基因治疗。从外科学的发展历程来看，在先后经历了 3 个"R"阶段，即"切除、诊疗和替代"，组织工程学的出现，意味着外科学已经进入"再生医学"的新阶段，即第四个"R"阶段，"再生医学"将突破"拆东墙补西墙"理论和方法的束缚。据研究，目前机体损伤和疾病康复过程中受损组织和器官的修复与重建，仍然是生物学和临床医学面临的重大难题。借助于现代科学技术的发展，使受损的组织器官获得完全再生，或在体外复制出所需要的组织或器官进行替代性治疗，已经成为生物学、基础医学和临床医学关注的焦点。

全世界每年约有上千万人遭受各种形式的创伤，有数百万人因在疾病康复过程中重要器官发生纤维化而导致功能丧失，有数十万人迫切需要进行各种器官移植。但令人遗憾的是，一方面，目前的组织器官修复无论是体表还是内脏，仍然停留在瘢痕愈合的解剖修复层面上，离人们所希望的"再生出一个完整的受损器官"相距甚远；另一方面，器官移植作为一种替代治疗方法尽管有其巨大的治疗作用，但它仍然是一种"拆东墙补西墙"的有损伤和有代价的治疗方法，而且由于受到伦理及机体免疫排斥等方面的限制，很难满足临床救治的需要。

自 20 世纪 90 年代以来，随着细胞生物学、分子生物学、免疫学及遗传学等基础学科的迅猛发展，以及干细胞和组织工程技术在现代医学基础和临床中的应用，使得现代再生医学在血液病、肌萎缩、脑萎缩等神经性疾病的治疗方面显示出良好的发展前景。目前，再生医学的重要性已经引起我国相关决策部门和科技人员的高度重视。在北京举行的第 264 次香山科学会议上，我国主要组织工程、干细胞研究中心的学术带头人，以及涉及临床、生物学、生物医学工程和社会科学伦理学领域的 41 位科学家，以"再生医学"为主题专门讨论了我国再生医学研究的重点、发展方向、需要解决的重大学科问题及需要达到的主要目标等议题。

我国组织工程学自学科建立以来，发展速度较快，现已在实验动物身上成功构建出多种再生组织，有些（如软骨、人工皮肤）已作为产品上市，预计不久将有更多的组织工程产品问世。但是，构建不同的具有正常生理功能的器官，特别是重要的生命器官，难度却非常大。所谓"生物科学人体时代"的到来，仍面临着很多未知而巨大的挑战。

二、康复机器人

康复机器人是一种通过编程，能自动完成一定操作或移动作业的机械装置。康复机器人作为医疗机器人的一个重要分支，它的研究贯穿了康复医学、生物力学、机械学、机械力学、电子学、材料学、计算机科学及机器人学等诸多领域，已经成为国际机器人领域的一个研究热点。目前，康复机器人已经广泛应用于临床康复护理、假肢和康复治疗等方面，这不仅促进了康复医学的发展，也带动了相关领域的新技术和新理论的产生。

20 世纪 80 年代是康复机器人研究的起步阶段，1990 年以前全球的 56 个康复机器人分布在世界 5 个工业区内。1990 年以后康复机器人的研究进入全面发展时期。目前，康复机器人的研究主要集中在康复机械手、医院机器人系统、智能轮椅、假肢和康复治疗机器人等几个方面。

世界上最具有代表性的康复机器人是英国 Mtke Topping 公司研制的 Handy1，是一种低价的康复机器人系统。在许多发达国家都大量使用这种机器人进行康复治疗。目前，最新的 Handy1 机器人能完成 3 种功能，由 3 种可以拆卸的滑动托盘来分别实现。它们分别是吃饭/喝水托盘，洗脸/刮脸/刷牙托盘及化妆托盘，可以根据用户的不同需求组装或拆卸。由于不同的用户要求不同，还可能增加或者摒弃某种托盘，以适应其身体残疾的情况，因而灵活地生产更多种类可更换的托盘是很重要的。但另一方面，部件越多，其复杂性越强，因此，研发人员为这种机器人研制了一种新颖的输入/输出板，可以插入以 PC104 技术为基础的新型控制器，以便日后不断升级改进。该控制器具有语音识别、语音合成、传感器输入、手柄控制及步进电机输入等功能。可更换的组件式托盘装在 Handy1 的滑车上，通过一个 16 脚的插座，从内部连接到机器人的底座中。目前该系统可以识别 15 种不同的托盘，通过机器人关节中电位计的反馈，启动后可以自动进行识别。它还装有简单的查错程序。Handy1 具有通话能力，可以在操作过程中为护理人员及用户提供有用的信息，信息可以是简单的操作指令或有益的提示，并可用任何一种欧洲语言讲出来。这种装置使 Handy1 的性能大幅提高，更加方便残疾客户使用，且有助于突破语言的障碍。Handy1 的简单性、多功能性为所有残疾人群体及护理人员提供了很大的帮助。该系统为有特殊需求的用户提供了较大的自主性，助其更好地融入"正常"环境中。

美国麻省理工学院为脑卒中患者康复研制的机器人 MITMANUS，可在 2 个自由度上实现患者肩肘和手的水平及垂直平面运动。如果患者手臂不能主动运动，机器人臂可以进行助力带动患者手臂运动，从而恢复脑卒中患者瘫痪的肩部和肘部运动功能。

瑞士 Hocoma AG 公司生产基于神经可塑性原理研发的 Lokomat 全自动机器人步态训练与评定系统，主要由步态矫正器、先进的体重支持系统和跑台组成。患者被置于系统中，计算机控制的马达精确地控制跑台的速度，使之与步态一致。Lokomat 精确的体重支持系统将生理步态训练最佳化。动态的低惯性悬吊系统可以精确地减轻患者体重，并使患者在最佳感觉刺激下迈出比较符合生理特点的步伐。该系统对于改善神经系统疾病患者的步行功能具有明确的作用。目前为止，全世界已经有数百台 Lokomat 系统安装并投入使用。

轮椅是下肢残疾及失去行走能力的老年人的主要交通工具，智能轮椅的使用为特殊人群带来了极大的便利。Madarasz 等研发的半自动导航轮椅，具有在办公室环境下运行的能力，可以减轻残疾人的工作负担。意大利 TGRSRL 公司生产的一种智能轮椅 Explorer，是轮椅与小车结构的结合，它不仅可在平地运行，还可以上下楼梯。美国费城 Pennsylvania 大学的 Wellman 等设计的智能轮椅代表着最新的发展方向，这款轮椅除可移动车辆结构外，还包含两个具备手臂功能的机械手。

三、3D 打印技术

3D 打印，即快速成型技术的一种，是以数字模型文件为基础，运用粉末状金属或塑料等可黏合材料，通过逐层打印的方式来构造物体的技术。3D 打印技术出现在 20 世纪 90 年代中期，是一种利用光固化和纸层叠等技术的最新快速成型装置。它与普通打印工作原理基本相同，打印机内装有液体或粉末等"打印材料"，与电脑连接后，通过电脑控制把"打印材料"一层层叠加起来，最终把计算机上的蓝图变成实物，这种打印技术即称为 3D 立体打印。

2014 年 8 月，北京大学研究团队成功为一名 12 岁男孩植入了 3D 打印脊椎，为全球首例。该病例中，治疗团队运用先进的 3D 打印技术打印植入物，新型的植入物可以与现有骨骼更好地结合起来，且不需要太多额外固定，同时还能缩短患者的康复时间。此外，研究人员还在其上设置了微孔洞，能帮助骨骼在合金间生长。植入进去的 3D 打印脊椎将与原脊柱牢固地生长在一起，这意味着植入的椎体未来不会发生松动的情况。日本筑波大学和大日本印刷公司组成的科研团队 2015 年 7 月 8 日宣布，已研发出应用 3D 打印机打印肝脏立体模型的方法。这种模型是根据 CT 等医疗检查获得患者相关数据，并用 3D 打印机制成。模型表面轮廓呈现肝脏整体形状，内部结构一目了然，可清晰显现其内部的血管和肿瘤。据称，该方法如果投入应用，可以为每位肝脏病患者制作模型，这有助于术前制定手术方案，并便于医生更方便地向患者说明治疗方法。

3D 打印技术的诞生与发展，为康复工程的发展提供了良好的条件，使曾经的很多梦想成为可能，并最终成为现实。

第二节　临床康复医学的科学研究

临床康复医学的科学研究是指以患者为研究对象的医学科学研究，它是通过一系列有针对性的临床观察、总结和分析，揭示康复临床常见疾病及其各类并发症的发生、发展规律和预后等相关因素，了解各种康复诊疗措施的效果，以提高疾病的康复诊疗水平，改善患者各项功能障碍的学科。

一、临床康复科学研究的任务

（一）阐释生命的本质

医学科学是以对生命本质的认识为基础发展而来的。中医学是从朴素的辨证思维角度来认识生命的本质，现代医学则是在解剖学、生理病理学基础上开展对人体生命本质的研究和认识。两者的理论基础和研究方法不同，是对人体生命本质和规律不同角度的阐释，都应该引起重视。

临床康复医学的科学研究即是在这样的背景下，以现代医学理论或中医学辨证思维为理论基础，采用各自适宜的研究方法，探讨临床康复的理论基础、治疗方法及其作用机制规律。

（二）揭示疾病临床康复治疗的影响因素和治疗规律

康复医学的任务就是消除患者疾病过程中存在的功能障碍，使患者能更好地适应生活，适应社会。同时，康复的很多理论和方法还可以指导亚健康、健康人群恢复和保持健康状态。WHO 于 1948 年提出："健康不仅仅是没有疾病和痛苦，而且包括躯体、心理和社会各方面处于完好状态。"为了促进健康，就要研究影响人体生理心理健康状态及影响社会适应能力的各种因素，包括自然环境、社会环境等，如脑卒中后肢体偏瘫心理障碍的康复影响因素、骨折术后关节功能康复的影响因素等，均是临床康复的方法研究。随着疾病谱的变化，心脏功能康复、肺功能康复、女性全生命周期的康复等将逐渐成为研究的方向和热点。

（三）探索疾病康复和健康促进技术

进行临床康复科学研究，可以不断提高并改进疾病的防治和康复的促进技术。

1. 诊断技术的研究　临床康复对疾病的诊断，除了应用中医学的诊断方法之外，还大量应用现代医学的诊断手段，以便于对疾病进行全面认识，制定相应的康复治疗措施。其中，最具有临床康复特色的是康复评估技术。通过康复评估，可以对患者各方面的功能障碍进行全面的认识，指导临床康复制定更加符合患者个体化康复的治疗方案。这是临床康复特有的诊断方法和手段，也是患者疗效评价的重要方法和手段。在康复评估方面不断进行研究和改进，将进一步推动临床康复诊断技术的精细化和规范化，有利于更好地评价临床康复的治疗效果，对临床康复发展意义深远。

2. 康复治疗技术的研究 现代科技的快速发展，为临床康复医学的发展带来了前所未有的契机。再生医学、康复机器人、3D 打印技术、基因治疗技术等，将逐步应用到临床康复领域，为康复医学的发展注入新的活力，大大提高临床康复的治疗效果，尽可能减轻或消除患者的功能障碍，为提高患者的生活和社会适应能力做出新的贡献。

3. 预防保健措施和健康促进技术研究 临床康复的理论与方法，在预防保健和健康促进方面也在发挥着重要作用。例如，针对脊柱核心肌群的训练，可以更好地保护脊柱的平衡，不仅运用于脊柱相关疾病的治疗，还有利于预防颈、腰椎等脊柱相关疾病，对目前由于工作方式改变带来的脊柱相关疾病的增多，建立了新的预防和健康促进范例。

二、临床康复科学研究的意义

（一）临床康复科学研究是临床技术创新的源泉

科学研究总是起源于问题的，临床康复科学研究也是在基于临床中遇到的实际问题，以及在思考解决的过程中迸发出的灵感。随着临床康复科学研究的开展，临床中遇到的问题逐步解决，将会诞生越来越多新的技术和方法，成为临床技术创新的源泉。当然，能提出问题需要科学素养，能设计出解决问题的科研方案需要科研能力。作为医学工作者，要在工作开始的初期，就逐步培养自己的科研思维和科研能力，以适应临床科研工作的需要。

（二）临床康复科学研究可产生巨大的社会效益和经济效益

临床康复科学研究针对的主要是康复临床上遇到的难题，对这些难题进行科研攻关所产生的科研成果，包括技术和方法，都可以迅速应用于临床，对提高临床康复的效果有很大的促进作用。康复适应病症的功能障碍得到解决，将产生巨大的社会效益和经济效益。

三、临床康复科学研究的方法和基本内容

（一）临床康复科学研究的方法

临床康复科学研究的方法主要有调查研究和实验研究。

1. 调查研究 多为现场考察，是指采用访谈或问卷形式收集一个大样本人群对某问题的观点、态度、感受等，进而加以分析得出规律性的信息。

2. 实验研究 是指为了检验某种科学理论或假设而进行特定的操作或从事某种活动，其研究方式是将一组随机抽取的实验对象随机分配到两种或多种处理组，观察比较不同处理因素的效应。

调查研究与实验研究的根本区别在于是否有人为干预，实验研究有干预，而调查研究无干预，故调查研究又称为观察性研究。

（二）临床康复科学研究的基本内容

目前，学术界普遍认可的临床康复科学研究基本内容遵循的是加拿大学者 Mc. Master 提出的基本临床医学科学研究内容（DME），即科研设计、科学测量和科学评价。

1. 科研设计 科研设计是开展科学研究的前提，包括选题、试验对象选择、标准基线确定、分组方法、干预因素的确定、随访观察、表格和数据分析方法的选定、质量控制等。研究设计的科学、合理，可以保证对科学研究问题的解决，以及该研究评测方法的信度、效度。目前，临床康复科研中较常用的有特殊病例报告、临床病例分析、横向调查、纵向研究、病例对照研究、群组研究、临床随机对照试验和序贯试验等。临床康复研究设计大致需经历以下 4 个相互关联的环节。

（1）确定科研选题及研究目的 科学地确定科研选题通常是在之前的理论学习、文献阅读和临床实践中萌发的，选题后通常需要进行预实验以确定自己的研究思路是否正确可行、是否具有创新意义。选题应该具体、明确，且具有可操作性。

（2）建立科学假说 假说是对所研究问题预先做出的假设和解释，即在已有的知识和事实基础上提出的、并经推理具有一定科学性的预期结果。假说以科学知识作为理论依据，可验证，但同时又带有一定的推测性。因此，需要通过科学研究进行验证。科学假说是研究者树立的研究目标，需依此进一步制定研究方案与具体实施办法。

（3）确定科学研究方法和方案 根据研究目的和实验假说设计研究方案，制定研究方法。这部分内容是科学研究设计中最具体、最细致的工作，是能否有效验证假说的关键环节。制定研究方案时要考虑到受试者选取的随机性、试验方法选取的合理性、技术指标的有效性、操作方式的可行性，同时还要考虑到后期数据处理的可操作性。在临床康复科学研究中，为保障研究结果的可信度，在伦理学允许的范围内尽可能采取盲法、随机对照研究，以增加研究结果的客观可信度。研究方案越细致，实施研究的进展就会越顺利，研究结果的可信度也会越高。

（4）数据收集、整理与分析 能否对数据进行正确地处理和分析，直接关系到科学研究结果是否真实、可信，关系到对研究假说做出肯定或否定的结论。在临床康复科学研究中，不同变量或资料应选用相应的统计检验方法，原则是根据研究目的、资料类型和数据分布、设计方案、样本含量大小等选择统计检验方法。

为保证科学研究的信度和效度，以上环节均应在严格的质量控制中实施，即采取各种有效措施控制研究过程中各种误差和偏倚，以真实反映所研究因素的作用。误差泛指实际测量到的数值与真实数值之差。误差包括随机误差和非随机误差两类。随机误差是一类不恒定的、随机变化的误差，如随机抽样误差，是难以避免的，但可以应用医学统计学的方法进行分析和推断。非随机误差则是研究者因操作失误而造成的过失误差和系统误差，是可以通过认真仔细和掌握规律而避免的。偏倚则是实验中由于某些非实验因素的干扰所形成的系统误差的一种，可使研究因素作用的真实性发生歪曲。误差和偏倚可以通过筛选受试者、设置对照组、随机实验分组、操作方法的标准化、操作人员技术控制、设备校正、数据效验等措施尽可能地降低或减小，以确保研究结果的信度和效度。

2. 科学测量 在临床康复科学研究中，测量既包括可客观明确计数计量的指标，如身高、体重、体脂、心率、血压、肺活量、肝功、肾功、血脂、血糖等，也包括各种难以精确计量的指标，如各种症状、各种功能活动状态等，这类资料在康复医学实践中尤为多见，且对准确评估康复对象非常重要。为使不同研究者对同一症状或功能活动状态的描述具有可比性，目前通常采用的方法是将这些指标分等级或计分来进行测量。划分等级和计分，均为评估法中的半定量法，其基本要求是定义每一等级或每一分值的量和临床意义，然后在较大样本的研究基础

（即常模）上，确定总体分级或计分的可靠性、有效性和可操作性，并依此总结出标准化分级或分级量表，供临床应用，如痉挛分级量表、Brunnstrom 偏瘫功能评价量表和功能独立性量表等。相对于能够精确测量的指标而言，这些指标也被称为模糊指标。在临床康复科学研究中通常是将精确指标与模糊指标相结合测定，这样才能更真实地反映临床实际，并有针对性地解决临床问题。

坚持真实性和可重复性是进行测量时最重要的原则。只有这样，才能为临床康复科学研究提供最可靠的数据，并通过对各种试验数据的整理、分析，得出研究结果，并将研究结果归纳、总结，形成科研结论，证实或否定研究假设。

3. 科学评价　评价就是用公正的态度和科学的手段评估某科学研究的设计、测量及结论是否具有可信性、有效性，并对其应用前景和成本-效益情况进行分析。科学评价会对整个研究方案及其结果给出肯定或否定结论，为确定科研成果是否具有理论和实践价值提供依据，是临床医学科研工作中不可缺少的重要环节。在临床康复科学研究中，评价内容主要包括临床康复科学研究的准确性、敏感性、可信性和科学性，并整体评估该科研结果的理论和实践意义。

第三节　康复临床科学研究中的伦理学问题

医学伦理学是运用一般伦理学的道德原则解决医疗卫生实践和医学科学发展中人群之间、医学团体与社会之间关系的一门科学，是医学的重要组成部分，又是伦理学的一个分支学科。

一、医学伦理学原则

医学伦理学原则包括基本原则和具体原则。医学伦理学基本原则是医学道德的最基本原则，是在调节各种医疗道德关系中都应遵守的根本准则和最高要求，贯穿于医学道德体系的始终，包括防病治病、救死扶伤；实行医学人道主义；全心全意为人民健康服务。医学伦理学具体原则是指不伤害原则、自主原则、尊重原则、公正原则。

1. 不伤害原则　不伤害原则是指在医疗实践过程中，医务人员的医疗行为不使患者的身心受到伤害。由于医疗诊治手段的双重性，任何医疗措施都是与患者身心健康及医疗伤害相伴的。一般来说，只要遵守医疗行为规范，恪守职责，做出适应证范围内的医疗行为，以最小的伤害获得患者最大的利益即符合不伤害原则。

2. 自主原则　自主原则是指在医疗过程中，患者具有独立的自我抉择权。自主原则要求医护人员提供全面、准确的医疗信息供患者选择，解释说明患者不清楚的医疗行为，而患者则需要具备能够做出理性决定的能力。

3. 尊重原则　尊重原则是指医患双方互相尊重，维护双方利益，尤其强调医务人员尊重患者及家属的人格和尊严，包括人格、自主权、隐私权。尊重原则是建立良好的医患关系，进行有效医疗实践活动的基础。

4. 公正原则　公正原则是指医务人员公平、公正对待每一位患者，包括形式公正和内容公正。前者是指医患交往过程中给予患者同等的待遇，后者是指在分配医疗资源的过程中，统筹兼顾，合理公正。

二、医学伦理学的操作程序

医学伦理学是保证医学科学在正确的道路上前行，并与医学科学共同保证人类的身心健康的一门学科。医学伦理学的应用有其自身的特点，它不仅仅是将事实套入既定公式便可以得出正确的结论，而是需要以具体的事实为基础，以正确的道德推理程序灵活应用。医学伦理学的具体操作程序包括 4 个主要环节，而每个环节都需要解决一系列的问题。

（一） 澄清事实

任何伦理学的问题，都需要先还原事实真相，以事实为基础，分析案例所涉及的医学事件究竟是怎么回事，具体包括以下几方面：①具体发生了什么事件，事件的起因是什么，具体的发生的过程如何，最终导致的医疗结果如何，有什么社会影响和反应。②事件发生时，有哪些人参与了该事件，这些人在本事件中起到的主次作用。③导致本事件发生的其他社会因素有哪些，是促进作用还是阻碍作用。

（二） 伦理学分析

在事件发生的各种元素中，需要分析案例所涉及的伦理学事实是怎么样的，具体包括以下几个方面：①首先，判断事件本身是否存在医学伦理学方面的问题，如果有，应指出相应的道德内容或成分；如果无，亦需要证明其非道德性。②其次，分析触及医学伦理学方面的核心问题是什么，具体内容涉及哪几个方面，其发生发展过程是怎样的。③分析伦理冲突发生的社会文化背景、道德理念及个人观念，各因素之间发生冲突的性质、原因。④分析伦理冲突与医疗因素或个人因素相关性。⑤分析事件双方是否有建立对话的公共平台，如共同认可的社会制度或行为规范，并确认该对话合作为平台的效力、作用条件及事件双方接受的程度。

（三） 道德决策

针对事件发生的医学伦理学问题的道德决策，做出分析和评价。主要解决的问题有：①事件中做出的道德决策是什么，与伦理的相关性是什么，造成的客观结果和影响是什么，可能造成何种伦理学问题或社会影响。②判定道德决策的合理性、执行情况，在执行过程中还存在哪些问题。③是否有替代方案，替代方案的阻碍因素和促进因素有哪些。④对本次道德决策所附带的意外风险的补救措施如何。

（四） 总结分析

总结分析是为了更好地执行医学伦理学相关内容，保证医学研究的顺利进行。总结分析包含的内容有：①对事件处理的整个过程的回顾、总结和分析，针对不足之处进行研究分析，寻求解决措施。②剖析在事件过程中的道德决策是否符合医学伦理学的原则。③分析影响事件最终处理的因素。

在医学伦理学的操作过程中，还需要利用医学伦理学的评价标准对医疗卫生服务机构或医务人员的医德行为做出善恶判断和评价。医学伦理学评价的客观标准主要有以下 3 条：疗效标准、社会标准、科学标准。在对道德行为进行评价时，不能以偏概全，而是要将行为的动机、手段、效果和目的等结合起来，最终目标是维护患者身心健康的利益。

三、其他方面的伦理学问题

康复临床科学研究中的伦理学主要涉及医疗人际关系伦理、临床诊疗伦理、医学科学研究伦理、护理伦理、临终关怀伦理几个方面。

（一）医疗人际关系伦理

医患关系一般是指在医疗实践活动过程中形成并建立起来的医务人员和患者及其家属之间的医学人际关系。根据与诊治活动实施有无关系，医患关系的内容包括医患技术关系和医患非技术关系。前者主要是指在医疗实践活动中，医生与患者的关系，包括主动-被动型、指导-合作型、共同参与型；后者是指在医疗实践活动中形成的医患之间的道德关系、利益关系、价值关系和法律关系。

医患关系是一种平等合作的服务与被服务关系，但是在现实医疗实践活动中，由于医护人员自身因素、医学科学技术因素、社会因素等多方面的影响，医患之间往往会出现医学冲突和纠纷。为建立和谐的医患关系，塑造良好的就医环境，需要建立合理、公平、公正的医患关系伦理规范，即"坚持以人为本、尊重和信任"。

按照引发冲突或纠纷的主体单位，造成医患关系紧张的因素主要来自医护人员、患者及家属、社会。

1. 医患关系　一方面，进一步提升医务人员的医疗技术水平，树立"救死扶伤、防病治病、全心全意为人民身心健康服务"的理念，同情和尊重患者，合理分配医疗资源；另一方面，加强患者基本医疗知识宣传，增强患者对医疗的信任感，尊重医生的人格和劳动，配合医生的医疗工作。

2. 社会因素　进一步强化社会因素在医疗体系中的良性引导作用，完善医疗卫生法规，健全医疗体制，改善医疗环境，提高医疗管理，增加医疗投入，加强医德教育。

（二）临床诊疗伦理

在临床诊疗过程中，医务人员的道德水平直接影响医疗行为的实施，关系到是否能够维护患者的最佳利益，达到良好的诊治效果。明确临床诊疗道德规范，有助于维护医患关系，提高诊疗质量。

医学伦理学原则在临床诊疗过程中的应用主要表现在病人至上原则、最优化原则和知情同意原则。

1. 病人至上原则　是指将患者利益放在最高位置，这是临床诊疗中的最基本原则。主要表现为尊重和维护患者的医疗权利、平等对待每一位病患、尽量满足患者的需求。

2. 最优化原则　是指在临床诊疗过程中，医务工作者应选择和实施以患者最小代价获取最大诊疗效果的方案，是尊重原则和不伤害原则在诊疗活动中的具体应用。最优化原则的应用包括诊疗效果最佳、医疗费用最少、患者伤害最小。

3. 知情同意原则　是指在临床诊疗过程中，医务人员在选择和确定疾病的诊疗方案时，需提供足够的信息让患者知情并理解医疗行为，最终尊重患者的意愿。知情同意原则有利于建立平等和谐的医患关系，是对患者权利的尊重，更能保护医患双方的利益，避免不必要的医疗纠纷。对于一些特殊的检查或治疗手段，应以患者或家属签字为据。

（三）医学科学研究伦理

医学科学研究是人们探索生命、健康与疾病的发生、发展过程及其规律的科学研究，是推动现代医学发展的重要手段。医学科学研究的特点在于创新性、探索性、继承性，主要表现为研究对象的特殊性、研究内容的广泛性、研究方法的严谨性、研究结果的双重性。根据对象的不同，医学科研研究的伦理学问题包括人体试验伦理、动物实验伦理。

1. 人体试验伦理　人体试验是直接以人体为受试对象，用科学的试验手段，对受试者进行观察和研究。人体试验是医学基础研究、动物实验研究之后，医学研究成果真正用于临床的中间环节，由于人和动物的本质差异，人体试验中存在许多伦理学的难题。为此，国际医学科学组织理事会（CIOMS）和 WHO 制定了《涉及人的生物医学研究的国际伦理准则》，以此确保受试者的切身利益。

医务人员在进行人体医学科学研究时应遵循 5 个伦理原则，即医学目的原则、科学性原则、维护受试者利益原则、知情同意原则、伦理审查原则。

2. 动物实验伦理　动物实验是指在为了获得有关生物学、医学等方面的新知识或解决具体问题而以动物为受试对象进行的科学研究。动物实验是医学科学研究必不可少的实验手段，但也受到动物权利保护主义的挑战。而动物实验伦理是指导科学研究者正确应用动物实验、开展科学研究的伦理道德行为规范。自 1966 年以来，众多国家和国际组织制定法律，明确对待实验动物的基本规定，即 3Rs 原则：替代、减少和优化。

（1）替代　不使用或减少使用脊椎动物进行实验和其他科学研究，而采用替代的方法达到研究目的。

（2）减少　规范实验操作，尽量减少实验动物的使用。

（3）优化　改善动物的生存环境，精心选择设计路线和实验手段，优化实验操作技术，减少实验过程中对动物机体和情感的伤害，减轻动物的痛苦和应激反应。

（四）护理伦理

护理伦理学是以伦理学的基本原理为指导原则，研究护理道德的一门学科。由于护理工作者专业知识、操作技能、服务模式与医生不同，具有其自身的特性，即广泛性、自觉性、社会性和严密性，因而护理道德也具有自身特点。

护理道德原则是在护理实践中调整人与人、人与社会关系应当遵守的根本指导原则，是衡量护理人员道德水平的最高标准，直接影响医生、护士、患者三者的关系，是保证医疗行为顺利进行的关键。1981 年，全国首届医学伦理学学术会议上确定医学道德原则即为护理道德原则。护理人员除遵守基本医学道德原则，还要做到病人至上、积极主动、关怀照顾、密切协作、开拓进取。

（五）临终关怀伦理

WHO 将"临终关怀"理解为：肯定生命的意义，但也承认死亡是自然的规律；不能加速死亡，也无须无所不用其极地拖延死亡过程。临终关怀注重通过医疗团队协助病患缓解身心痛苦的症状，使病患达到最佳生活品质，同时向病人及其家属提供心灵上的支持与照顾，使家属顺利度过哀伤期。简而言之，临终关怀力争在身体、心理、精神、情感及社会等各个层面尽可能地让临终者有尊严地死去，并尽可能地安抚死者亲友的情绪。

临终关怀的基本特点是：服务对象的多元性、服务形式的多样性、服务内容的全面性、服务结果的可接受性。因此，临终关怀反映了医学道德的崇高，是医学人道主义的具体体现，也是社会文明、时代发展的要求。在实施临终关怀时，医护人员应当遵守相应的伦理规范：①理解和同情临终病人的情感。②尊重和保护临终病人的权利。③了解临终病人的生活需求，减轻痛苦，优化其生活。④做好临终病人的死亡宣传，减轻患者对死亡的恐惧和忧虑。⑤做好病人家属的安抚工作。

第四节　医学综述和科研论文写作

一、文献综述撰写

文献综述又称综述，是根据科研、教学或其他需求，围绕某一时期、某一学科、某一领域或技术的研究成果、发展水平及发展动态等信息资料进行整理筛选、分析研究和综合提炼而成的学术性论文。文献综述能反映有关问题的新动态、新趋势、新原理和新技术，并提出自己的见解和研究思路。"综"即综合分析整理，"述"即对文献的观点和结论进行叙述和评论。

文献综述研究的进行通常在一个特定的领域，虽然也对于方法和结果进行评估，然而文献综述主要强调理论和结果的结合，从许多的研究内容去描述一个领域研究的全貌。

（一）文献综述的分类

1. 叙述性文献综述　又称为传统文献综述，是由作者根据特定的需要，收集相关学科、专业领域内的文献资料，对文献中阐述的观点、结论等进行分析、整理、比较，简明地叙述文献中重要的内容。

2. 系统综述　又称系统性评价，是近年来发展起来的一种全新的文献综述形式。系统性评价需要以问题为导向，系统收集所有文献或报告，采用流行病学严格评价文献的原则和方法，筛选出符合质量标准的文献，进行定性或定量分析，从而得出科学的结论。

（二）撰写文献综述的目的和意义

1. 提供情报，为研究者开展进一步的科学研究提供选题和立项的依据，使其较短时间内了解和掌握相关课题的研究背景、研究内容、研究方向及存在争议的问题等。

2. 综述能帮助我们有效地进行知识更新。

3. 客观评价前人所做的研究成果，发现研究空白，从而避免重复研究。

4. 撰写综述是培养、锻炼组织材料，正确表达思想的有效途径。

（三）文献综述的结构

1. 前言（引言）　前言部分主要介绍该综述研究的目的，介绍相关的概念及综述的范围，简明扼要说明研究内容的现状、争论的焦点，使阅读者对全文有一个初步的了解。本段通常以300~500字为宜。

2. 正文　正文部分是综述的核心部分，是对某专业或者学科动态、学术观点、研究成果、发展动态进行详细归纳、整理、分析。其写法灵活多样，没有固定的格式，可根据作者的研究内容在标题中有所体现。该部分需要收集具有代表性、权威性、科学性的文献，以确保综述的可研究性。

3. 结论　结论的作用是突出重点，对正文部分所论述的问题做一个扼要的总结，如概括主要观点、结论、研究水平、存在问题、发展趋势等，使读者更加明确综述的主要内容和观点，从而使读者受到启发并从中挖掘信息。

4. 参考文献　参考文献是综述文章的一项重要组成部分，一般为25篇左右，它不仅表示对被引用文献作者的尊重及引用文献的依据，而且为读者深入探讨有关问题提供了文献查找线索。参考文献在一定程度上反映了综述的深度和广度。

（四）　文献综述的写作步骤

1. 选题　选题一定要能反映出新的学科矛盾的焦点、新成果、新动向。结合所学知识选自己较熟悉的学科领域或专业范围，避免不流行或只有少数人知道的研究领域，否则难以写出水平较高的综述。选题要有针对性、可行性及独创性，题目不宜过大、范围不宜过宽，简洁明了，适当深化主题，这样查阅的文献的数量相对较小，且容易归纳整理。题目字数一般控制在20 字以内。

2. 查阅资料

（1）文献资料的搜集途径　文献资料是撰写综述的物质基础，搜集文献的方法主要有 4种：①通过各种检索工具，如文献索引、文摘杂志检索．②利用原始文献（包括专业期刊、科技报告、专利文献、学位论文、会议文献、专著和标准等）搜集文献资料。③从综述性文章、专著、教科书等的参考文献中，摘录出有关的文献目录。④通过网络信息检索和光盘数据库检索文献资料。目前医学专业搜索引擎有：Medical Matrix、Medscape、MedHelp、MedlinePlus、Dialog Select Open Access 数据库等。医学网络数据库检索工具有：中国知网数据库（CNKI）、中国生物医学文献数据库（CBM）、PubMed 等。

（2）文献资料的搜集方法　明确本综述所涉及的主题，进而确定资料查找的范围和重点。综述一般选取近 3~5 年发表的文献，有权威性（如出自核心期刊、著名专家），比较可信（方法、仪器先进），使文章具有说服力。文献的数量和质量直接影响综述的质量。

首先，通过浏览文献摘要和总结，了解各篇文献对本综述的写作价值，选择可取用的文献资料。其次，根据有关的科学理论和研究的需要，对已经搜集到的文献资料做进一步的归纳、筛选，并详细记录各个文献的题目、研究的内容、方法、结果和结论，注明其存在的问题、观点的不足与尚未提出的问题。最后，根据文献资料提取的信息，结合自身研究主题，将符合要求的文献分别归类，并对文献的基本资料详细记录（作者、题目、出版社、文献类型、出版时间、页码等）。

3. 撰写文献综述

（1）拟定提纲　提纲是文章的构思和骨架的形成过程，草拟提纲的重点是确定前言的内容和正文的各级标题。因为前期收集的文献涉及的内容多而广，所以作者写作前紧扣主题拟定一个写作提纲，列出大小标题，以便将主题与材料加以安排和组织，使文章更加条理清晰，层次分明，这是写作前的一项重要工作。

（2）撰写正文　根据写作提纲，将整理的文献资料进一步提炼精简，并逐项将内容展开，撰写成文。综述要如实反映原作者的观点，不能任意改动。初稿写出后，要反复认真修改和补充，包括内容是否恰当，数据是否准确，事实根据是否可靠等，并对文字部分进一步润色，力求做到主题明确、层次清晰、文字精练、数据可靠、表达准确。

二、科研计划书撰写

一项临床科研课题的确立，首先应写出一份正规的科研计划书，根据预期的研究目标，设计具体研究内容，包括研究背景、研究对象、研究内容、研究方法、课题实施计划、统计学方法、预期结果、经费预算等。科学合理的计划书是研究者将选题和研究方案以书面形式呈报给评审专家的一个文本，是保证课题有效实施的基础，也是撰写高质量科研论文的保障。撰写科研计划书是所有从事临床研究人员必备的能力要求。

（一）医学科研计划书的写作原则

一份好的医学科研计划书，必须做到目的明确、依据可靠、思路清晰、指标具体、措施详尽、预算精确。在设计时，要遵循以下四点原则。

1. 选题要具体、细化，有针对性。

2. 解决问题的方式、途径要明确。

3. 科研设计具有创新性、可行性。

4. 科研设计相对稳定，但不失灵活。

（二）科研计划书的撰写项目

一般来说，科研计划书包括两个部分：一般项目和主要项目。一般项目包括研究类型、课题名称、主持单位、协作单位、课题负责人、起止日期、课题经费及课题负责人的一般信息等。主要项目包括立题依据、研究基础、研究方案、经费预算、研究成果等。下面对科研设计的主要项目内容做详细讲解。

1. 选题　明确研究的目的，确定研究的对象称为选题。选题需要从临床的角度，选取常见病、多发病，结合自身优势，选择好研究领域和研究方向，同时与研究基础、技术条件和课题经费相结合，突出创新性、先进性。题目字数不宜过多，且应该便于理解，必要时可辅以副标题。

2. 立项依据　立项依据是科研课题的主要组成部分，也为整个计划书设定了方向，为计划书的其他部分构建框架，直接导出研究目标。立项依据需要做到"具体描述，摆出事实，言之有据，令人信服"。申请者在撰写立项依据前，需要做大量的文献研究，撰写时应阐明研究项目的国内外研究现状、研究方向、存在问题，说明本研究在理论和实际应用中的意义。最后列出主要参考书目和近期的参考文献，文献数目控制在 10 ~ 20 篇。通过立项依据，可以让阅读者了解该课题的研究需求和意义，确定该课题研究的必要性。这部分实际上就是一篇综述。

3. 研究方案　研究方案包括研究目标、研究内容、研究方法、可行性分析、项目的创新之处、年度研究计划及预期进展、预期研究成果等内容。

（1）研究目标　研究目标的表述一定要简洁、准确、可行，回答本课题需要解决的主要问题。研究目标包括阶段目标和最终目标，重点围绕研究课题最后要解决一个什么样的问题，围绕该问题需要将研究周期分为几个步骤，每一步骤需要做些什么，拟从何处入手，重点研究哪个点，到哪一步或什么程度算是完成，将得出什么样的预期效果等。一般一项研究解决 1 ~ 2 个问题。

（2）研究内容　研究内容陈述的是课题研究的范围，即对研究目标的具体阐述。因此，研究内容需要紧扣研究目标，包括研究范围、内容、考核指标等。申请者需要明确，通过哪几个方面的研究达到最终目标；确保研究内容的可行性，即研究经费、研究期限是否满足；每个研究内容选择何种考核指标。

（3）研究方法　这是科研设计中一个重要的核心部分，应根据具体的研究目标、研究内容和现有的基础，选择适合的研究方法。

（4）可行性分析　即对课题设计技术路线、指标体系、课题基础等进行可行性分析。写明申请者的研究背景、研究能力、申请者及其团队所具有的硬件或软件条件及研究现场的条件等，突出技术上、操作上、经济上、时间上的可行性。

（5）项目的创新之处　用简洁明了的语言重点阐述本课题研究与其他项目的不同之处，提出创新点。创新点提出的前提是在大量查阅相关文献的基础上，并且是必要和可行的。创新点一般 2~4 条，如研究方法的创新、拟解决问题的创新，否则会被认为实施困难。

（6）年度研究计划　根据研究内容和期限，制定研究项目的年度计划及在研究过程中预期的进展。一般包括前期准备阶段、项目实施阶段、资料分析阶段、论文撰写阶段。年度计划应该具体、可行。

（7）预期进展、预期研究成果　即对本项目拟达到的阶段性目标和最终目标，或拟取得的成果或产出给予描述。基础或应用基础研究项目可以侧重于在学术上解决什么样的问题，如发表论文；应用性研究项目则侧重于研究成果的推广与应用。

4. 研究基础　研究基础是项目研究的支撑条件，是对可行性分析中有关技术、参与人员、实验条件、前期研究成果的具体说明。一般包括：①工作条件已经具备的项目实施的条件，如实施场地、所需设备等。②研究基础所取得的与本项目有关的研究工作积累和已取得的研究工作成果。③项目负责人及参与者简介申请者和项目组成员的学历和研究简历，已发表的与本项目有关的主要论文论著，已获得的学术奖励情况以及在本项目中承担的任务等。

5. 经费预算　经费预算部分要说明完成本项目研究需要的经费，并给出相应的测算依据。申请的经费额度应根据申报项目的实际需要，包括设备费、材料费、测试化验加工费、燃料动力费、差旅费、出版费、劳务费、项目管理费等。

三、医学科学研究论文撰写

医学科学研究论文是科研工作的总结和表达，是将医学研究的原始研究结果以文字的形式将信息公开发表。论文内容要有科学性、先进性、实用性，写作技巧上要文字简洁、观点鲜明、图表恰当。

（一）科学研究论文分类

科学研究论文包括综述性论文、系统性评价、病例报告、临床病（例）理讨论、学术交流、经验介绍、调查研究、简讯等。

（二）医学科学研究论文的撰写

医学科学研究论文一般包括以下几个部分：题目、作者、作者单位、摘要（中、英文）、关键词、前言、正文（包括材料与方法、结果、讨论与分析）、参考文献等。

1. 论文题目　论文的题目应该用简洁、准确、醒目的词语反映文章主题的基本要求，可以让读者判断论文的阅读价值，甚至得出研究的结论。中文题目最好不要超过 20 字，英文题目一般不超过 10 个英文实词，必要时可用副标题加以说明和补充。

2. 摘要　论文的摘要一般要求包括目的（objectives）、方法（methods）、结果（results）、结论（conclusions），中英文内容要一致。摘要部分要用最简明扼要的文字的进行概括，用第三人称书写，不列图表，不引用参考文献，不分段落，字数控制在 300 字以内。在方法部分要提供统计学方法和显著性检验水平界定，结果中用数据标出统计学显著水平。

3. 关键词 关键词是反映文章主要内容的词组，使用规范检索语言，一般选用 3~5 个关键词，可参考美国出版的"Index Medicus"（医学索引）。关键词可提供主题检索文献，每个关键词之间不用标点符号，相互之间空一格，或可用分号间隔。

4. 前言 前言又称导言、引言，主要要求开门见山，简洁明快，要有定向引导读者作用，要引人入胜，一般不超过 500 字。前言部分主要叙述研究目的、历史背景、研究范围、研究方法、取得成果的意义和研究假设。

5. 材料与方法 也称为资料来源、临床资料与方法，或对象与方法，是围绕研究目标进行的论文设计。该部分包括研究对象、入选标准、排除标准、研究方法、观察指标、选用的量表或判定标准、研究工具、数据处理与分析等。各部分要求作者描述详尽，以便于读者了解研究的内容、数据的来源与可信度，判断研究结果的真实性。这部分内容要求简明准确、材料完整及可信，具体要求如下。

（1）研究对象必须是合乎一定条件、一定数量的样本，且满足入选标准。

（2）尊重事实，在资料的取舍上不应掺入作者主观意愿。

（3）采用信度和效度较好的评价体系。

（4）引用他人研究成果需要注明出处。

（5）数据分析时要详细列出采用的统计软件包、统计方法、显著性差异。

6. 结果 结果是论文的核心部分，也是论文的成果。把收集的全部原始资料集中起来，经过整理和统计学分析之后以文字形式呈现出来。在处理这些原始资料时，应是随机、客观地加以分析，不应加以挑选。当文字描述冗长且不能清晰呈现研究结果时，可适当使用统计表格或图示。结果是告诉读者研究发现或解决了什么问题，该部分需要客观、真实地报告，不论研究结果是阳性还是阴性，都具有研究和指导价值。

7. 讨论与分析 讨论与分析部分是论文的精华和中心内容，主要从理论上针对研究结果的数据、资料及研究过程出现的各种现象进行阐述、总结、分析和评价，其作用是解释和评价研究结果。进行讨论分析时必须紧密结合本文研究结果，不可主观推测。讨论部分主要阐述以下内容。

（1）紧密结合实验结果，从中引出结论进行讨论，而不是简单重复结论部分内容。

（2）对研究内容的创新点与不足进行讨论，并指出进一步研究的方向或改进措施。

（3）可将研究结果与现有的文献研究相结合。

（4）引用他人研究成果需要注明出处。

（5）数据分析时要详细列出采用的统计软件、统计方法及显著性差异。

8. 参考文献 在论文的最后需要按照正文中参考的先后次序，逐一列出本文所参考的相关文献目录。参考文献的数量及质量也可以间接反映本文作者对文献掌握的广度和深度，也反映本论文的质量。参考文献的种类很多，一般是书籍、期刊，而文摘、网络资料、内部参考资料等均不能列入参考文献之后中引用数量一般控制在 5~20 篇，并有一定数量的外文文献，近 5 年的文献应达 50% 以上。

参考文献的体例有期刊和书籍两种形式。

（1）期刊 序号．作者名．文章题目．杂志名称，年，卷（期）：起止页．

（2）书籍　序号．作者名．书名．版次．出版地：出版社，年，起止页．

（三）医学科学研究论文投稿

医学科研论文完成之后，应及时投递到相应期刊并公开发表。可以通过比较不同期刊的学术水平，学术领域、发表周期等，根据自身需要选择适合的期刊投递。投稿时，注重论文的时效性，切记不要一稿多投。

附 录

附录一 作业治疗记录

作业治疗记录

一般情况

姓 名：李某	病 历 号：略
病 区：略	床 号：略
性 别：女	联系电话：略
年 龄：略	家庭住址： 市 区 街道 号
婚 姻：已婚	发病时间： 年 月 日
职 业：略	文化程度：略
临床诊断：脑梗死恢复期（左侧偏瘫 认知障碍）	

目前临床情况

1. 主诉 家人代诉，患者左侧身体乏力 20 余天。

2. 现病史 左侧肢体无力 20 余天，生活完全依赖，一直未接受过康复治疗。

3. 既往史 冠心病房颤病史，发病前生活完全自理。

4. 生活方式 退休工人，小学文化程度，爱好跳舞。

5. 居家情况 已婚，与子女同住，有电梯、座厕、淋浴。

6. 治疗目标 生活完全自理。

康复评定

1. 上肢功能评估

（1）Brunnstrom 评估：上肢 II 期；腕手 I 期。

（2）Fugl-Mayer 上肢功能评估：上肢 5/36 分；腕手 4/30 分。

（3）左肩关节半脱位 1 横指。

2. 日常生活能力评估（ADL） 采用改良 Barthel 指数评分：30/100。其中大小便控制各 10 分，修饰 2 分，进食 8 分，余 0 分。

3. 认知功能评估

（1）简易精神状态量表（MMSE）：28/30 分。

（2）行为学忽略测试（BIT）：59/146 分。

主要康复问题

1. 左侧上肢无力。

2. 感知觉障碍：左侧忽略。

3. 日常生活明显依赖。

4. 左肩关节半脱位。

康复目标

1. 长期目标　1个月内患者坐位下日常生活自理。

2. 短期目标　1周内，患者能独立进食；2周内，患者在无靠背椅子能完成穿脱开襟上衣。

康复治疗

1. 坐位平衡训练：双手 Boath 握手，平推板，20 个/组，3 组/天，5 天/周。

2. ADL 训练：进食、穿衣指导与训练，15 分钟/次，5 次/周。

3. 左侧忽略训练：删除训练，视觉扫描训练，20 分钟/次，5 次/周。

4. 患者与家属宣教。

作业治疗师：

记录时间：

附录二　康复治疗师资格考试介绍

一、资格考试概况

为适应我国人事制度的改革，由人事部与卫生部共同组织实施了卫生专业技术资格考试。卫生部人才交流中心负责报名、资格审核等全部考务工作。国家医学考试中心、国家中医药管理局中医师资格认证中心和国家计划生育委员会分别负责西医、中医、计生部分专业的命题、组卷工作。考试原则上每年进行一次，一般在五月下旬举行。

1. 卫生专业技术资格考试范围

（1）适用人员范围：经国家或有关部门批准的医疗卫生机构内，从事医疗、预防、保健、药学、护理、其他卫生技术（以下简称"技术"）专业工作的人员。

（2）专业及级别范围：临床医学、预防医学、药学、护理，技术专业分为初级资格（含士级、师级）、中级资格。全科医学专业起点为中级资格。

（3）考试科目设置：初、中级卫生专业技术资格考试设置"基础知识""相关专业知识""专业知识""专业实践能力"4 个科目。

2. 卫生专业技术资格取得方式　初、中级卫生专业技术资格考试实行全国统一组织、统一考试时间、统一考试大纲、统一考试命题、统一合格标准的考试制度，原则上每年进行一次。

自 2003 年度起，卫生专业技术资格按报考专业各科目的考试成绩实行两年为一个周期的滚动管理办法。

3. 卫生专业技术资格考试培训　根据卫生部规定的卫生专业技术资格考试培训管理办法，确认培训定点单位及培训教师。报名参加卫生专业技术资格考试的人员，可按自愿的原则报名参加培训。

4. 卫生专业技术资格证书管理　参加卫生专业技术资格考试并成绩合格者，由人事局颁发人事部统一印制，人事部、卫生部盖章的专业技术资格证书。该证书在全国范围内有效。

有下列情形之一的，由卫生局吊销其相应专业技术资格，由人事局收回其专业技术资格证书，2年内不得参加卫生专业技术资格考试：①伪造学历或专业技术工作资历证明；②考试期间有违纪行为；③国务院卫生、人事行政主管部门规定的其他情形。

二、报名条件

凡符合卫生部、人事部印发的《临床医学专业技术资格考试暂行规定》（卫人发〔2000〕462号）和《预防医学、全科医学、药学、护理、其他卫生技术等专业技术资格考试暂行规定》（卫人发〔2001〕164号）中报名条件的人员，均可报名参加相应级别和专业类别的考试。具体条件如下：

1. 临床医学专业类　临床医学专业初级资格的考试按照《中华人民共和国执业医师法》的有关规定执行。参加国家医师资格考试，取得执业助理医师资格，可聘任医士职务；取得执业医师资格，可聘任医师职务。

2. 药学、护理、技术专业类

（1）士类：①取得卫生类中专学历，从事本专业工作满1年；②取得卫生类大专学历，从事本专业工作满1年。

（2）师类：①取得卫生类中专学历，担任药、护、技士职务满5年；②取得卫生类大专学历，从事本专业工作满3年；③取得卫生类本科学历，从事本专业工作满1年；④取得卫生类研究生学历和硕士学位，从事本专业工作满1年。

对符合报考条件的人员，不受单位性质和户籍的限制，均可根据本人所从事的工作选择报考专业类别参加考试。

三、报名时间

全国卫生专业技术资格考试报名分两阶段进行，第一阶段为网上预报名，第二阶段为现场确认。

1. 网上预报名　全国卫生专业技术资格考试采用网上报名，考生按照《报名操作指导》在网上进行申报。

2. 现场确认　各地区可根据具体情况自行安排确认时间。

（1）具体确认时间：请考生密切关注本地区现场确认时间的通知。

（2）报名确认：考生请携带申报表和相关证件，在各地通知的时间内，到规定的地点进行现场确认。

（3）注意事项：考生在确认单上签字后，不得再对报名信息进行修改。凡未按期到所选考点或其下设报名点进行现场确认的，视为自动放弃本次考试。

3. 网上缴费　考生须在现场确认后进行网上缴费。依据系统提示和《网上缴费操作指南》进行操作，缴费成功后可通过报名系统进行查询。未按规定时间完成网上缴费者视为自动放弃考试。

4. 资格审核　考生可登录中国卫生人才网查询报考状态。

5. 网上打印准考证　通过报名资格审核的考生在考前可登录中国卫生人才网下载打印准考证。

四、考试内容

康复医学治疗技术资格考试设置"基础知识""相关专业知识""专业知识""专业实践能力"四个科目，采用纸笔作答方式的分四个半天进行，采用人机对话方式的分两个半天进行。

具体考试科目为：康复医学、解剖学、运动生物力学、生理学、神经生理学、人体发育学、心理学基础、微生物学与免疫学、医学伦理学、临床检验学、医学影像学、药理学、内科学、外科学、妇产科学、儿科学、眼耳鼻喉口腔科学、神经病学、皮肤病学、康复疗法学。

1. 考试时间安排　每个专业设基础知识、相关专业知识、专业知识和专业实践能力四个科目，分四个半天进行。试卷题量为 100 题/科，满分为 100 分/科，考试时间为 120 分钟/科。

2. 答题方式　康复医学治疗技术专业资格考试采用纸笔对话方式进行。

3. 考试题型结构　考题全部为选择题，题型有 A1、A2、A3、A4 和 B1 型题，现分别举例如下。

A1 型题（单句型最佳选择题）

代谢性酸中毒最突出的表现是

A. 疲乏、眩晕、嗜睡　　　　　　　　　B. 呼吸深而快

C. 心率加快，血压偏低　　　　　　　　D. 感觉迟钝或烦躁

E. 神志不清或昏迷

【答案】B

A2 型题（病例摘要型最佳选择题）

女性，60 岁，因骨折致损伤性休克，血压 95/70mmHg，中心静脉压 10cmH$_2$O，在 10 分钟内经静脉输入等渗盐水 250mL 后，测中心静脉压为 10cmH$_2$O，血压 100/80mmHg，此时，最佳治疗方案是

A. 应用强心剂　　　　　　　　　　　　B. 应用血管扩张剂

C. 应用血管收缩剂　　　　　　　　　　D. 补充血容量

E. 应用皮质类固醇

【答案】D

A3 型题（病例组型最佳选择题）

（1~3 题共用题干）

女性，33 岁，急性阑尾炎、妊高征急诊输液治疗。患者出现头痛，血压 160/105mmHg，予以硫酸镁解痉治疗，患者腱反射消失，呼吸 10 次/分，考虑

1. 患者此时可能合并

A. 高钾血症　　　　　　　　　　　　　B. 高镁血症

C. 低钙血症　　　　　　　　　　　　　D. 低镁血症

E. 低钾血症

【答案】B

2. 此时首要处理为

A. 扩充血容量 　　　　　　　　　B. 利尿

C. 降血压 　　　　　　　　　D. 静脉缓慢输注葡萄糖酸钙 20mL

E. 停止输入硫酸镁

【答案】 E

3. 若患者症状无缓解可以

A. 补钠 　　　　　　　　　B. 利尿

C. 降血压 　　　　　　　　　D. 静脉缓慢输注葡萄糖酸钙 20mL

E. 透析

【答案】 E

A4 型题（病例串型最佳选择题）

（1～3 题共用题干）

男性，49 岁，被汽车碾压骨盆后 3 小时而送至医院。查体：患者谵妄，皮肤发紫、四肢厥冷；血压 60/40mmHg，脉搏细速

1. 考虑其可能存在的休克为

A. 创伤性休克 　　　　　　　　　B. 神经源性休克

C. 心源性休克 　　　　　　　　　D. 过敏性休克

E. 感染性休克

【答案】 A

2. 可诊断为何种程度的休克

A. 休克早期 　　　　　　　　　B. 轻度休克

C. 中度休克 　　　　　　　　　D. 重度休克

E. 休克代偿期

【答案】 D

3. 目前需首先处理的是

A. 摄 X 线片，了解骨折情况 　　　　　　　　　B. 腹部 B 超，了解腹部脏器损伤情况

C. 给予抗生素，预防感染 　　　　　　　　　D. 立即输平衡盐溶液和全血

E. 立即插导尿管，了解有无尿道损伤

【答案】 D

B1 型题（最佳配伍题）

（1～2 题共用备选答案）

A. 中心静脉压偏低，尿量少 　　　　　　　　　B. 中心静脉压偏低，尿量多

C. 中心静脉压很低，尿量多 　　　　　　　　　D. 中心静脉压偏高，尿量多

E. 中心静脉压很高，尿量少

1. 提示液体量已补足

2. 提示血容量不足

【答案】 1. D 　　 2. A

五、就业范围

1. 主要就业岗位

（1）各级综合医院康复科室的康复治疗岗位。

（2）专科医院如儿童医院或妇幼保健院、精神病院或脑科医院，以及康复专科医院的康复治疗岗位。

（3）社区卫生服务机构的康复治疗岗位。

2. 其他就业岗位

（1）特教学校或福利院康复治疗岗位。

（2）养老院康复治疗岗位。

（3）省、市或县残联的康复中心。

附录三　常用医学术语汉英对照

A

《阿拉木图宣言》	declaration of alma-ata
艾森克人格测试问卷	EPQ

B

Bayley 婴儿发育量表	BSID
背景因素	contextual factors

C

残疾	disability
残损	impairment
残障	handicap
参与	participation
参与限制	participation restrictions
残疾人残疾分类和分级	GB/T 26341-2010
残疾人权利国际公约	Convention of the Rights of Persons with Disabilities
残疾人国际	Disabled People's International
长波紫外线治疗仪	UVA
粗大运动功能评定量表	GMFM-88
传统康复师	traditional Chinese physician

D

丹佛发育筛查法	DDST

骶神经 sacral nerves
短波紫外线治疗仪 UVC
对抗独立期 reaction against independence

E

儿童言语发育迟滞 childhood delayed language development
二级预防 secondary prevention

F

发育商 development quotient，DQ
发声障碍 voice disorder
反射 reflex
方法 method
发育迟缓 mental retardation
否认期 denial

G

感觉指数评分 SIS
个人因素 personal factors
格拉斯哥昏迷量表 GCS
Gesell 发育量表 GDS
功能 functioning
功能独立性测定量表 functional independence measure，FIM
骨科康复学 orthopaedic rehabilitation
孤独症 autism
孤独性障碍 autistic disorder
关节 joint
关节活动度 ROM
广泛性发育障碍 pervasive developmental disorder，PDD
国际康复医学会 International Rehabilitation Medicine Association，IRMA
国际损伤、残疾、残障分类 International Classification Impairment，Disabilities，Handicaps，ICIDH
国际残损、活动与参与分类 International Classification of Impairments，Activities and Participation，ICIDH2
国际功能、残疾和健康分类 International Classification of Functioning，Disability and Health，ICF
国际劳工组织 International Labour Organization，ILO

国际残疾人日	World Disabled Day
国家物理治疗师执业资格考试	NPTE
国际医学科学组织理事会	CIOMS

H

环境因素	environment factor
活动	activity
活动受限	activity limitations

J

疾病	disease
脊髓损伤	spinal cord injury，SCI
肌紧张	muscle tonus
机构康复	institution-based rehabilitation，IBR
基本临床医学科学研究内容	DME
假肢及矫形器师	prosthetist&orthotist，P&O
腱反射	tendon reflex
家庭康复	home-based rehabilitation，HBR
简易精神状态检查量表	MMSE
肩关节功能评分	constant-murley
健康状况调查问卷	SF-36
教育康复	educational rehabilitation
结果	result
结论	conclusion
颈神经	cervical nerve
精神节间反射	intersegmental reflex

K

康复	rehabilitation
康复医学	rehabilitation medicine
康复医学研究所	Institute of Rehabilitation Medicine，IRM
康复医师	rehabilitation doctor，RD
康复国际	Rehabilitation International，RI
康复治疗	rehabilitation treatment，rehabilitation care
康复心理学	rehabilitation psychology
康复结局	rehabilitation outcome
康复结局评定	rehabilitation outcome measure
康复护士	rehabilitation nurse，RN

康复护理	rehabilitation nursing
康复工程	rehabilitation engineering
口吃	stutter

L

| 联合国教科文组织 | UNESCO |

M

美国国立卫生研究院卒中量表	NIHSS
美国脊柱损伤协会	American Spinal Injury Association，ASIA
美国物理治疗专业执照委员会	American Board of Physical Therapy Specialties，ABPTS
明尼苏达多相人格调查表	MMPI
目的	objective

N

| 脑卒中 | stroke |
| 脑卒中专门化生活质量量表 | SS-QOL |

O

| 欧洲卒中量表 | ESS |

P

| 平均听力损失 | average hearing loss |
| Peabody 运动发育量表 | PDMS |

Q

器质性构音障碍	organic anarthria
潜伏通路启用	unmasking
牵张反射	stretch reflex
屈肌反射	flexor reflex

R

人体发育学	developmental science
人类功能	human functioning
日常生活活动能力	activities of daily living，ADL

S

| 三级预防 | tertiary prevention |

上肢技能测试量表	QUEST
社会康复	social rehabilitation
社区康复	community-based rehabilitation，CBR
社区康复指南	CBR Guidelines 2010
身体或身体部分	body or body part
身体功能	body function
身体结构	body structure
神经营养因子	neurotrophic factors，NTFs
神经康复学	neurological rehabilitation
生活质量	quality of life，QOL
生活满意度量表	SWLS
世界卫生组织	World Health Organization，WHO
失语	aphasia
适应行为	adaptive behavior，AB
世界残疾人协会	World Institute on Disability，WID
世界物理治疗师联盟	WCPT
世界作业治疗联盟	WFOT
适应期	adaptation
树突	dendrite
四肢功能指数	QIF
损害、活动受限和参与限制	impairments，activity limitations and participation restrictions
Standford-Binet 智能量表	BSIS

T

听力障碍	dysaudia
听力障碍所致的言语障碍	speech disorder cause by dysuria
图片词汇测试	PPVT
脱抑制	disinhibition

W

物理疗法	physiotherapy，physical therapy，PT
物理治疗师	physical therapist，PT
物理治疗硕士	Master of Physical Therapy，MPT
物理治疗科研硕士	Master of Science in Physical Therapy，MSPT
物理治疗博士学位	Doctor of Physical Therapy，DPT
舞蹈治疗师	dance therapist
尾神经	coccygeal nerve

文体治疗	recreational therapy，RT
文体活动治疗师	recreation therapist，RT
Wechsler 儿童智能量表修订版	WISC-R
Wechsler 学前及初小儿童智能量表	WPPSI

X

心理评定	psychological assessment
心理学	psychology
心理治疗	psychological therapy
心理治疗师	psychologist
胸神经	thoracic nerves

Y

言语疗法	speech therapy，ST
言语治疗师	speech therapist，ST
言语表达能力	speech expression ability
腰神经	lumbar nerve
一级预防	primary prevention
医学模式	medical model
医学康复	medicine rehabilitation
医学心理学	medical psychology
医学社会工作者	social worker
医学索引	Index Medicus
抑郁期	depressive reaction
音乐治疗师	music therapist
永久性残疾	permanent disability
语音清晰度	phonetic intelligibility
园艺治疗师	horticultural therapist
运动性构音障碍	dysarthria
运动单位	motor unit
运动评分法	MS
运动评估量表	MAS

Z

再生医学	regenerative medicine
暂时性残疾	temporary disability
震惊期	shock
整体人	whole person

NOTE

治疗组	team work
职业咨询师	vocational counselor，VC
职业康复	vocational rehabilitation
智商	intelligence quotient，IQ
中国生物医学文献数据库	CBM
中国知网数据库	CNKI
中国传统康复治疗	traditional Chinese medicine
中枢神经系统	CNS
中波紫外线治疗仪	UVB
中国残疾人联合会	China Disabled Persons' Federation，CDPF
中国残疾人体育协会	National Paralympic Committee of China，NPCC
轴突	axon
锥体系统	pyramidal system
最佳矫正视力	best corrected visual acuity，BCVA
作业疗法	occupational therapy，OT
作业治疗师	occupational therapist，OT

主要参考书目

1. 陈立典. 康复医学概论［M］. 北京：人民卫生出版社，2012.

2. 运动解剖学编写组. 运动解剖学［M］. 北京：北京体育大学出版社，2013.

3. 钱竞光，宋雅伟. 运动解剖学［M］. 第 2 版，北京：人民体育出版社，2015.

4. 王宁华. 康复医学概论［M］. 第 2 版，北京：人民卫生出版社，2013.

5. 李建军，桑德春［M］. 康复医学导论. 第 2 版，北京：华夏出版社，2012.

6. 李静. 康复心理学［M］. 第 2 版，北京：人民卫生出版社，2013.

7. 吴弦光. 康复医学导论［M］. 北京：华夏出版社，2003.

8. 王俊华. 康复医学概论［M］. 北京：人民卫生出版社，2010.

9. 戴红. 康复医学［M］. 北京：北京大学医学出版社，2004.

10. 唐强，张安仁. 临床康复学［M］. 北京：人民卫生出版社，2012.

11. 付克礼. 社区康复学［M］. 第 2 版. 北京：华夏出版社，2013.

12. 王刚. 社区康复学［M］. 北京：人民卫生出版社，2013.

13. 张忠元. 医学伦理学［M］. 北京：人民卫生出版社，2012.

14. 张树峰，曲巍. 医学伦理学［M］. 北京：人民军医出版社，2013.

15. 孙福川，王明旭. 医学伦理学［M］. 第 4 版. 北京：人民卫生出版社，2013.

16. 苏秀兰. 医学科研方法［M］. 北京：人民卫生出版社，2013.

17. 刘明，陈峰. 医学科研方法学［M］. 第 2 版. 北京：人民卫生出版社，2014.

NOTE